TRAITÉ
DE PHRÉNOLOGIE
HUMAINE ET COMPAREE,

ACCOMPAGNÉ

D'UN MAGNIFIQUE ATLAS IN-FOLIO DE 120 PLANCHES,

CONTENANT PLUS DE 600 SUJETS D'ANATOMIE HUMAINE ET COMPARÉE, D'UNE PARFAITE EXÉCUTION.

Par J. VIMONT,

DOCTEUR EN MÉDECINE DE LA FACULTÉ DE PARIS,
MEMBRE HONORAIRE DES SOCIÉTÉS PHRÉNOLOGIQUES DE PARIS ET DE LONDRES.

> L'orgueil, la superstition, la crainte, ont embarrassé la connais-
> sance de l'homme de mille préjugés que l'observation doit
> détruire. La religion est chargée de nous conduire dans la route
> du bonheur qu'elle nous prépare au-delà des temps. La phi-
> losophie doit étudier les motifs des actions de l'homme pour
> trouver le moyen de le rendre meilleur et plus heureux dans
> cette vie passagère.
>
> (G. Leroy, Lettre philos. sur l'Homme et les Animaux.)

TOME PREMIER.

Paris,

J. B. BAILLIÈRE, LIBRAIRE DE L'ACADÉMIE ROYALE DE MÉDECINE,
RUE DE L'ÉCOLE DE MÉDECINE, N° 13 BIS;
LONDRES, MÊME MAISON, 229, REGENT-STREET.

IMPRIMÉ CHEZ HIPPOLYTE TILLIARD.

1833.

TRAITÉ

DE PHRÉNOLOGIE

HUMAINE ET COMPARÉE.

ON TROUVE AUSSI CET OUVRAGE A

BAYONNE, *Bonzom, Gosse, Lemathe.*
BESANÇON, *Bintot, veuve Deis.*
BORDEAUX, *Ch. Lavalle, Gassiot, Teycheney.*
BREST, *Lefournier et Desperriers, Hebert.*
CAEN, *Manoury.*
CLERMONT-FERRAND, *Thibaut-Landriot.*
DIJON, *Lagier Tussa.*
LILLE, *Bronner-Beauwens, Malo, Vanackere.*
LYON, *Babeuf, Laurent, Maire.*
MARSEILLE, *Chaix, Mossy.*
METZ, *Vᵉ Devilly, Juge.*
MONTPELLIER, *Sevalle.*
NANCY, *Senef, Vidart et Julien.*
NANTES, *Buroleau.*
NIORT, *Robin.*
PERPIGNAN, *Lasserre.*
ROUEN, *Frère, Edet, Legrand.*
STRASBOURG, *Fevrier, Levrault, Treuttel et Wurtz.*
TOULON, *Bellue, Laurent.*
TOULOUSE, *Senac.*
AMSTERDAM, *G. Dufour et Cⁱᵉ.*
BERLIN, *Hirschwald.*
BRUXELLES, *Tircher.*
DUBLIN, *Hodges et Smith.*

ÉDIMBOURG, *Th. Clark, Maclachlan et Seivart.*
GAND, *H. Dujardin.*
GENÈVE, *Cherbulliez.*
HEIDELBERG, *K. Groos,*
LEIPSIG, *L. Michelsen, L. Voss,*
LISBONNE, *Martin frères, Rolland et Semiond,*
MILAN, *Dumolard et fils.*
LIÉGE, *J. Desoër.*
LONDRES, *J. B. Baillière.*
MONS, *Leroux.*
MOSCOU, *J. Gautier.*
NEW-YORCK, *Ch. de Behr.*
PALERME, *Ch. Beuf, J. B. Ferrari.*
PÉTERSBOURG, *Bellizard et comp., W. Graeffe, Hauer et compagnie.*
PHILADELPHIE, *Ch. de Behr.*
FLORENCE, *Piatti.*
TURIN, *J. Bocca, Pic frères.*
VARSOVIE, *Glucksberg.*
VIENNE, *Rohrmann et Schweigerd.*
WILNA, *T. Glucksberg.*
GLASCOW, *Reid.*
LIVERPOOL, *Grapel.*
OXFORD, *Talboys.*

TRAITÉ
DE PHRÉNOLOGIE
HUMAINE ET COMPARÉE,

ACCOMPAGNÉ

D'UN MAGNIFIQUE ATLAS IN-FOLIO DE 120 PLANCHES,

CONTENANT PLUS DE 600 SUJETS D'ANATOMIE HUMAINE ET COMPARÉE, D'UNE PARFAITE EXÉCUTION.

Par J. VIMONT,

DOCTEUR EN MÉDECINE DE LA FACULTÉ DE PARIS,
MEMBRE HONORAIRE DES SOCIÉTÉS PHRÉNOLOGIQUES DE PARIS ET DE LONDRES.

> L'orgueil, la superstition, la crainte, ont embarrassé la connais-
> sance de l'homme de mille préjugés que l'observation doit
> détruire. La religion est chargée de nous conduire dans la route
> du bonheur qu'elle nous prépare au-delà des temps. La phi-
> losophie doit étudier les motifs des actions de l'homme pour
> trouver le moyen de le rendre meilleur et plus heureux dans
> cette vie passagère.
>
> (G. Leroy, *Lettre philos. sur l'Homme et les Animaux.*)

TOME PREMIER.

Paris,

J. B. BAILLIÈRE, LIBRAIRE DE L'ACADÉMIE ROYALE DE MÉDECINE,
RUE DE L'ÉCOLE DE MÉDECINE, N° 13 BIS;
LONDRES, MÊME MAISON, 219, REGENT-STREET.

IMPRIMÉ CHEZ HIPPOLYTE TILLIARD.
1832.

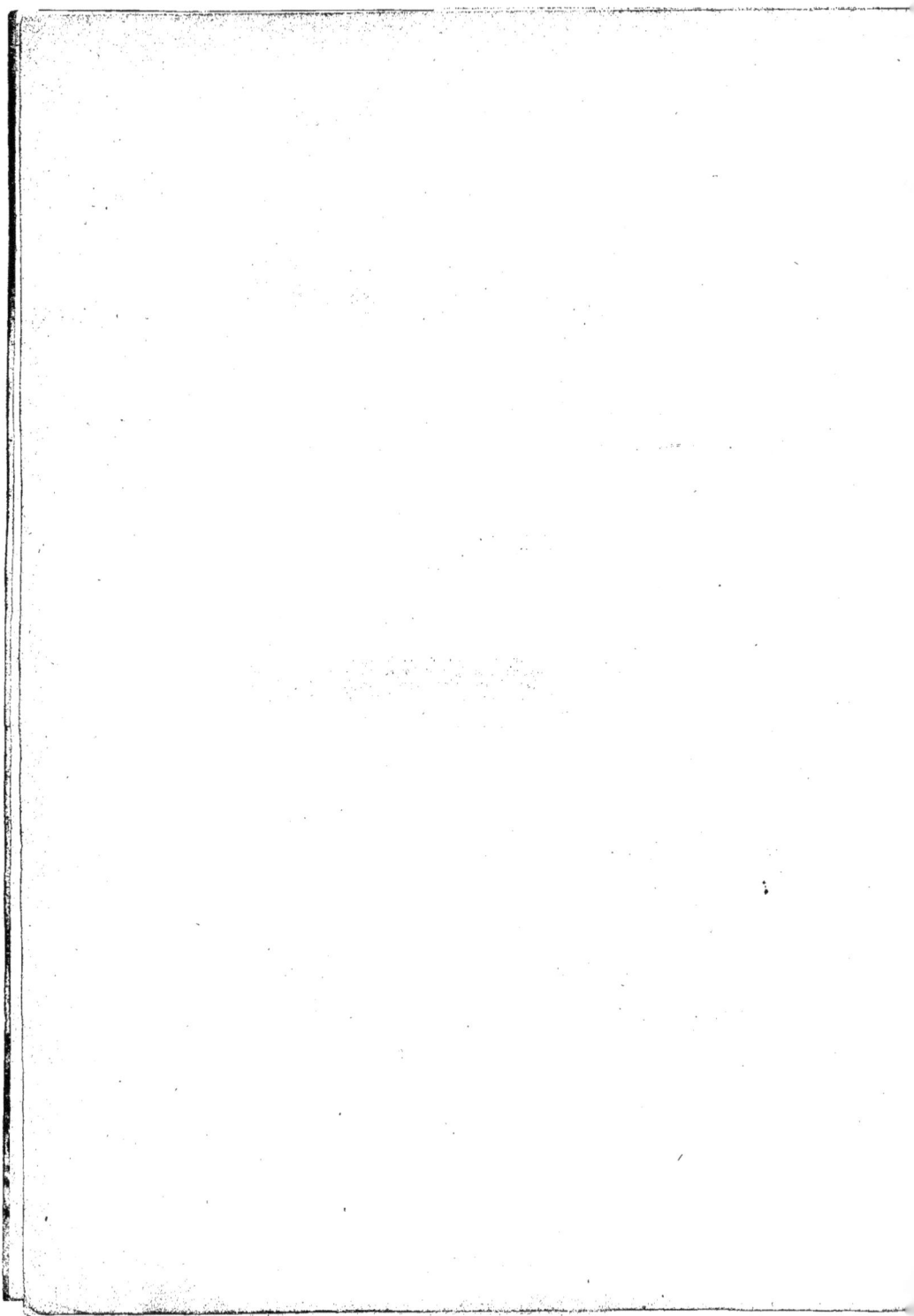

A LA MÉMOIRE

DU CÉLÈBRE J. GALL,

MON MAITRE ET MON AMI.

A MONSIEUR

J. F. V. BROUSSAIS,

OFFICIER DE LA LÉGION D'HONNEUR,

PROFESSEUR A LA FACULTÉ DE MÉDECINE DE PARIS, ETC. ETC.

Monsieur,

Si vos travaux immortels vous ont acquis la reconnaissance des Médecins les plus distingués, votre conduite à l'égard de Gall vous a mérité celle de tous les gens de bien. Ceux-ci n'oublieront jamais que, sous le ministère le plus odieux qui ait pesé sur la France, vous vîntes rendre hommage à sa mémoire, et payer le juste tribut d'éloges que lui méritaient son génie et ses longs travaux. Broussais honorant la mémoire de Gall est un de ces tableaux qui laissent de profondes impressions dans l'ame : celle que j'éprouvai alors fut telle, qu'elle ne s'effacera qu'avec ma vie.... Je viens aujourd'hui, Monsieur, vous en témoigner ma reconnaissance, en vous dédiant un Ouvrage que Gall avait considéré comme le complément de ses travaux.

J'ai l'honneur d'être, avec le plus profond respect,

Votre serviteur,

J. Vimont,

D. M. P.

INTRODUCTION.

La science des corps organisés se divise en deux branches, l'anatomie et la physiologie, bien distinctes, mais qui se prêtent un mutuel appui. L'examen des formes, du nombre, de la situation et des rapports des parties entrant dans la composition des corps organisés, constitue la première; l'étude des fonctions de ces mêmes parties est du ressort de la seconde. Chacune de ces sciences peut s'appliquer au règne végétal ou au règne animal.

La lecture des ouvrages où se trouve consignée l'histoire des sciences naturelles, prouve que la connaissance des fonctions

fut toujours précédée ou au moins accompagnée de celle des
organes destinés à leur exécution : l'une ne peut marcher sans
l'autre ; et c'est pour les avoir séparées que les anciens médecins
se sont si souvent éloignés de la vérité. Leurs écrits si peu
riches en faits anatomiques bien constatés, n'offrent que des
idées vagues, des hypothèses purement idéales, résultant de
l'imagination et non de l'observation rigoureuse des faits
naturels. Comment, par exemple, aurait-il pu exister de vraies
connaissances physiologiques du temps d'Hippocrate, qui
désigne dans ses ouvrages, sous le même nom, des parties
entièrement différentes ? Aussi quelque respect que l'on doive
au père de la médecine, on ne peut s'empêcher de remarquer
qu'un très grand nombre de ses descriptions et de ses apho-
rismes se composent fréquemment de faits imaginaires, quelquefois même ridicules. Que de fausses théories, que de
systèmes entassés à grands frais d'imagination l'anatomie
n'a-t-elle pas fait crouler ! Ce n'est qu'à l'époque où l'étude
de l'organisation fut cultivée, que l'on vit la physiologie
prendre insensiblement le caractère d'une vraie science, se
dépouiller graduellement de ces idées spéculatives qui encom-
brent toujours l'enfance de toutes les connaissances humaines
et en retardent les progrès. On sait quelle impulsion le
seizième siècle, si fécond en anatomistes du premier ordre,
donna à la physiologie : ces grands génies préparèrent en
quelque sorte la voie à ceux qui ne tardèrent pas à les
suivre, et ceux-ci, profitant des travaux de leurs devanciers,

portèrent en peu de temps l'anatomie à un degré de perfection remarquable. *Vesale, Carpi, Servet, Sylvius, Eustache Cisalpin, Fabrice d'Aquapendente,* préludèrent par leurs immortels travaux aux riches connaissances que nous devions posséder plus tard. La seule découverte de la circulation du sang par Harvey, suffit pour opérer une révolution en physiologie. C'est de la même époque que date la découverte des vaisseaux lymphatiques, celle de la structure de l'oreille, etc.

L'étude plus étendue, plus approfondie des organes, ouvre dès lors une ère nouvelle à celle des fonctions. Des hommes doués d'une grande sagacité, riches d'une immense masse de faits anatomiques bien observés, vont, par la force de leurs facultés intellectuelles, lier l'histoire des fonctions à l'étude des organes : on voit paraître Boërhaave, Haller. Plus le cercle des connaissances anatomiques s'agrandit, plus la physiologie acquiert de certitude. Bientôt l'anatomie comparée, si peu cultivée chez les anciens, et resserrée d'abord dans d'étroites limites, fait de rapides progrès et jette la plus vive lumière sur l'étude des organes des animaux : les services que cette science doit rendre ne sont encore entrevus que par ces grands savants capables d'embrasser les diverses connaissances humaines et d'en saisir les rapports; mais chaque jour viendra nous révéler l'importance de l'anatomie et de la physiologie comparée : nous verrons sur-tout les fruits que nous pouvons en retirer pour le sujet que nous nous proposons de traiter dans cet ouvrage.

On ne saurait en douter : c'est faute d'avoir cultivé ces deux

sciences, que les anciens, et même de modernes physiologistes,
sont tombés dans tant d'erreurs. Tous étudièrent l'homme
séparément et négligèrent la connaissance de l'organisation
et des fonctions chez les animaux, ne songeant pas que ces
deux études sont inséparables. Deux hommes célèbres, Haller
et Vicq-d'Azir, font exception à cet égard : ils furent de tous les
savants ceux qui insistèrent le plus sur la nécessité de rallier à
l'anatomie et à la physiologie comparée l'étude des organes et
de leurs fonctions chez l'homme. Nul doute qu'ils n'eussent fait
faire de plus grands progrès à la physiologie, si leur carrière
avait été assez longue pour fournir des matériaux à leurs vues
si philosophiques. Les travaux de la fin du dix-huitième siècle
et du commencement du dix-neuvième, sur l'anatomie comparée, en France, en Allemagne et dans d'autres états de
l'Europe, sont une source où les physiologistes du premier
ordre viendront puiser l'histoire des organes, et se mettre sur
la voie la plus sûre et la plus facile pour en étudier les fonctions.
La France aura un jour à se glorifier d'avoir été une des
premières nations de l'Europe sous le rapport de l'anatomie
comparée : reconnaissance éternelle aux Daubenton, aux Vicq-
d'Azir, aux Cuvier, aux Geoffroy-Saint-Hilaire, aux Blainville,
dont les observations doivent servir de base à toutes les connaissances anatomiques et physiologiques des temps futurs.
Espérons que cette science si importante et si utile, maintenant
introduite dans les écoles, sera de plus en plus appréciée.

Mais, pour arriver à des notions un peu étendues sur cette

matière et en saisir les relations avec les autres sciences naturelles, il ne suffit pas de se livrer à quelques lectures, ou de
suivre des cours, comme le font un grand nombre de personnes; car, nous ne saurions trop le répéter, les professeurs,
quels que soient leurs talents, les livres, quelle que soit leur
perfection ou leur célébrité, sont loin de suffire pour arriver
à des connaissances positives. Les leçons, les lectures sont pré-
cieuses sans doute; mais elles servent plus à nous mettre sur
la voie qu'à nous procurer toutes les observations nécessaires
pour posséder la science à fond : elles nous en inspirent le
goût, nous donnent la pensée de recourir au meilleur de tous
les livres, à celui que nous devons avoir toujours sous les
yeux, la nature !

Plusieurs savants paraissent s'étonner qu'après tant de siècles
écoulés depuis que l'on cultive l'anatomie et la physiologie,
l'histoire des fonctions ne soit pas plus avancée; mais que l'on
examine les nombreux obstacles qu'il a fallu surmonter, et l'on
cessera d'être surpris. Le premier, c'est la brièveté de notre
vie. Si l'homme de génie sur-tout pouvait prolonger sa carrière,
nul doute que les sciences ne marchassent plus rapidement vers
la perfection. Parmi les autres causes qui ont retardé les progrès
de l'esprit humain, il n'en est peut-être pas qui ait été plus
funeste que l'influence des idées acquises. Nous voyons généralement peu d'hommes se dépouiller complétement des préjugés
de leur jeunesse, et il serait fort difficile d'en citer un, même
parmi les plus célèbres, qui n'ait été influencé par les idées

                                                                    2.

dominantes de son siècle. Le chancelier Bacon avait donc raison
de dire que rien n'avait plus contribué à retarder les progrès des
connaissances humaines, que l'admiration pour les écrits des
autres, une vénération outrée pour l'antiquité, et ce préjugé
que tout est connu, et qu'il est impossible de faire de nouvelles
découvertes. Hommage et respect aux hommes qui nous ont
précédés dans la carrière des sciences! on ne pourrait, sans la
plus noire ingratitude, laisser leurs noms dans l'oubli : mais ne
poussons pas l'injustice et l'absurdité jusqu'à dire qu'ils étaient
de beaucoup supérieurs aux modernes. Cette assertion est non-
seulement fausse, mais même dangereuse : elle nous engagerait
à perdre un temps précieux à feuilleter d'anciens livres, souvent
pleins d'idées ridicules et dénuées de fondement (1). Grâce aux
progrès des lumières, notre siècle se voit tout-à-fait affranchi
de ce servage pour l'antiquité : si les ouvrages d'Hippocrate,
Galien, etc., sont encore consultés, c'est plus sous le rapport
de l'érudition, que pour y puiser des connaissances anatomiques ou physiologiques, seules bases des sciences médicales.

L'étude des fonctions organiques a été appelée *physiologie*.
Cette expression n'est point rigoureusement exacte; car les mots
grecs *physis* et *logos*, dont elle est composée, signifient *discours*

(1) Nous ne voulons parler que des sciences d'observation, qui ne peuvent
se perfectionner qu'avec le temps. Pour les arts d'imagination, tels que la
poésie, la peinture, la sculpture, nous reconnaissons toujours les Grecs et les
Romains comme nos meilleurs modèles.

sur la nature, et non *histoire des fonctions organiques*. Quoi qu'il en soit, on est convenu d'attacher ce dernier sens à la science désignée sous le nom de *physiologie*. C'est une des plus intéressantes à laquelle on puisse se livrer : elle est indispensable au médecin, qui ne peut arriver à la connaissance parfaite des lésions organiques, qu'après avoir étudié les fonctions dans l'état de santé. Il n'est pas d'homme, pour peu que son esprit soit cultivé, qui ne cherche à connaître les principaux actes dont l'ensemble constitue la vie. Cette étude sera sur-tout nécessaire au législateur, pour faire de bonnes lois : en effet, pour bien diriger l'espèce humaine, il faut en connaître l'organisation. Les philosophes, après avoir examiné, nous ne dirons pas toutes les fonctions du corps humain, mais la plus importante de toutes, celle de l'organe de l'ame, du *cerveau*, auront une idée plus juste des facultés morales et affectives, et ne s'égareront plus dans un dédale de vaines théories. Nous ne voulons pas dire que les travaux philosophiques des modernes doivent être considérés comme rien : loin de nous une pareille pensée ; mais nous sommes forcé de convenir, après avoir lu les meilleurs traités de philosophie publiés jusqu'à ce jour, qu'il n'en est pas un où l'histoire de l'intelligence soit complète. Les livres mêmes des meilleurs physiologistes de notre époque, celui de Gall excepté, ne nous ont présenté que des idées plus ou moins défigurées des anciennes philosophies, ou des analyses imparfaites de la doctrine de Gall. Quelques-uns ont ajouté aux explications de Locke et de Condillac quelques expériences mutilatoires dont, jusqu'à présent, la science a retiré peu de profit. Nous sommes convaincu que l'histoire des actes psychologiques de l'homme, et celle de ses facultés morales, n'ont pas été bien traitées jusqu'à ce jour, parce qu'elles exigent deux conditions indispensables : d'une part, une connaissance profonde du système nerveux, et de l'autre, un esprit d'observation et de logique. Nous voyons des philosophes étrangers à la physiologie, et des physiologistes peu ou point philosophes, traiter l'histoire des facultés psychologiques de l'homme. C'est ainsi que, d'un côté, négligeant l'étude de la physiologie, et de l'autre, analysant avec peu de soin les facultés de l'esprit humain, nous n'avons pas possédé jusqu'à ce jour, un vrai traité de physiologie cérébrale ou de philosophie, sciences que nous regardons comme parfaitement identiques.

De tous les Savants qui ont cherché à expliquer les facultés morales et intellectuelles de l'homme, Gall nous paraît seul, sinon avoir traité ce sujet complétement, du moins avoir trouvé la voie qui peut conduire à un système inattaquable, et à la découverte de la vérité. Philosophe physiologiste, et par-dessus tout, homme de génie, Gall a réuni toutes les qualités qui n'existaient que séparément chez ses devanciers : son *Traité des fonctions du cerveau*, malgré les erreurs qu'il contient, sera toujours considéré comme l'œuvre d'un homme du premier ordre. On pourra corriger les erreurs qui lui ont échappé, ajouter beaucoup à ce qu'il a fait, mais ce sera toujours en marchant sur ses traces : il nous guidera lui-même dans les travaux que nous entreprendrons pour étendre et perfectionner sa doctrine. En effet, c'est le propre des sciences d'observation de toujours gagner avec le temps : un homme ajoute aux travaux d'un autre homme, un siècle aux travaux d'un siècle, et ce n'est qu'après une suite de plusieurs générations, que les faits recueillis constituent un vrai corps de science.

Jetons pour un instant nos regards vers le passé, et considérons ce qu'était la chimie du temps de Lavoisier et de Fourcroy. Personne ne contestera sans doute au premier le titre d'homme de génie, et cependant quelle différence entre l'état actuel de la chimie et ce qu'elle était à la mort de cet illustre savant. Il serait donc absurde de croire qu'un seul homme, quel que soit son génie, puisse porter une science de faits à son plus haut degré de perfection : il arrive même une époque dans l'histoire des sciences naturelles, où les progrès sont si rapides, que peu d'années suffisent pour les faire changer entièrement de face. La découverte d'un nouveau corps en chimie, comme la découverte ou l'analyse d'une nouvelle faculté en physiologie mentale, peuvent apporter de grandes modifications dans l'une ou l'autre de ces deux sciences.

Le seul moyen d'arriver d'une manière sûre aux sciences de faits, serait sans doute de cultiver une seule des branches dont l'ensemble doit constituer l'édifice. L'expérience de tous les temps a constaté que quand les efforts d'un esprit se trouvent dirigés vers un seul objet, les résultats obtenus sont plus parfaits. De grands travaux entrepris dans ce système et distribués selon l'organisation des personnes qui devraient s'y livrer, mais par-dessus tout, traités avec bonne foi, fourniraient, au bout d'un certain temps, une masse de faits que rien ne pourrait ébranler. On ne verrait plus ces théories anatomiques et physiologiques si communes de nos jours, attestant souvent l'ignorance ou la mauvaise foi des auteurs. Ce reproche s'adresse sur-tout à ces hommes sans pudeur, qui donnent pour bases de leurs observations des faits mal vus, ou faut-il le dire? imaginés dans le cabinet. De pareils ouvrages ne peuvent que nuire aux progrès des sciences, et donner des résultats d'autant plus fâcheux, que les auteurs jouissent quelquefois d'une espèce de réputation usurpée, ou appartiennent à un corps savant dont l'autorité impose au public. Séduit par l'annonce d'ouvrages qui ont reçu l'approbation d'une Académie, le savant laborieux qui veut continuer des recherches sur le même sujet, est forcé de les lire et de perdre un temps précieux qu'il eût mieux employé en se livrant à l'étude plus pénible mais plus sûre de la nature elle-même.

Bien convaincu que pour arriver à une connaissance exacte d'une certaine classe de faits anatomiques ou physiologiques, il était indispensable d'en faire une étude exclusive, nous avons choisi un sujet, avec la ferme résolution de le traiter d'une manière consciencieuse : nous avons pris celui qui nous plaisait le plus, malheureusement sans prévoir les nombreuses difficultés et les recherches immenses qu'il demandait. Elles sont telles, que si nous les eussions seulement entrevues au commencement de nos travaux, nous ne les eussions jamais entrepris. Nous ne croyons pas indifférent de faire connaître à nos lecteurs comment nous avons été conduit à nous livrer préférablement à cette étude.

En 1818, l'Institut royal de France avait proposé un prix à l'auteur du meilleur mémoire sur l'anatomie du cerveau , dans les quatre classes d'animaux vertébrés : je résolus de faire quelques recherches sur le système nerveux cérébral, et de les consigner dans un mémoire que j'avais l'intention de soumettre au jugement de cette société savante. Je possédais déjà, en 1820, une masse de faits anatomiques assez considérable, et d'autant plus précieux, selon moi, qu'ils avaient été recueillis avec le plus grand soin et la plus fidèle exactitude. Mes recherches, jusqu'à cette époque, s'étaient bornées à l'anatomie du système nerveux ; j'aurais été flatté cependant de pouvoir les rattacher aux fonctions de ce même système ; et bien que plus riche en faits que Haller (1) et Vicq-d'Azir (2) , il m'avait été impossible de saisir les relations entre la masse encéphalique et ses fonctions. J'avais été frappé néanmoins du mode de conformation que m'avaient présenté les cerveaux de certains oiseaux et

(1) Voir les mémoires sur l'organisation du cerveau des oiseaux et des poissons , publiés en 1756 et 1765. Bien qu'intéressantes, les recherches de Haller pèchent souvent par l'exactitude.

(2) OEuvres de Vicq-d'Azir publiées par Moreau de la Sarthe, Paris , 1805. Bien que ce médecin ait été un des premiers à insister sur l'avantage que la physiologie peut retirer de l'étude de l'anatomie comparée , son ouvrage, quant à l'anatomie du système nerveux cérébral, est peu riche en faits, et conséquemment de peu d'intérêt pour la physiologie du cerveau.

quadrupèdes : je citerai pour exemple les oiseaux voyageurs dont
je possédais alors plus de soixante cerveaux, ceux de quadrupèdes
carnassiers que j'avais étudiés avec encore plus d'attention, et
que j'avais conservés dans l'esprit-de-vin. Il m'était impossible de
croire qu'à des variétés si nombreuses d'organisation ne se rattachaient pas des facultés spéciales : mais comment connaître ces
facultés, si je n'avais pas, avant tout, fait une longue étude des
mœurs et des habitudes des animaux. Je commençai donc par
me livrer avec ardeur à la lecture des ouvrages les plus célèbres
sur ce sujet, et pour juger de l'exactitude des observations de
ces auteurs, je pris le parti de faire élever un grand nombre
d'animaux, d'étudier leurs mœurs, de noter leurs actes les plus
remarquables, et de confronter mes propres observations avec
celles de ces savants illustres. Je lus Pline et Buffon. Pline me
parut une des plus vastes têtes qui se soient occupées des sciences.
Son Histoire naturelle prouve l'étonnante étendue de son esprit.
Dans les trente-six livres qui composent son ouvrage, il a mis à
contribution les faits recueillis par un homme peut-être encore
plus extraordinaire, Aristote, et il y a joint tout ce que l'on connaissait de son temps. Mais quelque intéressants que soient les
livres de ces deux grands génies, ils brillent plus par l'étendue
des vues que par l'exactitude des descriptions. A côté de pensées
quelquefois très ingénieuses, et offrant toujours le caractère d'une
grande puissance intellectuelle, se trouvent trop souvent des idées
admises sans examen et sans choix; de là ces récits entièrement
fabuleux sur certains animaux. Aussi Aristote et Pline ont moins

traité toutes les sciences naturelles , qu'ils n'ont indiqué la voie qu'il fallait suivre.

Les ouvrages de Buffon me frappèrent d'admiration; mais malgré le style inimitable, l'éloquence même de ce grand écrivain, je les trouvai plus brillants que profonds, et je vis plus dans Buffon le poète que le naturaliste. Quoique incomplet, Linnée m'a paru de beaucoup supérieur à Buffon : à une grande facilité de style, le naturaliste suédois réunit cette exactitude de description anatomique, sans laquelle les sciences naturelles ne peuvent arriver à la perfection; et nous sommes même convaincu qu'elles ne sont parvenues au point où elles sont maintenant, que grâce à la marche indiquée par cet homme célèbre.

Deux auteurs trop peu connus, Georges Leroy (1) et Dupont de Nemours (2), ont recueilli sur les animaux des observations pleines d'intérêt. En lisant les ouvrages de ces hommes estimables, on regrette que leurs connaissances en histoire naturelle et en physiologie aient été trop bornées et dénuées de l'appui de l'anatomie : cependant, il est plusieurs faits remarqués par eux, que nous mettrons à profit dans notre ouvrage, et dont nous ferons ressortir toute l'importance.

(1) Lieutenant des chasses et administration des bois et forêts de Versailles et de Marly, a publié, sous le titre de *Lettres philosophiques sur l'intelligence des animaux* , un recueil d'observations extrêmement intéressantes.

(2) Mémoires sur différents sujets présentés à l'Institut national de France.

Les travaux de Gall m'étaient alors inconnus, et j'étais loin
de croire qu'ils me fourniraient l'idée dominante qui a
dirigé mes nombreuses recherches : tout ce que j'en avais
entendu dire, ce que j'en avais lu dans certains ouvrages où
cet homme célèbre était peint comme un charlatan, loin de
me déterminer à l'étudier, aurait suffi pour me le faire prendre
en aversion. Cependant je ne voulus pas le condamner sans
l'entendre. A peine eus-je lu ses ouvrages, que je vis aussitôt
que j'avais affaire à un de ces hommes à part, que l'envie
ombrageuse cherche toujours à éloigner du rang auquel leur
génie les appelle, et contre lesquels elle emploie l'arme des
lâches et des hypocrites. Haute capacité cérébrale, profonde
pénétration, sens droit, connaissances variées, telles étaient les
qualités qui me paraissaient distinguer Gall. Aussi l'indifférence
que j'avais d'abord eue pour ses écrits fut promptement remplacée par la plus profonde vénération. Tel fut le sentiment
que j'éprouvai à la première lecture de sa physiologie du
système nerveux cérébral. Mais je dois faire ici un aveu; il est
le résultat de mes longs travaux sur le même sujet : je crois
donc, et toutes les personnes qui consulteront l'ouvrage de
Gall et le compareront avec le nôtre, partageront sans doute
la même opinion; je crois, dis-je, que Gall a mis beaucoup
d'adresse dans sa manière de présenter les faits, sur-tout en
physiologie comparée. Personne, à l'entendre, n'a porté les
recherches anatomiques et physiologiques aussi loin que lui :
il a, dit-il, observé depuis le cerveau de l'éléphant jusqu'à celui

de la musaraigne, c'est-à-dire qu'il a examiné l'anatomie du cerveau des principaux vertébrés. Nous ne pouvons cependant juger les hommes, et sur-tout les anatomistes, que par leurs travaux, et non sur parole ; et il nous est facile, par l'inspection de l'atlas et la lecture de l'ouvrage de Gall, de voir que l'anatomie du cerveau et les faits pratiques venant à l'appui de sa théorie, s'y trouvent traités bien superficiellement, et dans beaucoup de cas, complétement négligés. Ce travail était pourtant très important ; aussi ne sommes-nous pas le seul anatomiste qui lui ait adressé ce reproche. Voici comme s'exprime à cet égard l'un des médecins et des anatomistes les plus distingués de l'Allemagne (1) : « Si nous jetons un coup d'œil sur le grand » ouvrage de M. Gall, nous y voyons régner, d'un bout à l'autre, » l'idée qu'il faut étudier la structure du système nerveux et du » cerveau en s'élevant peu à peu des animaux les plus simples » jusqu'à l'homme. Mais qu'a fait réellement M. Gall ? Il n'a » décrit et figuré que les nerfs de la chenille, que le cerveau » d'une poule, et la moelle épinière de quelques mammifères ; » encore son livre n'est-il pas exempt d'erreurs sous ce rapport. »

Quelque grave que soit ce reproche, tout homme instruit et de bonne foi ne peut, en jetant les yeux sur l'atlas de Gall, en contester la justesse : les sujets y sont représentés, particulièrement pour l'anatomie comparée, en trop petit nombre, et même

(1) Tiedemann, *Anatomie du cerveau du fœtus,* traduit de l'allemand par Jourdan.

quelquefois avec assez d'inexactitude : l'anatomie si importante
du système cérébral des oiseaux et des quadrupèdes y est presque
complétement négligée ; on n'y trouve pas même la description
exacte du crâne d'un seul animal vertébré ; ce travail anatomique
était cependant nécessaire, puisqu'il devait servir de base à des
observations plus compliquées d'anatomie et de physiologie du
système nerveux cérébral : c'était même la seule marche analytique
qu'il y eût à suivre ; nous voulons dire celle par laquelle on passe
de l'étude de ce qui est simple à ce qui offre plus de complication. Étudiée dans ce sens, la physiologie du système nerveux
présenterait un caractère vraiment philosophique.

   Gall aura sans doute reculé devant les nombreuses difficultés
de pareilles recherches : car il ne suffisait pas, pour arriver à
d'heureux résultats, de posséder de vastes connaissances anatomiques et zoologiques, il fallait encore se livrer à de longues
études sur les mœurs des animaux, ce qui demandait plus de temps
et de travail que la physiologie humaine ; car, dans ce dernier
cas, l'homme a déjà en lui-même un point de comparaison très
important : il ne lui reste plus qu'à observer les variétés psychologiques d'homme à homme ; et l'on sait qu'elles sont moins
nombreuses que chez les animaux, sur les actes psychologiques
desquels nous ne pouvons recueillir de bonnes observations,
qu'après les avoir examinés dans les diverses classes, ordres,
genres et espèces. Partant de ce principe généralement vrai, que
les phénomènes psychologiques se rattachent à un mode spécial
d'organisation, Gall a cité tous les noms des animaux qui

présentent l'un de ces phénomènes ou actes au plus haut degré de développement. Ce genre de travail était tout de cabinet; et en consultant les divers ouvrages sur l'histoire des animaux, il n'était pas difficile d'accumuler une longue suite de noms, de genres, d'ordres ou d'espèces. Mais si nous venons à l'application, nous sommes surpris de trouver si peu de faits positifs à l'appui de ce que l'auteur avance : c'est en vain que l'homme qui s'attache aux faits extérieurs, auxquels Gall paraît lui-même accorder tant d'importance, cherche dans son ouvrage de quoi se satisfaire. Ce que nous disons ici sera mieux saisi par l'homme instruit et consciencieux qui voudra se donner la peine de comparer le travail de mon célèbre prédécesseur avec le mien : lui seul pourra bien apprécier la différence qui les caractérise. Quant à cette foule qui se croit juge en pareille matière, parce qu'elle a une teinture de la doctrine de Gall, sans connaissances anatomiques, physiologiques et zoologiques qui doivent lui servir de base, nous la croyons incapable d'avoir une juste idée de ses travaux et de ceux que nous avons entrepris.

Bien convaincu par la lecture de l'ouvrage de Gall, que cet homme célèbre n'avait traité qu'imparfaitement l'anatomie et la physiologie du cerveau des animaux vertébrés, nous résolûmes, en profitant de son idée mère, de continuer ses recherches, de leur donner plus d'étendue, et de les rendre plus susceptibles d'application. En 1827, nous présentâmes à l'Institut royal de France, pour le prix de physiologie, un mémoire renfermant quelques fragments de nos longues recherches anatomiques et

physiologiques. Ce mémoire, qui fut mentionné honorablement,
était accompagné de deux mille cinq cents têtes appartenant à
des animaux de différentes classes, ordres, genres et espèces.
Parmi ces têtes, quinze cents avaient appartenu à des animaux
dont les mœurs nous étaient parfaitement connues. Enfin, quatre
cents cerveaux en cire, coulés sur nature, et un atlas de plus de
trois cents sujets d'anatomie du système nerveux cérébral et de
son enveloppe osseuse, représentés avec la plus rigoureuse exactitude, donnaient à notre travail un caractère qu'aucun ouvrage
ne nous avait présenté jusqu'à ce jour. Ce n'était pas sans motif
que nous joignions à nos observations ces faits matériels qui
devaient leur servir de base. D'une part, nous tenions à les présenter comme la preuve la plus convaincante de la théorie des
fonctions du système nerveux cérébral ; de l'autre, ils servaient
à prouver incontestablement le peu de fondement de certaines
lois générales d'anatomie du même système présentées par certains anatomistes, notamment celles qui se trouvent consignées
dans l'ouvrage de M. Serres; et, pour le dire en passant, cet
ouvrage doit inspirer peu de confiance, bien que couronné par
l'Institut. Tout homme probe et versé dans l'anatomie du
système nerveux, après avoir lu le livre de ce médecin, jeté
un coup d'œil sur les dessins de son atlas, et les avoir comparés
avec les objets naturels, concevra, nous n'en doutons pas,
une singulière opinion de l'auteur.

Riche d'une masse considérable de faits observés avec bonne
foi, et ne voulant pas les faire connaître au public, avant de

les avoir vérifiés à plusieurs reprises par la voie expérimentale, je fis élever un grand nombre d'animaux, dont je notai jour par jour les facultés dominantes. La classe des chiens et des chats me procura le plus grand nombre d'observations. Je mis à contribution toutes celles qui me furent fournies par des hommes réfléchis et dignes de foi : mes conversations avec des chasseurs et les gens qui, par leur position, sont à même de remarquer les traits les plus saillants des actes intellectuels des animaux, me furent d'un secours précieux. Ces observations recueillies avec soin, et comparées avec une foule d'autres qui m'étaient propres, me mirent sur la voie de la véritable physiologie expérimentale, non de celle qui se trouve renfermée dans le cercle étroit tracé par la pointe du scalpel, mais dans la sphère beaucoup plus grande et plus philosophique des actes intellectuels du système nerveux cérébral des animaux, actes jugés, appréciés dans l'état vraiment physiologique des organes, et non dans cet état douloureux, convulsif, où ils nous paraissent insaisissables.

Des animaux, nous nous élevâmes naturellement jusqu'à l'homme. Ce ne fut qu'en 1825 que nous commençâmes sérieusement l'étude des actes psychologiques de ce roi de la terre. Nous nous attachâmes, après la lecture de Gall, à constater les faits déjà très nombreux qu'il avait recueillis sur ce sujet si grave, si important. En 1827, je suivis un cours que Gall faisait à l'Athénée : ses leçons m'intéressèrent beaucoup. Sans être éloquente, sa manière de présenter les faits qui servent

4

de base à sa doctrine, était attrayante; mais on y retrouvait trop littéralement les idées exposées dans son ouvrage, et la phrénologie comparée était loin, pour l'anatomiste et le naturaliste profond, d'être traitée avec assez de soin.

En 1829, Gall n'existait plus. Alors nous ouvrîmes à Paris un cours de phrénologie humaine et comparée : nous nous attachâmes sur-tout à faire ressortir l'importance de la phrénologie comparée; et pour atteindre ce but, nous mîmes sous les yeux de notre auditoire les faits si nombreux que nous avions observés. Nous eûmes la satisfaction de voir que notre temps n'avait pas été perdu; et plusieurs personnes qui avaient suivi les cours de Gall, nous avouèrent que le nôtre leur avait paru présenter plus d'utilité, puisque nous avions traité plus complétement l'anatomie du cerveau, en nous élevant graduellement des oiseaux aux quadrupèdes, et de ceux-ci jusqu'à l'homme. Ces éloges qui nous étaient adressés par des gens instruits, ceux que le fondateur de la nouvelle doctrine avait bien voulu lui-même nous donner, furent un aiguillon plus que suffisant pour nous exciter à continuer nos recherches. Cependant un motif plus puissant que des éloges reçus d'hommes estimables, nous y engageait encore davantage : c'était l'importance de cette science, et l'influence qu'elle devait avoir un jour sur les institutions humaines; et plus nous l'examinions, plus nous étions convaincu que toutes s'y rattachaient plus ou moins. Elle seule nous paraissait capable de jeter une grande lumière sur l'histoire et le traitement des

aliénations mentales. Tous les traités que nous avions lus jùs-
qu'alors sur ce sujet, ne nous avaient inspiré que du dégoût,
tant ils nous paraissaient pleins de contradictions et d'absurdités.

Toutes les personnes instruites se demanderont, sans doute,
comment des travaux aussi importants que ceux de Gall n'ont
pas été plus connus et plus appréciés en France, sa patrie
adoptive; enfin comment sa doctrine ne fit pas partie de
l'enseignement médical, dès que les médecins, juges souverains
en pareille matière, purent en avoir connaissance. Il faut que
l'attachement aux idées surannées soit bien fort chez certains
hommes et dans certains pays, puisque l'on y voit encore
enseigner de ces vieilles erreurs qui répugnent au simple
bon sens. L'histoire des actes psychologiques de l'homme y
est encore expliquée par la coloration des joues, par le
volume du foie, etc. Nous avons ici un aveu pénible à faire :
la France, à qui Gall avait donné la préférence sur les autres
nations, aurait dû récompenser son génie, ses veilles et ses travaux autrement que par de simples éloges. Si ce grand homme
ne vit pas, avant sa mort, sa doctrine généralement adoptée
en France, il eut du moins la consolation de la voir cultivée
et répandue dans d'autres pays. L'un de ses disciples les plus
distingués, le docteur Spurzheim (1) a professé, en Angleterre,
la doctrine de son maître : elle y fut si bien appréciée, qu'en

(1) Nous reviendrons plus tard sur les ouvrages de ce médecin, et les modifications qu'il a cru devoir apporter aux idées de Gall.

peu d'années le nombre de ses partisans augmenta prodigieusement. Des sociétés phrénologiques ne tardèrent pas à se
former; elles eurent le double avantage de répandre la
nouvelle physiologie du cerveau et de lui donner un caractère scientifique plus imposant. L'école d'Edimbourg se dis-
tingua entre toutes : la création de son journal excita l'émulation
de toutes les personnes qui cultivaient la phrénologie. Cette
société a donc des droits incontestables à l'estime de tous
les savants qui s'intéressent aux progrès des sciences : nous
sommes seulement fâché que les hommes estimables qui la
composent, se soient bornés à l'étude de la physiologie cérébrale
de l'homme : ils ont à cet égard laissé une lacune immense, que
l'état actuel des sciences naturelles, en Allemagne, en France
et en Italie, rend encore plus sensible. Nous avons donc vu,
avec peine que, dans les ouvrages les plus recommandables des
phrénologistes d'Ecosse, l'anatomie et la physiologie comparée
se trouvaient complétement négligées. Combien de fois, par
exemple, n'avons-nous pas regretté, en lisant de ces ouvrages
celui que nous estimons le plus, le traité de phrénologie de
M. Georges Combe, que les études phrénologiques de ce savant
n'eussent pas été précédées de connaissances en médecine, en
anatomie et en zoologie. Plus M. Combe cultivera la phrénologie,
pour laquelle il a déjà tant fait, et plus il se convaincra de la
justesse de mes observations (1).

(1) Nous ne connaissons M. Georges Combe que par ses écrits : on peut donc
compter sur l'entier désintéressement des éloges que nous lui donnons.

L'étude de l'anatomie et de la physiologie comparée n'est pas seulement intéressante, elle sert, comme nous le démontrerons, à éclairer les actes psychologiques de l'homme; c'est elle qui nous fournit les plus belles preuves servant de bases à la physiologie du système nerveux cérébral. On pourra se convaincre, à l'histoire de chaque faculté fondamentale, de la vérité de notre assertion. Une étude plus approfondie de l'anatomie et de la physiologie comparée, nous mettra à même de classer les fonctions du système nerveux cérébral sur une plus grande échelle qu'on ne l'a fait avant nous. La phrénologie présentera alors un champ plus vaste, plus philosophique : plus généralisée, elle embrassera l'étude des fonctions du système cérébral dans toute la série des animaux vertébrés ; et les recherches faites sur les espèces animales ne feront que développer et confirmer celles qui se rattachent à l'homme. Telles sont nos vues, comme on le verra par la lecture de cet ouvrage; et si nous avons donné plus d'étendue à notre sujet que ceux qui nous ont précédé dans la même carrière, c'est que nous étions convaincu de toute son importance, qu'on l'appliquât soit aux sciences zoologiques, soit à celles qui touchent l'homme de plus près, et sur lesquelles doivent un jour reposer toutes les institutions humaines.

Jaloux de rendre notre ouvrage aussi complet que possible, nous résolûmes d'aller passer à Londres un temps suffisant pour étudier la langue anglaise, et juger par nous-même de

l'état où se trouvait la physiologie du cerveau dans la Grande-
Bretagne. Je pouvais ainsi, sans avoir recours aux traductions
quelquefois inexactes, puiser à la vraie source. De toutes les
sociétés qui ont été créées dans ce pays, celle d'Édimbourg,
comme nous l'avons déjà dit, a fait le plus pour la science.
Si quelques faits importants ont été recueillis dans les autres
sociétés, ils sont généralement peu connus, bien que plusieurs
aient été consignés dans le journal phrénologique de la capitale
de l'Ecosse. Nous avons lu tous les nᵒˢ de ce journal, et les
Transactions phrénologiques qui l'ont précédé. Ces deux col-
lections renferment, il nous semble, beaucoup de théories
hasardées ; mais elles méritent cependant de fixer l'attention
de toutes les personnes qui se livrent aux études philosophiques et phrénologiques. Plusieurs des observations qu'elles
contiennent nous ont paru même si intéressantes, que nous
avons jugé convenable de leur donner place dans notre ouvrage :
nous avons choisi de préférence celles qui ont des rapports
marqués avec les faits recueillis en France. Notre but en cela
était de prouver la vérité des bases de la physiologie du cerveau ;
car on ne pourra jamais supposer que des faits ayant tant de
rapports entre eux, observés à des époques et dans des lieux
si distants l'un de l'autre, ne méritent pas pleine et entière
confiance. Nous insistons d'autant plus sur ces faits, que beaucoup de personnes sont encore imbues de l'idée que la doctrine
de Gall n'est qu'une chimère. Comment les jeunes étudiants,
les médecins livrés entièrement à la pratique, et les personnes

du monde, n'auraient-ils pas cette opinion, lorsque des hommes recommandables à beaucoup d'égards, des médecins mêmes, déclarent la phrénologie une science qui n'a pas plus de fondement que l'astrologie ou la nécromancie (1)? Que les personnes de bonne foi lisent l'ouvrage de Gall, ceux des phrénologistes et le nôtre, et si, après avoir comparé les faits que nous avançons avec ceux que la nature nous offre journellement, elles trouvent que nos opinions sont dénuées

(1) Voici comme s'exprime M. le docteur Magendie, t. 1, p. 202, 2ᵉ édition de sa *Physiologie* :

« La phrénologie, que je nommerais volontiers une pseudo-science, comme était » naguère l'astrologie ou la nécromancie, a tenté de localiser les diverses sortes de » mémoires ; mais ces tentatives, louables en elles-mêmes, ne supportent pas encore » l'examen. »

Si vraiment la phrénologie peut être comparée à la nécromancie, nous ne croyons pas avec M. Magendie, que les entreprises des phrénologistes soient louables ; nous les croyons au contraire absurdes et conséquemment dangereuses. Mais quelles sont les preuves solides que M. Magendie a données contre cette science? Aucune! Il faut donc l'en croire sur sa seule parole. Nous ne pouvons expliquer la légèreté avec laquelle se prononce cet académicien, qu'en supposant qu'il n'a point fait d'expériences phrénologiques, ou qu'il pense que les milliers de phrénologistes, qui ont constaté par des faits la localisation des facultés, sont des visionnaires. M. Magendie est probablement du nombre des personnes que l'on ne parviendra pas à convaincre ; car nous nous rappelons que, lorsque nous présentâmes à l'Institut de France l'immense collection de têtes d'animaux qui servent de base à notre phrénologie comparée, nous nous empressâmes de faire voir à ce médecin la différence que présentent les têtes des oiseaux voyageurs et celles des animaux du même genre qui sont sédentaires ; différence d'organisation si remarquable, que toutes les personnes qui ont vu ces têtes, en ont été frappées. Eh bien! qu'est-ce que cela prouve? dit M. Magendie. Que répondre à une pareille observation? On ne peut forcer à voir ceux qui s'obstinent à fermer les yeux.

de fondement, qu'elles s'empressent de le déclarer; mais si ces
faits sont vrais, comme nous en sommes convaincu, nous
sommes en droit d'exiger qu'elles le fassent connaître publiquement. Il ne faudra que peu d'observations pour leur faire
voir si ce sont les adversaires de la phrénologie, ou les phrénologistes qui se trouvent dans la voie de la vérité.

Il est une chose, en phrénologie, à laquelle les savants
qui ont écrit sur cette science ne nous paraissent pas avoir
donné assez d'attention, principalement dans les ouvrages
élémentaires : c'est la représentation des objets. La phrénologie
se compose de la théorie et des faits qui lui servent de base :
on peut posséder passablement les principes sans connaître
les faits; mais c'est, selon nous, n'être qu'à moitié phrénologiste. Le savant, qui mérite réellement ce nom, réunit la
connaissance théorique à la connaissance pratique. Cette dernière a sur-tout l'immense avantage d'établir dans les esprits
une conviction profonde que rien ne peut ébranler. Nous
avons donc vu avec peine que, de tous les ouvrages publiés
jusqu'à ce jour sur la phrénologie, sans en excepter celui de
Gall, aucun n'était assez riche en dessins bien exécutés pour
établir cette conviction, non-seulement relativement à l'homme,
mais encore relativement aux animaux vertébrés. Combien de
fois n'ai-je pas vu des phrénologistes ou soi-disant tels, commettre, lorsqu'il était question d'appliquer la phrénologie à
l'homme ou aux animaux, les erreurs les plus grossières,
et trahir ainsi leur ignorance en anatomie! On rencontre

de ces erreurs même dans les livres élémentaires : ainsi le docteur Spurzheim (1) place l'organe de la douceur chez le chien, à l'endroit même où se trouvent d'énormes sinus frontaux. Le même phrénologiste indique l'organe du courage chez le cheval, précisément sur l'os de la mâchoire. Nous pourrions citer un plus grand nombre de faits, mais nous les noterons lorsque nous traiterons de chaque faculté fondamentale.

Profondément convaincu de l'utilité de dessins exacts et assez nombreux, désirant sur-tout donner au public un livre qui lui fût profitable et lui fît acquérir des connaissances phrénologiques positives et étendues, j'ai cru que je ne pouvais donner trop de soin à cette partie si importante de mon travail. Il fallait beaucoup de temps, le secours d'artistes d'un mérite distingué (2), et sur-tout de grandes dépenses; mais je n'ai été retenu par aucune difficulté : je n'avais que l'utilité en vue, et j'ose espérer que les personnes qui verront nos

---

(1) *Phrénologie, ou Doctrine des facultés de l'esprit et des rapports qui existent entre ses manifestations et l'organisation.* (Londres, 3ᵉ édition.)

(2) Nous croirions manquer à la reconnaissance, si nous ne faisions pas connaître le nom de ces artistes : l'un est M. Letouzé, peintre en miniature de la ville de Caen, l'autre M. Alfred Guillard, l'un des élèves les plus distingués de M. le baron Gros. Depuis mon retour d'Angleterre, M. Mazer, né en Suède et élève de la même école, a exécuté un assez grand nombre de feuilles de mon atlas. Chaque feuille porte le nom de l'artiste qui l'a exécutée : l'on peut de cette manière rendre à chacun la part d'éloges qui lui revient. Les artistes les plus distingués de Londres et de Paris, qui ont vu ces dessins, nous ont assuré qu'ils ne connaissaient rien qui leur fût comparable sous le rapport de l'exécution.

dessins, ne les confondront pas avec ce que l'on a publié
jusqu'à ce jour sur le même sujet. Tous les objets sont
représentés de grandeur naturelle et d'un fini parfait (1).
L'anatomie du crâne, dans l'homme, les quadrupèdes et les
oiseaux, s'y trouve complétement traitée sous le point de
vue phrénologique : il en est de même du cerveau; et nous
pouvons dire qu'à cet égard, notre ouvrage laisse bien loin
derrière lui ceux que les phrénologistes ont entre les mains.
Puisse notre travail atteindre le but de tous nos désirs,
inspirer le goût d'une science que nous croyons une des plus
importantes auxquelles l'homme puisse se livrer! Puisse sur-
tout la manière dont nous traiterons notre sujet nous mériter
l'estime des Savants qui recherchent la vérité avec candeur!
Nous serons alors amplement dédommagé de nos longues
veilles et de nos soins opiniâtres.

---

(1) C'est sur-tout en anatomie, a dit un médecin distingué, Cruveilhier, *Anatomie
pathologique*, que les dessins sont indispensables. S'ils sont fidèles, ils sont éternels
comme la nature, et à l'abri des vacillations des systèmes : ils reproduisent incessam-
ment les mêmes images, rappellent à l'un ce qu'il a déjà vu, apprennent à l'autre
ce qu'il ne connaît pas, dispensent de fastidieuses lectures, et laissent dans l'esprit
des impressions aussi profondes que durables.

TRAITÉ

DE PHRÉNOLOGIE

HUMAINE ET COMPARÉE.

CHAPITRE I.

CONSIDÉRATIONS GÉNÉRALES SUR L'ÉTUDE DES FONCTIONS.

Elles ne peuvent être bien connues qu'après avoir étudié les organes qui y président.

Nous avons vu comment l'anatomie des organes avait avancé l'histoire de leurs fonctions. Il serait même impossible, sans la connaissance de ceux-là, de posséder une connaissance exacte de celles-ci : on ne peut donc séparer l'étude des organes de celles des fonctions, c'est-à-dire l'anatomie de la physiologie. Ces deux sciences sont absolument deux branches du même tronc ; elles s'enchaînent et se prêtent de mutuels secours. Prenons pour exemple les principaux actes physiologiques d'un végétal,

5.

c'est-à-dire son passage de l'état de semence à celui de tige, de
feuille, de fructification. Comment arriverons-nous à la juste
appréciation des diverses phases ou changements qu'il éprouve,
si nous ne connaissons préalablement les éléments qui entrent
dans sa composition, c'est-à-dire la texture de son organisation,
composée de diverses parties propres à lui fournir les matériaux
de sa nutrition, tiges, feuilles, racine, etc.; ceux de sa repro-
duction, étamine, pistil, matière séminale; d'autres employées
à rejeter au-dehors les produits qui lui deviennent inutiles?
Nous ne parlons pas des connaissances physiques ou chimiques
que doivent nécessairement posséder ceux qui se livrent aux
sciences naturelles, et sans lesquelles il serait impossible de saisir
cette relation de causes et d'effets que présente ce vaste
univers. Plus ces relations seront connues, et plus les sciences
naturelles arriveront vers leur perfection.

On sait les services que la physique et la chimie ont rendus
dans ces derniers temps aux sciences naturelles, notamment à
la physiologie. Ce que nous venons de dire des fonctions d'un
végétal s'applique à celles des animaux. Jamais la circulation du
sang n'a été mieux connue qu'après que l'anatomie nous eût
fait connaître dans tous ses détails l'organisation du principal
organe qui y préside, des vaisseaux qui en partent et y abou-
tissent. La physique vint ensuite nous donner quelques éclair-
cissements sur l'action du cœur, le rôle que jouent les vaisseaux;
et la chimie nous fit connaître, la nature des éléments dont la
réunion forme le liquide que ceux-ci contiennent, et que l'on
désigne sous le nom de sang. Il ne faut pas croire cependant
que l'étude de l'anatomie, quelque minutieuse, quelque exacte
qu'elle soit, nous fasse connaître la manière dont toutes les
fonctions s'opèrent, c'est-à-dire l'action moléculaire des organes:

ainsi le plus habile physiologiste, l'homme le plus versé dans l'histoire de l'organisation générale et particulière des organes sécréteurs, par exemple, ne sait pas comment leurs fonctions s'exécutent : il est même présumable que l'homme n'arrivera jamais à obtenir, sous ce rapport, que des données plus ou moins probables. Nous savons très bien quelles sont les parties qui entrent dans la composition du foie, quels vaisseaux il reçoit ; nous pouvons apprécier sa densité, son volume, sa couleur, ses rapports avec les viscères qui l'avoisinent ; la présence de la bile dans une petite poche membraneuse, nous prouve qu'il est l'organe sécréteur de ce fluide : mais comment cette sécrétion s'opère-t-elle ? quel rôle jouent dans cette fonction les parties qui composent cet organe, les vaisseaux et le sang qu'il reçoit ? c'est ce qui nous échappe complétement ; et tout ce que nous possédons sur ce sujet se réduit encore à de pures hypothèses. Il est même présumable que les causes qui mettent les parties moléculaires d'un viscère en état de remplir telles ou telles fonctions, nous seront pour toujours inconnues. Cette action organique du foie dans la sécrétion de la bile, est tout aussi inexplicable que celle du cerveau dans les fonctions de l'ame dont il est l'instrument. L'étude anatomique de ce viscère est aujourd'hui portée, sans contredit, beaucoup plus loin qu'elle n'était chez les anciens ; mais nous ne sommes guère plus avancés sur sa manière d'agir dans les actes intellectuels. Nous ne voulons pas dire pour cela que l'étude des parties qui entrent dans sa composition, soit indifférente pour la connaissance de ses actes ; bien au contraire, puisque nous prouverons que la phrénologie est parvenue, par la voie expérimentale, à saisir les relations entre le développement de ces mêmes parties et l'étendue de leurs actes, soit chez l'homme, soit chez les animaux : notre principale tâche consistera même à faire ressortir avec soin les documents précieux que cette science nous fournit à cet égard.

Nous n'avons pas besoin de dire que nous ne considérons point le cerveau ou les organes qui le composent, ainsi que le supposent gratuitement certaines personnes, comme agissant seul dans les actes de l'intelligence; nous ne le voyons au contraire que comme la condition organique indispensable pour la manifestation des fonctions de l'ame. On aurait donc tort de supposer que la phrénologie conduit au matérialisme : quelque spiritualiste que l'on soit, on ne peut, en bonne thèse, soutenir que l'ame puisse remplir ses fonctions sans instruments. Notre étude consistera donc à examiner quelles conditions organiques sont nécessaires pour que ses actes aient lieu. Toutes les personnes réellement instruites savent que les connaissances physiologiques, loin d'être dangereuses, sont au contraire plus propres à nous inspirer de l'amour et de la reconnaissance pour l'auteur de la nature (1).

Opinions des anciens anatomistes physiologistes et philosophes sur le cerveau considéré comme [organe de l'ame.

Le cerveau a toujours été considéré, même chez les anciens, comme l'organe de l'ame; mais les opinions ont été loin de s'accorder sur le rôle que ce viscère remplissait dans les

_____

(1) Il est digne de remarque que les hommes les plus instruits et les plus religieux sont précisément ceux qui ont le plus insisté sur l'importance des connaissances philosophiques et physiologiques, les considérant avec juste raison comme les

actes intellectuels; et si l'on réfléchit à l'idée dominante de tous les temps, de séparer l'étude du cerveau de celle des fonctions de l'ame, on ne s'étonnera pas des hypothèses, des théories gratuites ou des absurdités que l'on trouve dans les écrits des anciens philosophes. Les uns créèrent des esprits vitaux dont rien ne démontrait l'existence, et dont la supposition, au contraire, se trouvait détruite par la plus simple observation. On aurait peine à croire, et c'est cependant ce que l'on voit encore dans quelques livres d'anatomie, que de pareilles idées aient été reproduites de nos jours.

Ainsi, quelques anatomistes ont comparé ou assimilé le cerveau à un organe sécréteur. Pareille erreur eût été excusable de la part de gens étrangers à la connaissance de l'organisation; mais de la part d'anatomistes, elle devient absurde; car il n'existe rien dans cet organe que l'on puisse comparer aux parties qui caractérisent un organe de sécrétion, comme le foie, le rein, la glande mammaire, etc. Trouve-t-on dans le cerveau, comme chez ces derniers, ces conduits, ces réservoirs du fluide sécrété? Mais n'insistons pas davantage sur une opinion qui ne jouit maintenant d'aucune influence.

Voyons si nous trouverons dans les autres auteurs, qui considèrent le cerveau comme organe de l'ame, des opinions plus

meilleures bases de la félicité humaine. Bossuet, dans son traité de la connaissance de Dieu et de soi-même, insiste sur la nécessité de rallier la physiologie humaine à la morale et à la philosophie. C'est une fausse opinion, dit-il, que de croire que la philosophie soit favorable à l'incrédulité. Les philosophes religieux sont partout supérieurs aux philosophes sceptiques. En Angleterre, Newton et Clarke refutent les idées de Hobbes, Collins, Tendal : Descartes et Pascal sont encore les premiers philosophes français.

rationnelles. Le plus grand nombre crut que, dans l'acte des fonctions intellectuelles, le cerveau agissait en masse, et que toutes ses impressions venaient aboutir à un centre commun, qu'ils désignèrent sous le nom, déjà très ancien, d'ame, πνευμα des Grecs, *anima* des Latins; mais il y eut autant de parties contenant le centre commun que d'auteurs qui écrivirent sur ce sujet. Ainsi Descartes le plaça dans la glande pinéale, La Peyronnie dans le corps calleux, Vieussens dans le centre ovale, d'Arlincourt dans le cervelet, d'autres enfin dans les ventricules, etc., etc. Toutes ces belles théories vinrent encore échouer contre l'anatomie et la physiologie; et le siége du centre commun ne s'accordant pas avec ces sciences de faits et d'expériences, force fut de lui trouver un autre domicile.

Plus les connaissances anatomiques et physiologiques se perfectionnèrent, plus l'on approcha de la voie qui devait conduire à la vérité. Quelques comparaisons entre l'organisation du cerveau de l'homme et celle du cerveau des animaux, bien qu'imprafaites, bien qu'inexactes, laissaient déjà entrevoir qu'à l'organisation du premier se rattachaient des actes plus importants, plus étendus que chez les autres. D'autres savants allèrent beaucoup plus loin, et nous citerons sur-tout Heirder et Bonnet qui modifièrent puissamment les autres théories. On pourrait croire même, en consultant les ouvrages de ce dernier qui précéda Gall, que notre philosophe n'a fait que l'application des principes de Bonnet. C'est au point que quelques physiologistes de notre époque (1) ont fait un reproche

(1) Georget, *Physiologie du système nerveux et spécialement du cerveau*; vol. 1, pag. 143.

à M. Gall de n'avoir pas cité les passages de cet auteur, dans lesquels il établit en théorie toute la base de la nouvelle doctrine. Ces faits sont trop curieux pour ne pas trouver ici leur place.

« Je reprocherai (c'est M. Georget qui parle) à M. Gall d'avoir » été injuste envers ses devanciers, qu'il accuse tous *in globo* » de n'avoir pas connu les fonctions du cerveau. Il a pourtant » lu Bonnet qui l'a précédé de plus de soixante années, dans » une carrière qu'il a si glorieusement parcourue, puisqu'il » range son nom parmi ceux de ses adversaires; Bonnet qui » dit si positivement et démontre si bien, par un grand nombre » d'expériences dont se sert M. Gall lui-même, que le cerveau » chez l'homme et les animaux est l'organe de la pensée et du » sentiment, c'est-à-dire des idées et des passions. Combien » d'autres exemples ne pourrai-je pas citer, qui démontreraient » que ce n'est pas uniquement de l'apparition de M. Gall que » date l'origine des connaissances physiologiques sur le méca- » nisme et le siége des fonctions intellectuelles (1) ».

L'idée de la pluralité des organes cérébraux remonte à une époque bien plus reculée que celle où vécut Bonnet. Pierre de Montagnana, en 1491, Ludovico Dolci, en 1562, avaient non-seulement admis la pluralité des organes cérébraux, mais encore

---

(1) L'ouvrage de M. Georget est celui d'un observateur, et mérite d'être consulté par tous les physiologistes. On regrette seulement, en le lisant, que l'auteur n'ait pas approfondi davantage un sujet qui demandait de grandes recherches en philosophie et en physiologie. On est fâché sur-tout de ne pas y trouver de ces faits zoologiques sur lesquels l'auteur paraît tant insister au commencement de son livre. Il est certain que ce médecin eût beaucoup modifié les idées qu'il avait avancées, si la mort ne l'eût arrêté au commencement d'une carrière qui promettait tant.

indiqué leur prétendu siége. Mais, comme on le verra plus
tard, il y a bien loin de la doctrine de Gall aux idées de ces
Savants. Quoi qu'il en soit, il est certain que MM. Gall et
Spurzheim n'ont réellement pas cité Bonnet comme ils auraient
dû le faire; ils ont même, dans leurs écrits, présenté les idées
de Bonnet sous un faux jour.

Le docteur Spurzheim, qui n'a fait que répéter l'idée avancée
par Gall, s'exprime ainsi sur Bonnet (1) : « Bonnet considère
» chaque fibre cérébrale comme affectée à une fonction particu-
» lière ». Cette manière de présenter les idées de ce savant est
tout-à-fait inexacte, et ne rend pas sa théorie, qui n'est vraiment
au fond que celle de Gall. Citons donc textuellement cet auteur,
et le lecteur jugera.

« J'ai pensé (2) que les fibres sensibles sont construites de
» manière que l'action plus ou moins continuée des objets,
» produit des déterminations plus ou moins durables qui consti-
» tuent la physique du souvenir. Je n'ai pu dire quelles sont ces
» déterminations, parce que la structure des fibres sensibles
» m'est inconnue; mais si chaque sens a sa mécanique, j'ai cru
» que chaque espèce de fibres pourrait avoir la sienne : ayant
» considéré les fibres comme de très petits organes, il ne m'a
» pas été difficile de concevoir que les parties constituantes de
» ces organes pouvaient revêtir, les unes à l'égard des autres, de
» nouvelles positions, de nouveaux rapports, auxquels était
» attachée la physique du souvenir. J'ai donc considéré chaque

---

(1) Spurzheim, *Phrénologie;* Paris, 1818, page 63. — Spurzheim, même ouvrage
publié à Londres, page 66, 3ᵉ édition.

(2) Bonnet, *Palingénésie et Essai philosophique sur les facultés de l'ame*, chap. 9
et suiv.

» fibre sensible *comme un très petit organe qui a ses fonctions*
» *propres, comme une très petite machine que l'action des objets*
» *monte sur le ton qui lui est approprié;* j'ai jugé que le jeu de
» la fibre doit résulter essentiellement de sa structure primor-
» diale, et celle-ci de la nature et de l'arrangement des éléments.
» Je ne me suis pas représenté ces éléments comme des corps
» simples, et je les ai envisagés *comme les parties constituantes*
» *d'un petit organe, comme les différentes pièces d'une petite*
» *machine destinée à recevoir, à transmettre et à reproduire*
» *l'impression de l'objet auquel elle a été appropriée.* Il suit de là
» qu'une intelligence qui connaîtrait à fond la mécanique du
» cerveau, verrait dans le plus grand détail tout ce qui s'y passe,
» lirait comme dans un livre ce nombre prodigieux d'organes
» infiniment petits appropriés au sentiment et à la pensée,
» lesquels seraient pour cette intelligence ce que sont pour nous
» les caractères d'imprimerie. Nous feuilletons les livres, nous
» les étudions; cette intelligence se bornerait à contempler les
» cerveaux ».

Ce passage de Bonnet, comme on a pu le remarquer, est on
ne peut plus intéressant, et l'on serait vraiment tenté de croire
que la doctrine de Gall n'en est seulement que l'application, le
développement. Cependant, quelque ingénieuses que soient ces
pensées de Bonnet, quelque fondées que soient les opinions des
érudits quant à la priorité des idées de cet auteur, il y aura
toujours en faveur de Gall les faits anatomiques dont l'ouvrage
de Bonnet se trouve complétement dépourvu. En permettant
de constater ces observations par la voie expérimentale, Gall,
selon nous, se place avant tous ceux qui l'ont précédé, et
c'est vraiment à ce titre qu'il mérite le titre de fondateur de
la physiologie du cerveau. Et s'il nous est bien démontré que

6.

Gall a mis de l'adresse dans sa manière de présenter les faits
de ses devanciers ou de ses contemporains, il nous est aussi
prouvé que nul physiologiste avant lui n'avait traité ce sujet
d'une manière aussi étendue, aussi complète, et ne l'avait
accompagné d'observations anatomiques et physiologiques aussi
nombreuses.

CHAPITRE II.

PROCÉDÉS EMPLOYÉS PAR PLUSIEURS MÉDECINS OU NATURALISTES, POUR APPRÉCIER L'ÉTENDUE DES FACULTÉS INTELLECTUELLES DE L'HOMME ET DES ANIMAUX.

Une fois reconnu comme l'organe de l'ame, le cerveau dut nécessairement fixer l'attention des Savants. De là les recherches nombreuses employées pour reconnaître les relations existant entre son organisation et l'énergie ou l'étendue des facultés intellectuelles. Les uns crurent que le volume absolu de cet organe suffisait pour expliquer l'étendue de celles-ci : mais des faits recueillis chez les animaux vinrent détruire cette assertion. On savait cependant que, pour remplir ses fonctions, le cerveau de l'homme exigeait certaines proportions sans lesquelles on trouvait l'imbécillité (1). On avait aussi remarqué, et tous les physiologistes de nos jours sont à peu près d'accord sur ce point, que tous les hommes doués de grandes facultés intellectuelles présentaient de grandes capacités cérébrales.

D'autres Savants pensèrent qu'il ne fallait pas considérer le volume d'une manière absolue, mais qu'il devait être comparé avec les autres parties du corps chez le même homme ou le

---

(1) Nous reviendrons plus tard sur l'idée que nous devons attacher à cette expression *imbécillité*.

même animal; c'était sur le rapport d'étendue existant entre l'un et l'autre que devait être basée l'appréciation des facultés de l'intelligence. Plus, disait-on, le cerveau présentait de volume relativement au corps, et plus l'animal avait d'intelligence. L'anatomie comparée vint encore détruire cette théorie. Sœmmering, Blumenback, Cuvier, citèrent un grand nombre de faits contre elle. Selon cette manière de voir, une multitude d'animaux auraient dû présenter plus d'intelligence que l'homme.

Un célèbre anatomiste hollandais, Pierre Camper, imagina, pour mesurer les facultés intellectuelles, de tracer une ligne qui, partant de la partie moyenne et la plus élevée du front, allait tomber entre les deux dents incisives de la mâchoire supérieure; une autre ligne venait du conduit auditif externe et se réunissait à la première, en passant par la base du crâne. De la réunion de ces deux lignes résulte un angle dont l'ouverture, disait Camper, était d'autant plus grande que le crâne offrait plus de volume. Ce procédé, ainsi que nous le démontrerons, très défectueux pour l'homme et inapplicable aux animaux, est généralement tombé en désuétude : le célèbre naturaliste français Daubenton ne fut pas plus heureux en faisant pour l'angle occipital ce que Camper avait fait pour l'angle facial. La mesure des aires du crâne et de la face, proposée par M. Cuvier, bien qu'offrant un peu plus d'avantage que les procédés que nous venons de faire connaître, n'est nullement applicable, comme nous le ferons voir, à une multitude d'animaux. La comparaison du cerveau et des nerfs, proposée par Sœmmering, n'a pas eu plus de succès. Concluons donc, en disant que de tous les moyens proposés pour apprécier l'étendue des facultés intellectuelles, aucun n'a présenté des résultats satisfaisants. Celui de Gall, qui consiste dans l'exploration rigoureuse, de la forme générale et partielle du crâne, nous paraît être le seul qui puisse arriver au but que l'on s'était proposé. Par ce procédé, on peut, sauf quelques cas que nous ferons connaître, apprécier le développement et conséquemment l'étendue d'action des organes des facultés intellectuelles et affectives de l'homme et des animaux. Cette partie de la phrénologie porte le nom de crânioscopie (1) ou crâniologie. Prise dans un sens général, c'est-à-dire dans la connaissance des rapports qui peuvent exister entre la conformation du crâne et l'organe qu'il contient, elle devient alors une partie de l'anatomie, qui demande, pour être bien connue, une longue étude du crâne de l'homme, de ses nombreuses variétés de conformation, et celle, plus difficile encore, du crâne des nombreuses classes d'animaux vertébrés. Nous verrons plus loin les secours précieux que cette partie de la science phrénologique peut nous fournir.

Ce serait peut-être ici le cas de parler de la doctrine de Gall. Mais notre livre n'étant pas seulement destiné aux médecins, mais encore aux gens du monde, dont la plus grande partie se trouve presque complétement étrangère aux connaissances anatomiques dont la phrénologie tire ses principales preuves, nous croyons plus rationel, avant de traiter des fonctions du système nerveux cérébral, d'entrer dans quelques détails sur ce système, ses relations avec les parties osseuses et membraneuses qui le protègent, ainsi que sur leurs principales altérations chez l'homme et les principaux vertébrés. Nous ferons ainsi

(1) Mot derivé du mot grec κρανιον, crâne, et du verbe σκοπεω, examiner.

marcher de front l'anatomie humaine et comparée, l'anatomie pathologique et la physiologie. L'étude de ces diverses sciences disposera nos lecteurs à mieux juger, avec connaissance de cause, une des branches les plus importantes des sciences naturelles, celle sans laquelle on ne parviendra jamais à connaître l'homme moral et intellectuel, celle enfin à laquelle ceux qui dirigent les institutions humaines ne doivent point rester étrangers.

§ I.

Des enveloppes membraneuses et osseuses du cerveau de l'homme et des animaux vertébrés.

On appelle animaux vertébrés ceux qui présentent une colonne formée d'une série d'os réunis à l'aide de ligaments et de cartilages, offrant à l'une de ses extrémités une partie renflée désignée sous le nom de tête ou Κεφαλη des Grecs, *Caput*, des Latins. Composée de diverses parties osseuses, cette espèce de boite est destinée à contenir et préserver l'organe qui préside aux facultés intellectuelles et affectives de l'homme et des animaux. Cet organe est désigné collectivement sous le nom de cerveau, ou mieux encore sous celui de système nerveux cérébro-spinal.

Nous commencerons par faire connaître les diverses pièces qui servent de protection à cette partie si importante du système nerveux. Nous nous appesantirons sur-tout sur celle qui a plus de rapports avec lui, nous voulons parler du crâne, dont nous nous attacherons à faire ressortir les rapports de conformation les plus remarquables et les plus importants pour les personnes qui veulent étudier la phrénologie, et

posséder des connaissances plus étendues que celles qui ont
été présentées jusqu'à ce jour sur cette science.

Avant d'aller plus loin, nous ne saurions trop recommander
à nos lecteurs de ne lire nos descriptions qu'après avoir mis
devant leurs yeux les dessins de notre Atlas, qui s'y rattachent;
on peut compter sur leur exactitude, et l'on peut être certain
qu'en les consultant, on aura une juste idée des objets
naturels : sans cette précaution indispensable, on courrait le
risque de n'avoir qu'une idée vague, imparfaite ou fausse, de
ces parties.

§ II.

La peau du crâne, appelée aussi cuir chevelu, n'est qu'une
continuation de toute l'enveloppe cutanée de l'homme et des
animaux vertébrés, connue sous le nom de peau. Cette membrane (1) offre assez d'épaisseur et de densité; elle se trouve
fixée au crâne à l'aide d'un tissu blanc dont la dureté, la
longueur et la densité varient selon les diverses classes d'animaux et les différents points du crâne où on l'examine. Chez
l'homme, elle offre assez d'épaisseur et se moule si bien sur le
crâne, qu'elle ne devient pas un obstacle à saisir la forme de
la tête dépourvue de cheveux. Il existe cependant quelques
cas où elle présente une épaisseur telle qu'il est impossible

(1) Il est seulement question ici de la peau étudiée dans un sens général, et non de
l'anatomie spéciale des parties qui entrent dans sa composition, tels sont l'épiderme,
le derme, le réseau muqueux, etc., dont l'histoire ne doit trouver place que dans un
traité d'anatomie topographique.

d'apprécier le volume du crâne par la seule inspection de la peau; c'est ce que nous avons trouvé plusieurs fois chez les idiots et plusieurs hommes doués d'un tempérament athlétique. Cette exception, assez nombreuse, nous paraît mériter l'attention du phrénologiste et du médecin qui s'occupe de médecine légale.

La surface externe de la peau du crâne se trouve recouverte, chez l'homme, de poils ou cheveux propres à garantir cette partie de l'action des corps extérieurs. Chez certains animaux, la face externe de la peau crânienne est recouverte de poils ou de plumes variant prodigieusement pour la longueur et l'épaisseur. Son tissu présente quelquefois une élasticité si considérable, qu'elle peut être éloignée d'un ou de plusieurs pouces de la boîte osseuse : voilà pourquoi il est impossible, dans beaucoup de cas, d'apprécier le développement du crâne chez certaines espèces par la seule inspection de la peau qui le recouvre, lors même que celle-ci se trouve complétement privée des enveloppes pileuses.

On rencontre quelquefois chez l'homme un état particulier du tissu qui fixe la peau au crâne; il consiste dans un relâchement de ce tissu, probablement dû à un épanchement ou à une infiltration de matière séreuse : on le trouve ordinairement plus prononcé à la peau qui entoure les orbites : il peut induire en erreur les personnes promptes à juger sur de simples signes extérieurs. Nous avons trouvé cette disposition bien caractérisée chez le docteur Robertson, médecin anglais, qui habite Paris. La région du crâne où siége l'organe du calcul, paraît au premier aspect, très développée chez ce médecin; cependant si l'on opère une légère traction sur la peau de cette région, on peut facilement se convaincre que ce prétendu développement n'est dû qu'au relâchement et à l'extension du tissu cellulaire qui unit la peau au crâne, et que la région où siége l'organe des nombres se trouve peu développée (1).

On trouve, indépendamment du cuir chevelu, une membrane dense, le périoste, et parfois des muscles et des aponévroses à l'extérieur du crâne de l'homme et des animaux. Comme ils se trouvent plus en rapport immédiat avec les os qui le. composent, nous y reviendrons en faisant la description particulière des os qui forment cette boîte osseuse.

(1) Ce médecin nous a dit qu'il avait toujours eu peu de facilité pour l'arithmétique, et que ce genre d'étude lui était très pénible.

CHAPITRE III.

DU CRANE DE L'HOMME ET DES ANIMAUX VERTÉBRÉS. NOMBRE ET DESCRIP-
TION PARTICULIÈRE DES OS QUI LE COMPOSENT DANS LES PRINCIPALES
CLASSES.

On donne le nom de crâne à cette partie du squelette de
l'homme et des animaux, destinée à loger la masse encéphalique,
c'est-à-dire le cerveau, le cervelet et le commencement de
la moelle épinière. Les Grecs le désignèrent sous le nom
de Κρανίον, les Latins sous celui de *Calvaria*. L'organisation de
cette boîte osseuse offre des différences remarquables de forme,
de composition, d'épaisseur, etc., etc., suivant les diverses
classes d'animaux. Elle est constamment formée de plusieurs
pièces, présentant des différences remarquables de forme et
de position : toutes ces pièces se trouvent réunies à l'aide d'entailles, dont la réunion constitue les sutures. Quelques-uns de
ces os contribuent à la fois à la formation du crâne et de la
face, voilà pourquoi quelques anatomistes dans leurs ouvrages
les ont divisés en os du crâne proprement dits, et en os appartenant au crâne et à la face. Considéré d'une manière générale, le crâne présente chez l'homme une forme ovoïde dont
la grosse extrémité se trouve placée en arrière, pl. LXXXVI,
fig. 1. Cette forme n'indique cependant que l'un des cas les plus
ordinaires, car nous verrons qu'il y a de très nombreuses

exceptions. Cette variété de forme, comme nous le démontrerons plus tard, est encore plus prononcée chez les animaux.

De tous les animaux vertébrés, l'homme est celui qui présente un plus grand développement de la région antérieure du crâne. Voici quelles sont les principales divisions de cette partie du squelette. 1° Une antérieure ou frontale, pl. LXXXVII, fig. 1, A. 2° Une autre supérieure ou le vertex, B; deux latérales ou les tempes, C, C; enfin une située inférieurement appelée base du crâne, pl. V, fig. 2. Toutes ces divisions ou régions présentent des différences remarquables et de la plus grande importance, lorsqu'elles sont étudiées dans l'homme et les diverses classes, ordres, genres et espèces d'animaux. Nous n'examinerons dans notre ouvrage que le crâne de l'homme, celui des quadrupèdes et des oiseaux. Quant à celui des poissons, les différences qu'il présente sont trop variables pour qu'il soit possible de saisir les rapports entre l'enveloppe osseuse et la masse encéphalique.

Bien qu'il soit impossible d'assigner une forme constante au crâne des animaux appartenant à l'immense chaîne des vertébrés, chaque classe offre cependant un caractère général, qui doit servir de terme de comparaison pour l'étude anatomique de cette boîte osseuse; et quelque variété que celle-ci présente, on ne peut, sans la plus grande ignorance, confondre ensemble des classes, des ordres ou des genres offrant des caractères bien tranchés. L'histoire des différences que nous offrent les têtes des individus de la même classe, de la même espèce, quelquefois issus des mêmes père et mère, sera celle qui nous offrira le plus d'intérêt, et sur laquelle conséquemment nous insisterons davantage. Que l'on jette, par exemple, un coup d'œil sur la planche IX, fig. 1 et 2, voilà deux individus appartenant

au même genre, il existe cependant entre leurs actes intellectuels
des différences étonnantes. La pl. LXXXVI, fig. 1 et 2, représente deux têtes d'individus de la même espèce ; l'une est celle
d'un homme adulte, qui , sans présenter un grand développement de la région frontale, a cependant cette partie du crâne
assez prononcée pour ne pas la confondre avec la même région
de la tête placée au-dessous.

Afin de faire connaître d'une manière plus fructueuse les
variétés de formes intérieures et extérieures du crâne, toujours
considéré d'une manière générale, c'est-à-dire sans une description particulière des os qui entrent dans sa composition, nous
aurons recours à la division la plus généralement employée,
nous voulons dire les parties désignées sous le nom de voûte
et de base, enfin la section verticale. Nous examinerons successivement ces diverses parties chez l'homme et dans les classes
et les espèces les plus importantes des animaux vertébrés. Leur
description accompagnée de dessins parfaits et assez nombreux
pour en faire saisir les différences les plus remarquables , les
gravera facilement dans l'esprit de nos lecteurs, et les mettra à
même de mieux appliquer la phrénologie.

§ I.

Voûte du crâne de l'homme et des animaux.

Elle résulte d'une section horizontale et circulaire du crâne,
partant d'un demi-pouce au-dessus de l'apophyse occipitale
externe et se rendant à un demi-pouce au-dessus des os propres

du nez. Le crâne se trouve ainsi divisé en deux parties : la voûte, pl. V, fig. 1, et la base, même pl., fig. 2. Examinons la première de ces deux parties.

La voûte du crâne de l'homme présente deux surfaces, l'une extérieure, en contact avec les parties molles qui enveloppent le crâne, pl. LXXXVI, fig. 1 ; l'autre intérieure, tapissée par une membrane de l'ordre des fibreuses. La voûte présente intérieurement cinq régions principales, une antérieure, pl. V bis, fig. :, A, A, A, A ; une seconde supérieure, B, B, B, B; une troisième postérieure, C, C; et deux latérales, D, D. Toutes ces régions présentent des sortes d'entailles, 2, 2, 2, désignées sous le nom de suture ; elles sont formées par la réunion des divers os qui composent le crâne. La lettre N indique le point où se trouve la suture dite coronale, elle n'existe pas constamment. Celle indiquée par la lettre O est appelée corono-pariétale; la lettre M indique la suture sagittale, et celle marquée P, l'occipitale. Ces sutures n'existent que lorsque le crâne a acquis un certain développement ; ce n'est guère que vers l'âge de onze à douze mois qu'elles commencent à se former. Chez l'homme, c'est ordinairement la suture occipitale qui se fait apercevoir la première, voyez la pl. VIII, fig. 3 (1) ; celle-ci, comme on le voit, est très apparente lorsqu'il n'existe encore aucune trace de suture sagittale. Dans l'âge avancé, elles disparaissent, et la voûte paraît formée, du moins à l'extérieur, par une seule pièce osseuse. On aurait tort cependant de considérer ce dernier cas comme existant généralement; et ce seul

_____

(1) Les sutures chez l'adulte sont toujours plus prononcées à l'extérieur de la voûte qu'à sa surface interne.

caractère serait loin d'être un signe certain servant à constater l'âge d'une personne dont le corps serait un objet de recherches en médecine légale. Nous possédons trois têtes de personnes avancées en âge, où les sutures sont extrêmement prononcées, et qui seraient probablement désarticulables : l'une est celle d'une femme de soixante-dix-huit ans, l'autre d'un homme de quatre-vingt-trois, enfin celle d'une autre femme de quatre-vingt-quatorze ans.

La surface interne de la voûte du crâne de l'homme, pl. V, fig. 1, est lisse, et présente des empreintes et des reliefs en rapport avec les circonvolutions du cerveau ; on y remarque aussi des sillons destinés à loger des vaisseaux artériels et veineux. L'un d'eux est plus remarquable que tous les autres et s'étend de Z à Y. Il loge une des principales veines destinée à rapporter tout le sang qui a servi à la nutrition du cerveau.

La dure-mère ou membrane fibreuse qui enveloppe le cerveau, tapisse toute cette face interne de la voûte qui présente les traces des sutures que nous avons déjà observées au-dehors, et des dépressions répondant aux circonvolutions ou plis du cerveau. Quelques-unes de celles-ci sont plus prononcées que les autres et répondent aux masses les plus apparentes de l'encéphale, ou à ses principales divisions. Elles sont au nombre de six ; les deux premières répondent aux parties moyennes latérales du front, bosses frontales L, L, pl. V *bis*, fig. 1 ; les secondes aux régions moyennes pariétales, F, F, bosses pariétales, *id.* pl., fig. 1 ; les troisièmes aux bosses occipitales supérieures, Q, Q.

En examinant avec soin la texture de la voûte du crâne, on voit qu'elle se compose de deux lames osseuses, l'une externe et l'autre interne, renfermant dans leur intérieur une matière spongieuse, pl. V *bis*, fig. 1, X, X, X, connue en anatomie sous le nom de diploë. Cette matière présente des variétés de densité et d'épaisseur dans les diverses régions de la voûte du crâne. Ainsi elle est plus épaisse dans la région occipitale et va successivement en diminuant d'épaisseur jusqu'à la région frontale, *id.* fig.

Les deux lames de la voûte présentent quelquefois dans la région antérieure un écartement assez considérable pour laisser plusieurs lignes et même quelquefois un pouce d'intervalle entre elles; la cavité qui résulte de cet écartement porte le nom de sinus frontal, pl. VII *bis*, fig. 1, N, N, N. On conçoit que lorsque cette cavité est très étendue, il est absolument impossible d'apprécier à l'extérieur du crâne le développement des parties cérébrales situées dans cette région : il n'en est pas ainsi des autres points de cette boîte, où, sauf quelques états maladifs que nous ferons connaître, on peut avoir une juste idée du volume des parties du cerveau qu'elle recouvre, par la seule inspection de sa table externe, la table interne lui étant parfaitement parallèle, et le degré d'élévation de l'une répondant rigoureusement à celui de l'autre (1).

(1) Quelques anatomistes ont nié que la table externe du crâne de l'homme fût en rapport avec l'interne. Nous avons entendu le professeur Béclard soutenir cette opinion dans ses cours d'anatomie : il citait, à l'appui de son assertion, des observations faites sur des cerveaux qu'il avait laissé congeler, en exposant des têtes à un froid rigoureux. Nous croyons que les observations de cet anatomiste, si distingué d'ailleurs, manquent d'exactitude. Que Béclard ait trouvé dans la surface externe d'un cerveau congelé une différence sensible de conformation avec la table externe, rien n'est moins surprenant; car le procédé qu'il employait était plus que suffisant pour faire changer la forme du cerveau.

On sait, en physique, que l'eau qui passe de l'état liquide à l'état solide, augmente

§ II.

Voûte du crâne des quadrupèdes.

La voûte du crâne des animaux se trouvant correspondre à la plus grande partie des organes cérébraux, mérite toute l'attention du phrénologiste. Nous traiterons donc ce sujet avec beaucoup plus de soin et d'étendue que ne l'ont fait les naturalistes et les physiologistes les plus distingués qui nous ont précédés.

On retrouve dans la voûte du crâne des quadrupèdes, pl. I et III *bis*, les fosses principales que nous avons fait connaître chez l'homme, mais avec des différences de proportion très

de volume; or le cerveau contenant beaucoup d'eau, sa forme aura dû nécessairement changer par l'effet de la congélation. Quand les phrénologistes avancent que la table externe du crâne, à cause de son parallélisme avec l'interne, permet d'apprécier à l'extérieur le plus ou moins grand développement des parties cérébrales, ils ne soutiennent pas pour cela que la table externe soit tellement en rapport avec l'interne, que l'inspection de la première puisse faire connaître les divisions du cerveau ; car, dans ce cas, les circonvolutions de celui-ci se dessineraient à l'extérieur du crâne; et l'on sait que cela n'a pas lieu, du moins chez l'homme. Deux causes principales s'opposent à ce qu'il en soit ainsi dans l'espèce humaine : 1º la dure-mère offre chez l'homme une épaisseur assez remarquable ; conséquemment, les empreintes des circonvolutions doivent être moins marquées à la surface interne de la voûte; 2º la table externe est séparée de l'interne par un diploë assez épais, de manière que les circonvolutions ne peuvent se prononcer au-dehors, comme dans les espèces où les deux lames sont contiguës et la dure-mère beaucoup plus fine. Mais il n'est pas moins vrai que, lorsqu'un point du crâne est développé, la partie du cerveau qui y répond l'est aussi ; et voilà ce que les phrénologistes entendent par rapport de développement entre la table externe et le cerveau.

remarquables. On y voit en outre, la famille des quadrumanes exceptée, une fosse destinée à loger le cervelet, pl. III *bis*, fig. 3 au trait, fosse qui, comme nous le verrons plus loin, se trouve faire partie de la base du crâne de l'homme. Cette cavité présente des enfoncements qui répondent aux principales divisions du cervelet, *id.* fig. H, H, H, H; elle se trouve séparée, dans certaines classes d'animaux, des autres parties de la voûte par une lame osseuse, *id.*, fig., destinée à séparer le cerveau du cervelet, et remplaçant une membrane que nous étudierons plus tard chez l'homme. Cette lame présente beaucoup de différence, soit sous le rapport de son épaisseur, soit sous celui de son étendue. Il serait difficile d'indiquer quel peut être son véritable usage. Les recherches que nous avons faites à cet égard ne nous ont conduit à aucun résultat satisfaisant. M. le professeur Richerand (1) croit qu'elle est destinée à empêcher le choc du cervelet et du cerveau chez les animaux exposés à faire de grands sauts. Voici ce que ce professeur écrit à cette occasion.

« La tente du cervelet, qui partage l'intérieur de la cavité » du crâne en deux parties d'inégale capacité, est osseuse chez » certains animaux, dont la progression s'opère par bonds et » par mouvements précipités, dans le chat, par exemple (2), » qui peut, sans être étourdi, faire des sauts effrayants par leur » hauteur. »

Cette assertion de M. le professeur Richerand nous paraît

(1) *Physiologie*, vol. II, page 116, 5ᵉ édition.

(2) La figure 3 représente la voûte du crâne de cet animal. On distingue très bien sur la figure finie la lame osseuse dont il est question.

tout-à-fait gratuite. Plusieurs animaux, habitués à faire de grands sauts, et nous citerons pour exemple l'écureuil, n'ont point la tente du cervelet osseuse; le lièvre, le lapin de garenne se trouvent dans le même cas; pareille organisation se retrouve encore chez les singes connus par leurs sauts et leurs gambades. D'ailleurs cette lame osseuse se rencontre chez des animaux à marche lente et pesante : tels sont le raton, le blaireau, etc. Je puis encore ajouter qu'il m'est arrivé de trouver de très petites tentes cérébelleuses dans des crânes de chiens réputés pour excellents sauteurs et coureurs; et bien que cette lame ne séparât pas complétement le cerveau du cervelet, ces animaux n'avaient donné pendant leur vie aucun signe de commotion cérébrale. La pl. VI, fig. 1, représente la coupe verticale du crâne d'un jeune chien, excellent sauteur : on voit que la tente osseuse se trouve peu développée.

Prise dans son ensemble, pl. I, fig. 2, la voûte des quadrupèdes présente une forme ovale, dont la grosse extrémité se trouve en arrière. La surface externe se trouve ici recouverte immédiatement par le péricrâne (1). Vient ensuite la peau qui se trouve unie à celui-ci par un tissu cellulaire plus ou moins dense suivant les classes. Dans beaucoup d'animaux, d'énormes muscles recouvrent presque toute la surface externe de la voûte du crâne : nous citerons pour exemple toute la famille des carnassiers, chez qui de très forts muscles temporaux viennent s'insérer à la crête qui règne dans toute la longueur de la voûte; voir pl. XXVI, fig. 1 et 2. On ne peut donc, dans les

---

(1) Sorte de tissu lamineux très dense et recouvrant les os.

animaux dont la surface externe du crâne se trouve ainsi matelassée de muscles, distinguer, même lorsque la peau du crâne se trouve enlevée, quelles sont les parties de cette enveloppe qui se trouvent les plus saillantes.

Certains quadrupèdes présentent sur une partie de la voûte quelques appendices désignés sous le nom de bois, ou des portions osseuses destinées à recevoir un étui corné (1). On remarque dans la voûte du crâne des quadrupèdes, ainsi que chez l'homme, une réunion d'entailles formant les sutures et indiquant que, chez eux, le crâne se trouve composé de plusieurs pièces, pl. 3 *bis*, fig. 3. La surface interne de la voûte présente ou des dépressions sinueuses ou de simples enfoncements. Le premier cas se rencontre chez tous les animaux dont le cerveau se trouve pourvu de circonvolutions. Tels sont l'homme, pl. V, fig. 1, le singe, pl. III, fig. 5, la vache, le mouton, le chevreuil, le cochon, etc.; mais elles ne sont nulle part mieux exprimées que dans la famille des carnassiers. La taupe et la chauve-souris d'Europe font exception. Dans la marte, pl. I, fig. 2, la belette, pl. III *bis*, fig. 6, le chat, *id.* pl., fig. 3, les empreintes des circonvolutions sont très apparentes. Que l'on place par exemple la voûte du crâne d'un jeune chat entre l'œil et une bougie, de manière que la surface interne du crâne soit en avant, les empreintes produites par les circonvolutions cérébrales seront si sensibles, que l'on croira avoir devant les yeux la surface externe du cerveau de cet animal. Cette disposition, assez prononcée chez es vieux carnassiers, l'est cependant beaucoup moins que chez

(1) Voir les planches **XXVII** et **XXXVIII**.

les jeunes animaux de la même espèce; résultat dû au développement plus considérable du diploë.

Dans toute la famille des rongeurs, sans exception, la surface interne de la voûte est lisse et présente des dépressions répondant aux points les plus développés de leurs cerveaux (1), pl. III *bis*, fig. 4, voûte du crâne d'un lièvre. Nous avons vu que la voûte du crâne de l'homme se trouvait composée de deux lames osseuses séparées par un tissu appelé diploë, et que celui-ci présentait plus ou moins d'épaisseur dans les divers points du crâne : pareille disposition se retrouve chez les animaux. Nous n'indiquerons pas ici toutes les variétés d'épaisseur existant entre les deux lames crâniennes chez les diverses classes, ordres, genres et espèces; ce serait entrer dans des descriptions fastidieuses, dont la seule vue des planches de notre Atlas suffit pour donner une idée. Il existe cependant une disposition particulière de la partie antérieure de la voûte du crâne des animaux, que nous ne pouvons passer sous silence, c'est la région où se trouve l'écartement des deux tables répondant au même point du crâne de l'homme et formant ce que nous avons appelé sinus frontal. Ce renflement, faisant suite aux cavités olfactives, est souvent très développé chez certaines espèces, et l'est peu et même pas du tout

(1) Gall avait avancé comme une chose certaine (*Physiologie du cerveau*, 6 vol. in-8.) que le cerveau du castor était pourvu de circonvolutions. M. Spurzheim, dans son ouvrage sur la phrénologie, publié à Londres, 3ᵉ édition, s'exprime ainsi : «Cuvier » a eu tort en disant que le cerveau des rongeurs était dépourvu de circonvolutions, » car le cerveau du castor en présente de très distinctes ». L'opinion de ces deux anatomistes est tout-à-fait gratuite. La vérité est que le cerveau du castor ne diffère en rien de celui des autres rongeurs, c'est-à-dire qu'il est lisse.

chez d'autres; ce qui peut donner lieu à des erreurs grossières en phrénologie comparative (1). L'éléphant, le bœuf,
la vache, le mouton présentent une voûte pourvue d'énormes
sinus frontaux. Plusieurs espèces de chiens, notamment les
grosses espèces, offrent aussi des sinus frontaux très étendus,
tandis que les petites espèces en sont assez généralement
dépourvues, voir la pl. IX, fig. 1 et 2. Le renard n'offre
point de sinus frontaux, pl. VI, fig. 2. Il n'en est pas de
même du loup où ils sont extrêmement développés, et forment
le relief énorme placé derrière les os du nez, pl. XXXI,
fig. 1.

C'est absolument sans fondement que Gall avance que les
chats ne présentent pas de sinus frontaux; ils y sont au
contraire bien prononcés, eu égard au volume de leur
crâne, pl. IV, fig. 1. Ils sont à peu près nuls dans la marte,
pl. I, fig. 2. Dans le lion, les sinus frontaux sont énormes et
contribuent à former cette saillie qui se remarque à la partie
antérieure de son crâne, pl. XXIV. Nous reviendrons encore
sur ce sujet lorsque nous examinerons la coupe verticale du
crâne des quadrupèdes.

(1) Le docteur Spurzheim, par exemple, a indiqué le siège de l'organe de la
douceur, chez le chien, pl. VII, fig. 1, 3ᵉ édition de sa phrénologie, exactement sur
les sinus frontaux de cet animal.

§ III.

Voûte du crâne des oiseaux.

La voûte du crâne des oiseaux, pl. I, fig. 5, présente la forme d'un ovale dont la grosse extrémité se trouve en arrière et la petite en avant. L'une de ses faces, l'externe, est lisse, convexe, présente des renflements ou saillies correspondant aux points les plus développés de leurs cerveaux; l'une de ses saillies se trouve plus prononcée que les autres, elle répond au cervelet et présente de chaque côté deux légères dépressions. Toute la surface externe de la voûte du crâne des oiseaux se trouve recouverte par un périoste mince, et celui-ci par la peau du crâne. On trouve quelquefois sur cette surface des muscles ou des appendices osseuses, comme dans la pintade, pl. LVI, fig. 8 et 9.

La face interne de la voûte du crâne des oiseaux est lisse et présente trois dépressions ou enfoncements, pl. I *bis*, fig. 7, 8, 9 et 10. Les deux premières, marquées, 1, 2, 3, 4, 5, 6, fig. 9, logent les lobes cérébraux; l'autre, placée en arrière, C, et sur la ligne médiane, loge le cervelet. Ordinairement, une légère crête ou *raphé* sépare les deux fosses logeant les lobes du cerveau, et se termine en arrière en forme de V, présentant un relief sur les côtés de la fosse cérébelleuse, *id.* fig.; sur les côtés de celle-ci se voient des cellules qui font partie des cavités de l'ouïe chez certaines espèces, *id.* pl., fig. 7 et 9, N, N, N.

La surface interne de la voûte du crâne des oiseaux est lisse (1) : on y aperçoit quelquefois de légers sillons destinés à loger des vaisseaux, pl. I, fig. 5. Toute cette surface se trouve en contact avec la dure-mère, comme dans l'homme et les quadrupèdes.

Deux lames osseuses concourent à former la voûte du crâne des oiseaux : il existe quelquefois entre elles un écartement assez considérable, rempli par une matière diploïque. Nous avons un exemple de ce mode de conformation dans le crâne de l'effraie, pl. I *bis*, fig. 8. Dans cet oiseau, ce tissu est peu dense et celluleux; il n'en est pas de même chez certaines espèces appartenant à la famille des gallinacées, comme la poule, le dinde, pl. II, fig. 2 et 4, où il présente une assez grande densité (2).

Dans toute la famille des oiseaux connus sous le nom de becs fins, tels sont les mésanges, les chardonnerets, les moineaux, etc, les deux lames du crâne sont tellement rapprochées, qu'elles paraissent n'en former qu'une. Nous aurions bien encore quelques remarques à faire sur l'organisation de la voûte du crâne des oiseaux; mais comme elles seraient plus

(1) Il ne peut en être autrement : toute la famille des oiseaux, sans exception, offrant un cerveau sans circonvolutions. On voit que, sous ce rapport, cette classe présente une grande différence avec un grand nombre de genres, d'ordres et de classes d'animaux chez les quadrupèdes.

(2) Ce tissu ne se voit bien que chez les oiseaux de cette famille qui ont passé l'âge adulte : il m'est souvent arrivé de rester stupéfait en ouvrant des crânes de très vieux coqs d'Inde ou de très vieilles poules ou coqs de basse-cour : leur crâne, assez volumineux en apparence, ne présentait qu'une cavité encéphalique d'une très petite dimension, et presque envahie par le tissu diploïque.

savantes qu'utiles pour le sujet que nous avons en vue, nous
nous renfermerons dans le cercle des descriptions qui s'y
rattachent, renvoyant aux *Traités d'anatomie topographique* les
personnes qui voudraient acquérir des connaissances plus
minutieuses.

§ IV.

Base du crâne de l'homme.

La base du crâne de l'homme, que nous prenons d'abord
pour terme de comparaison à cause de son plus grand développement, offre trois régions bien distinctes, 1° une antérieure,
A, A, A, A, pl. V, fig. 2, et pl. V *bis*, fig. 2, sur laquelle se
trouvent les numéros indiquant les diverses parties de cette
région du crâne; 2° une moyenne, C, E, D, V; 3° une postérieure,
K, F, G, H. Prise dans son ensemble (1), la base du crâne
présente un plan incliné d'arrière en avant, dont la largeur
augmente dans le même sens. La fosse antérieure se trouve
partagée en deux parties par une crête osseuse, M, appartenant
à l'os connu sous le nom d'ethmoïde. Cette apophyse a été
improprement désignée sous le nom de crête de coq, *crista
galli*, dans presque tous les ouvrages d'anatomie anciens et

---

(1) Nous ne saurions trop recommander aux personnes qui veulent acquérir des
détails positifs et absolument nécessaires en phrénologie, d'étudier avec soin ces
détails anatomiques, en les suivant d'abord sur la planche au trait où se trouvent les
numéros, et en examinant ensuite celle qui se trouve complétement finie, elles
acquerront ainsi une connaissance exacte des parties qu'il leur est absolument essentiel
de connaître.

modernes. Sur ses côtés, ou parties latérales, e, e, e, e, *id.* pl., *id.*
fig., se voient plusieurs trous destinés à laisser passer les nerfs
olfactifs; tout le reste de la fosse antérieure, à droite et à
gauche, se trouve recouvert par la partie inférieure des lobes
antérieurs du cerveau, et forme le plancher orbitaire. On
voit que, dans cette région, les circonvolutions sont bien
exprimées sur le crâne; ce qu'il faut attribuer au peu d'épaisseur que la membrane qui enveloppe le cerveau présente dans
ce point.

Trois os, dont nous ferons plus tard la description, contribuent à la formation de la fosse antérieure de la base du crâne.
Ce sont l'ethmoïde, le coronal et le sphénoïde.

La fosse moyenne, C, D, E, est plus étroite à sa partie
moyenne, V, où se trouve une dépression, o, o, o, o, logeant
un petit corps désigné vulgairement sous le nom de glande
pituitaire. Les côtés, ou parties latérales de la fosse moyenne,
sont assez développés; ils logent les lobes moyens du cerveau
et la partie antérieure des lobes postérieurs.

Deux os entrent dans la formation de la fosse moyenne, le
sphénoïde qui en forme la plus grande partie, et les temporaux.

La fosse postérieure de la base du crâne, F, G, H, K, est plus
étendue que les deux autres : elle se trouve presque entièrement
formée par l'os occipital et son apophyse basilaire; cependant
une petite portion du sphénoïde et des temporaux contribuent
à sa formation.

La fosse postérieure de la base du crâne se trouve corres-
,pondre, dans ses parties latérales, F, F, aux lobes du cervelet, et, dans sa partie moyenne, K, K, au renflement de la
moelle épinière. Au milieu de cette fosse et en arrière se voit

9.

un grand trou ovalaire, P, destiné à laisser passer la moelle alongée. Sur les parties les plus latérales, deux larges dépressions, H, H, logent les sinus latéraux.

En examinant avec soin l'intérieur de la base du crâne, pl. V, fig. 2, on aperçoit encore plusieurs trous que nous n'avons point mentionnés : il en sera question lors de la description des os auxquels ils appartiennent.

§ V.

Base du crâne des quadrupèdes.

La base du crâne des quadrupèdes présente des variétés de formes que le phrénologiste ne doit pas ignorer. Nous allons examiner avec soin les plus importantes.

La fig. 6 de la pl. III, représente la base du crâne du singe sajou. La pl. V *bis*, fig. 3, représente la même base au simple trait pourvue de numéros et de lettres exactement les mêmes que chez l'homme. Examinée superficiellement, cette partie du crâne du singe paraîtrait avoir une grande ressemblance avec celle de l'homme. Elle offre cependant à l'œil attentif des différences bien remarquables, que nous allons faire ressortir. Dans le singe, la crête ethmoïdale, M, n'est pas apparente, l'ethmoïde se voit à peine ; le plancher orbitaire, A, A, A, A, forme deux saillies très renflées à l'intérieur, et ne présente pas, comme chez l'homme, un plan presque horizontal. On y trouve aussi des dépressions en rapport avec les circonvolutions cérébrales. Cette région offre, comme on voit, un grand rétrécissement de ses parties latérales et antérieures. A la partie moyenne, et en arrière de la fosse antérieure, se voient deux trous très rapprochés l'un de l'autre, 4, 4; ils donnent passage, comme chez l'homme, aux nerfs optiques. La fosse moyenne est assez prononcée; elle présente au milieu, comme dans l'espèce humaine, une cavité, o, o, où se trouve logé le corps pituitaire.

La fosse postérieure, F, G, a, comme dans l'homme, assez d'étendue, et se trouve, ainsi que chez lui, en rapport avec la face inférieure du cervelet. Cette fosse est ordinairement plus spacieuse chez le mâle que dans la femelle; caractère qui se retrouve aussi chez l'homme (1).

Nous allons trouver chez les autres quadrupèdes des différences encore plus remarquables entre les bases de leurs crânes comparées avec celle de l'homme. Nous ne passerons point en revue, comme on doit bien le penser, les bases de crânes de tous les animaux : nous nous contenterons de faire la description de celles qu'il importe le plus de connaître. Nous retrouvons d'abord, comme chez l'homme, trois fosses principales, du moins chez les carnassiers, car nous verrons qu'il n'en existe réellement que deux bien distinctes chez les rongeurs et les herbivores. Examinons d'abord la base du crâne des animaux carnivores. Nous voyons que, dans le chat, pl. III *bis*, fig. 2, il existe, à la partie moyenne de la fosse antérieure, une crête ethmoïdale, et, de chaque côté, des trous assez nombreux, i, i, i, i, laissant passer les nerfs olfactifs; ces trous sont sur-tout bien apparents dans la base du crâne de la marte, pl. I, fig. 1. Le plancher orbitaire présente chez

(1) On verra cependant, lorsqu'il sera question d'applications phrénologiques, qu'il existe quelquefois des exceptions à cette règle.

ces deux animaux un contraste frappant d'étendue et de forme, si on le compare avec celui de l'homme et du singe. Comme chez eux, il se trouve marqué de dépressions indiquant la forme des circonvolutions qui y répondent : dans le chat, le plancher orbitaire se trouve sur un plan encore moins horizontal que chez le singe; sa partie la plus extérieure est plus relevée que l'interne. Dans la marte, pl. I, fig. 1, le plan du plancher orbitaire s'élève d'arrière en avant et devient plus rapproché d'une ligne perpendiculaire élevée à sa surface; il est extrêmement rétréci vers son extrémité antérieure où il se termine en pointe, et n'offre que l'empreinte d'une petite circonvolution. Dans le chat, pl. III *bis*, fig. 2, on voit que la même région offre plus d'étendue. Derrière les trous ethmoïdaux, pl. III *bis*, fig. 2, se voient les deux trous optiques, v, v, dirigés de dehors en dedans, et, dans la marte, d'arrière en avant. La fosse moyenne, 5, 6 et 7, offre généralement peu de profondeur, bien qu'assez étendue. Sa partie moyenne présente une dépression pl. *id.*, fig. 8, où se trouve logé, comme chez l'homme, le corps pituitaire. La fosse postérieure, h, h', nous présente des différences très remarquables avec celle des bases du crâne de l'homme et du singe. La gouttière basilaire, m, m, fig. 2, en forme la plus grande partie : le trou occipital que nous avons vu présenter, chez le singe et sur-tout chez l'homme, une direction verticale, se trouve ici en avoir une horizontale, p. Au lieu de se trouver, comme dans l'homme et le singe, au milieu de la fosse postérieure, il est, au contraire, placé à son extrémité la plus reculée. Il résulte de ce mode d'organisation une différence frappante, à cet égard, entre la fosse postérieure de la base du crâne de ces animaux et la même région chez l'homme et les quadrumanes.

Il est plus difficile, dans les rongeurs, *id.* pl., fig. 1, d'établir une ligne de démarcation entre les fosses de la base du crâne. Nous avons indiqué, par les chiffres 2, 3, 4, 5, 6, et la lettre c, les parties qui y répondent. La partie la plus interne de la fosse antérieure se termine en pointe; au milieu, et antérieurement, se voient les trous ethmoïdaux, i, i, très prononcés chez eux (1). Il existe, entre la base du crâne des rongeurs, et celle des carnassiers, une disposition remarquable que nous allons signaler. Si nous comparons, par exemple, à volume égal, deux bases de crâne, l'une d'un carnassier, pl. III *bis*, fig. 2 (base du crâne du chat, l'autre, celle d'un rongeur, *id.* pl., fig. 1, base du crâne du lièvre), nous trouvons que, du point où commence le cerveau (2), à celui où il se termine, il existe dans le premier plus de longueur que chez le second, conséquemment plus de parties cérébrales. Gall avait déjà fait un rapprochement, à cet égard, entre la tête des rongeurs et celle des carnivores, à l'occasion de l'histoire de l'instinct carnassier, comme il l'appelle. Si l'on élève, dit-il, une perpendiculaire sur le trou auditif externe chez les herbivores, il ne reste derrière elle qu'une petite portion du cerveau et du cervelet, tandis que chez les carnassiers cette perpendiculaire, tirée du même point, partage le cerveau

(1) Dans les gros ruminants et les herbivores, dont nous n'avons point fait représenter la base du crâne à cause de son extrême volume, les trous ethmoïdaux sont très prononcés et séparés par une forte crête ethmoïdale. C'est du moins ce que nous avons rencontré chez la vache, le cheval, l'âne et le mouton. En arrière des trous olfactifs se trouvent, chez ces animaux, deux larges dépressions où sont logées les bulbes des nerfs olfactifs très renflés chez eux.

(2) Nous entendons, dans ce cas, par cerveau, les deux lobes cérébraux.

en deux parties égales. Cette observation de Gall est doublement inexacte : 1° sa ligne perpendiculaire tombe, chez
les rongeurs, entre les hémisphères et le cervelet, et la
même ligne, au lieu de partager le cerveau des carnassiers
en deux parties égales, le divise au contraire très inégale-
ment, la plus grande partie restant en devant. Gall n'a été
induit en erreur que parce qu'il s'est contenté d'examiner le
crâne superficiellement; sa ligne étant tirée à l'extérieur, il est
impossible de voir à quel point du crâne elle répond intérieurement. Nous allons faire ressortir par un moyen sûr, dans
ces deux classes d'animaux, la justesse de notre observation.
Soit, par exemple, une ligne transversale tirée sur la base
du chat, animal carnassier, et devant le conduit auditif, pl. III
bis, a, b, fig. 2, et la même ligne tirée sur celle du lièvre,
animal de la famille des rongeurs, *id.* pl., fig. 1. On voit que
chez le premier le crâne ne se trouve point partagé, comme le
soutient Gall, en deux parties d'égale étendue, et, qu'ainsi
que nous l'avions observé chez le rongeur, fig. 1, la ligne
passe exactement entre la région du cervelet et celle des
hémisphères cérébraux. Nous reviendrons plus loin sur ce
point lorsqu'il sera question d'appliquer la phrénologie, et
nous en ferons ressortir toute l'importance.

Nous terminerons ce qui a trait à la base du crâne des
rongeurs, en faisant observer que l'on ne trouve point, dans
les fosses qui la composent, ces dépressions que nous avons
vues chez les carnassiers, du moins elles n'offrent pas le même
caractère; cela tient à ce que les cerveaux de tous les animaux de cette classe se trouvent complétement lisses, ou
dépourvus de circonvolutions. Le trou occipital se trouve
avoir, comme chez les autres quadrupèdes, une position

horizontale; il est même placé plus haut et plus en arrière que chez eux, fig. 1, p.

§ VI.

Base du crâne des oiseaux.

Il a été facile de voir, par les précédentes descriptions, que de grandes différences se laissaient apercevoir entre la base du crâne de l'homme et celle du singe, entre celle de cet animal et celle des autres quadrupèdes : nous avons même vu que cette partie des animaux appartenant à cette dernière classe présentait des variétés encore plus remarquables. Nous trouverons celles-ci encore plus sensibles dans la classe des oiseaux. Plusieurs anatomistes, et nous citerons le plus célèbre de tous, M. Cuvier, ne trouvent que deux fosses principales à la base du crâne des oiseaux; nous croyons au contraire qu'elle en présente trois bien distinctes.

Voici la description de cette partie du crâne des oiseaux, qui nous paraît la plus propre à donner une juste idée de ses rapports avec le système cérébro-spinal. La fig. 4 de la pl. 1, représente la base, du crâne de la corneille mantelée: nous la prenons de préférence comme point de comparaison, parce que chez elle toutes les régions y sont assez développées. La fig. 7 de la pl. V *bis* représente la figure au trait de la même base de crâne : elle est pourvue de lettres indiquant ses parties les plus remarquables. Les deux grandes surfaces marquées, A, A, A, A, A, forment, selon nous, la grande fosse

principale; on pourrait l'appeler supérieure. Nous la distin-
guerons en trois régions : 1° l'une antérieure 1, elle répond
à la partie inférieure et antérieure des hémisphères ; 2° une
moyenne 2, en contact avec les parties moyennes latérales et
inférieures de ces mêmes hémisphères ; 3° enfin une postérieure 3, logeant leur extrémité postérieure et inférieure. On
peut voir les différences remarquables que présentent les
bases du crâne de quatre autres espèces représentées pl. 1 *bis*,
seulement à l'égard de la région que nous venons de faire
connaître. Au milieu de la base du crâne se remarque une
légère dépression N, où se trouve logé le corps dit pituitaire ;
plus en dehors, deux dépressions, *id.* fig., C, C; elles se trouvent
remplies par les tubercules bijumeaux : la fosse postérieure D,
ne présente réellement qu'une partie moyenne; elle répond
au cervelet et au commencement de la moelle épinière : son
étendue et sa profondeur sont toujours en rapport avec le
développement de ces parties du système cérébro-spinal. De
chaque côté de la fosse cérébelleuse se remarque une partie
des cellules appartenant aux organes de l'ouïe, renfermés
entre les deux lames du crâne. La fig. 2 de la pl. 1 *bis*,
représente le crâne de la corneille mantelée, dont j'ai enlevé
la table externe, afin de laisser apercevoir les canaux demi-
circulaires très développés dans cette espèce. La description
des trous qui se remarquent à la base du crâne des oiseaux,
trouvera sa place lors de l'histoire des os qui concourent à
sa formation.

§ VII.

Coupe verticale du crâne de l'homme et des quadrupèdes.

Etudiée chez l'homme et dans la longue série des animaux vertébrés, la section verticale du crâne offre d'immenses avantages au phrénologiste : 1° elle nous fait apprécier d'un seul coup d'œil toute l'étendue et la forme de la cavité cérébrale, puisqu'elle représente une moitié de la cavité de cette boîte osseuse, et qu'il nous est facile, par la pensée, d'y ajouter celle qui manque, pl. VII *bis*, fig. 1, 2, 3, 4, 5, 6, 7, 8, 9, pl. III ⬛⬛, fig. 3 et 4, pl. VI, fig. 1 et 2.

2° Nous pouvons apprécier, par son examen, les divers degrés d'épaisseur des parois du crâne, depuis la racine du nez jusqu'à l'extrémité la plus reculée de l'os occipital; nous pouvons mieux aussi distinguer l'écartement plus ou moins considérable que l'os frontal présente entre ses deux tables (sinus frontaux).

3° Sa profondeur nous indique le plus ou moins grand développement des parties cérébrales logées sur ses côtés.

La coupe verticale du crâne de l'homme, pl. VII et pl. VII *bis*, fig. 1, représente un ovale ayant plus d'étendue en arrière qu'en avant; les deux lames qui la forment présentent à peu près, y compris la substance spongieuse, environ deux lignes d'épaisseur. La portion de ces lames qui répond à la partie inférieure du front N, N, N, et celle où se trouve la crête occipitale, sont les points qui présente le plus d'épaisseur; la région la moins épaisse est celle qui répond au cervelet, elle n'a pas plus d'une demi-ligne; la moitié du cervelet et l'hémisphère entier du cerveau

10.

du même côté, remplissent toute la cavité de la coupe verticale du crâne de l'homme. La surface interne se trouve tapissée, chez le sujet vivant, par une membrane fibreuse appelée dure-mère : on y voit des empreintes répondant aux circonvolutions du cerveau, et plusieurs sillons destinés à loger des vaisseaux artériels et veineux ; l'un de ces sillons appartient à la principale artère de la dure-mère, pl. V*bis*, fig. 1, K. Dans les quadrupèdes, la coupe verticale du crâne présente aussi un ovale dont la partie antérieure se trouve moins développée que la postérieure. Nous trouverons, à cet égard, des différences remarquables chez les divers animaux, quelquefois même entre des individus de la même classe, comme le renard et le chien, dont les coupes verticales du crâne sont représentées pl. VI, fig. 1 et 2 ; et même chez des individus du même genre, comme on le voit dans les deux coupes verticales des crânes des deux chiens, représentées pl. IX, fig. 1 et 2. Nous nous contenterons de signaler, pour le moment, les différences les plus frappantes d'organisation ; nous réservant de faire ressortir plus tard les actes psychologiques qui sont en relation avec elles.

Voici les différences les plus remarquables d'étendue qui nous sont présentées par la coupe verticale des crânes des quadrupèdes, et sur lesquelles nous croyons devoir insister. La fig. 5 de la pl. VII *bis*, représente la section verticale du crâne du singe sajou (1) ; une ligne perpendiculaire tirée de la partie moyenne du plancher orbitaire, ne présente que cinq à six lignes de hauteur ; le diamètre longitudinal, représenté par la ligne tirée de la racine du nez à l'os occipital, est très prononcé ;

_____

(1) C'est cette espèce que les bateleurs et beaucoup d'enfants font voir dans les rues pour de l'argent.

mais il existe entre le mâle et la femelle de cette espèce une différence frappante à cet égard; la fig. 3, pl. III, représente la coupe
verticale du crâne du sajou femelle, la fig. 4, *id.* pl., celle du mâle.

La pl. IV représente trois autres sections verticales de crânes
d'animaux carnassiers, fig. 1, 2 et 3. La première est celle du
chat domestique, la seconde, celle de la marte, et la troisième,
celle du putois.

Dans le chat, fig. 1, le crâne présente en hauteur, dans la
région que nous avons indiquée chez le singe, c'est-à-dire, à
partir du milieu du plancher orbitaire, une étendue de trois à
quatre lignes; dans la marte, fig. 2, elle n'a pas la moitié de cette
étendue; elle est encore plus petite chez le putois, fig. 3.

Dans le renard, pl. VI, fig. 2, la même région comparée avec
celle du chien, *id.* pl., fig. 1, présente une différence frappante;
dans le chien, cette partie de l'os frontal se trouve beaucoup
plus étendue que dans le singe (1).

Dans quelques espèces de chiens, comme celle dont la
coupe verticale du crâne se trouve représentée, pl. IX, fig. 1,
on trouve d'énormes sinus frontaux : une partie de leur cerveau
se trouve donc séparée de la table externe, de manière à ne
pouvoir être appréciée à l'extérieur du crâne.

La coupe verticale se trouve divisée en deux parties distinctes,

---

(1) Je m'entretenais un jour de la doctrine de Gall avec un de mes confrères,
distingué par ses connaissances variées. Il prétendait que la phrénologie se trouvait
en défaut par la comparaison du crâne du chien avec celui du singe. Ce dernier
animal, disait-il, a la région antérieure du crâne plus développée que le chien, et
cependant celui-ci le surpasse en intelligence. Sans doute le chien est de beaucoup
supérieur au singe par son intelligence, mais la partie antérieure de son crâne, comme
on peut le voir ici, est bien plus grande que celle du singe. Ce médecin n'avait donc
pas observé avec attention.

chez certaines espèces, par la lame osseuse dont nous avons parlé à l'occasion de la voûte. L'une, antérieure, loge les hémisphères cérébraux, l'autre, postérieur, le cervelet. La première, ainsi qu'on le voit sur les trois coupes de têtes représentées pl. IV, est plus étendue que l'autre : elle présente dans ces trois espèces des empreintes répondant aux circonvolutions du cerveau, et quelques légers sillons logeant les vaisseaux de la dure-mère. Dans celle qui contient le cervelet, se remarquent quelques enfoncements répondant aux principales divisions de cette partie du système nerveux.

§ VIII.

Coupe verticale du crâne des oiseaux.

Partagé verticalement, le crâne des oiseaux, pl. II, fig. 1, 2, 3, 4 et 5, présente plus de hauteur en arrière et au milieu qu'antérieurement. On peut voir, en jetant les yeux sur les coupes verticales des dix têtes d'oiseaux appartenant à des espèces différentes, pl. II et II *bis*, la différence d'étendue que ces espèces nous présentent sous ce rapport. Examinons d'abord ceux de ces crânes qui nous offrent une capacité absolue plus considérable. L'oie (1), pl. II, fig. 3, le perroquet, *id.* pl., fig. 1,

---

(1) C'est à tort que l'on considère l'oie comme un animal stupide : les recherches que nous avons faites sur cet oiseau nous ont démontré qu'il possédait au plus haut degré certaines facultés. Il reconnaît fort bien les personnes et les lieux ; il est brave, et montre beaucoup d'attachement pour ses petits et ceux qui lui font du bien. L'histoire nous apprend que sa vigilance sauva le Capitole.

la corneille mantelée, *id.* pl., fig. 5, présentent une cavité crânienne bien plus grande que le dinde, *id.* pl., fig. 2, et la poule, *id.* pl., fig. 4. Quant à la capacité relative, on voit que le perroquet est celui qui présente la partie antérieure ou frontale la plus développée; vient ensuite la corneille mantelée, enfin l'oie. Cette région est au contraire peu étendue chez la poule et le dinde, qui méritent réellement la juste réputation qu'ils ont acquise, comme oiseaux stupides. Il est aisé de voir, par ces dix dessins de la plus grande exactitude, que l'écartement existant entre les deux lames qui composent le crâne de ces oiseaux, est loin d'être le même dans tous. Commençons par ceux de la pl. II. Dans le perroquet et la corneille mantelée, on trouve à peu près une ligne entre elles; l'intervalle se trouve rempli par un tissu celluleux peu résistant. Dans le dinde et la poule, l'écartement est plus considérable, et le tissu qui le remplit, le diploë, extrêmement dense. Dans le héron bleu, pl. II *bis*, fig. 3, les parois crâniennes sont peu écartées l'une de l'autre. Il en est de même du canard sauvage et domestique, *id.* pl., fig. 1 et 2.

Dans l'effraie, *id.* pl., fig. 5, les parois du crâne offrent, dans leur intérieur, un tissu celluleux très étendu, voilà pourquoi on aurait une très fausse idée du développement du cerveau de cet animal, si on l'appréciait seulement par la surface externe du crâne, notamment dans la partie antérieure, où il existe plus de trois lignes entre les deux tables de cette région. Cette tête exceptée, il est aisé de voir que dans toutes les autres il existe un parallélisme parfait entre la ligne marquée par la table interne et celle qui dessine la surface extérieure du crâne.

Nous ferions au moins deux volumes sur l'organisation de la coupe verticale du crâne des animaux, si nous voulions en faire une description trop détaillée et trop minutieuse. Nous avons cru qu'il était seulement important, pour le but que nous voulons atteindre, de nous arrêter aux faits principaux, convaincu qu'en pareil cas il n'y avait rien de mieux à faire que de suivre le précepte d'Horace : *segnius irritant animos demissa per aurem quam quæ sunt oculis subjecta fidelibus.* Nous ne saurions donc trop engager nos lecteurs à examiner avec soin les fidèles représentations de ces coupes; leur simple vue leur sera plus utile que les meilleures descriptions, quelque minutieuses qu'elles puissent être.

CHAPITRE IV.

OS QUI ENTRENT DANS LA COMPOSITION DU CRANE DE L'HOMME, DES QUADRUPÈDES ET DES OISEAUX, COMPARÉS ENTRE EUX DANS LES POINTS LES PLUS REMARQUABLES D'ANATOMIE.

§ I.

Os du crâne de l'homme.

Le précédent chapitre a été consacré à l'histoire du crâne de l'homme, des quadrupèdes et des oiseaux, considéré d'une manière générale : nous avons fait ressortir, par des démonstrations exactes, les points les plus remarquables de la cavité encéphalique, vus selon les coupes ou divisions les plus importantes. Chacune de ces divisions a été non-seulement examinée chez l'homme, mais encore chez les quadrupèdes et les oiseaux : on a dû se convaincre, par nos descriptions, que ce sujet si important de la physiologie du cerveau avait été complétement négligé par tous les auteurs qui ont traité de la phrénologie. L'ouvrage le plus complet sur cette science, celui de Gall, n'offre que de légers aperçus à cet égard ; encore ne sont-ils pas, ainsi que l'on peut s'en convaincre, exempts de reproche.

Nous allons maintenant étudier les divers os qui concourent à former la cavité du crâne. Ce sujet, déjà traité par quelques anatomistes, ne l'avait été jusqu'à nous que sous un point de vue purement anatomique; nous l'envisagerons ici tout à la fois sous ce premier point, et sous celui, plus important encore, de la physiologie du cerveau. Si nos détails coïncident, quant à l'anatomie, avec ceux de quelques auteurs, il faut considérer qu'ayant traité le même sujet, nous avons dû nécessairement nous rencontrer avec eux. Nous protestons ici que nous n'avons pris pour base de nos descriptions, que la nature elle-même; c'est ce que nos dessins prouveront d'une manière incontestable. On verra, par leur inspection, combien il serait, nous ne dirons pas difficile, mais impossible, d'avoir une idée des objets sans leur représentation.

§ II.

Les os qui entrent dans la composition du crâne de l'homme sont au nombre de huit: tous sont représentés sur la pl. XI; ce sont: le coronal ou frontal, fig. 1; l'occipital, fig. 2; l'ethmoïde, fig. 3; les deux pariétaux, fig. 4 et 5; le sphénoïde, fig. 6; et les deux temporaux, fig. 7 et 8.

Dans presque tous les cours d'anatomie et dans les ouvrages sur le même sujet, on commence toujours la description des os du crâne par le coronal; cependant d'autres auteurs ont préféré, et nous croyons avec juste raison, commencer par celui de tous les os qui servait de support à tous les autres, celui qui avait avec eux plus de connexions; nous voulons parler du sphénoïde. C'est aussi par lui que nous croyons devoir commencer la description des os entrant dans la composition du crâne.

§ III.

Du sphénoïde.

Cet os est appelé sphénoïde, de deux mots grecs Σφην signifiant coin, et de la particule εἶδος entraînant avec elle l'idée
de similitude ou ressemblance. Les anciens anatomistes avaient
comparé sa forme à celle d'une chauve-souris dont les ailes
seraient étendues : on est d'abord frappé de cette comparaison, dont un examen attentif ne tarde pas à faire voir
le peu de justesse.

Le sphénoïde occupe le milieu de la base du crâne, dont
il forme presque à lui seul la plus grande partie de la fosse
moyenne, voir la pl. V, fig. 2. Voici quelles sont de ses faces
celles qui peuvent présenter de l'intérêt au phrénologiste : celle
qui répond au cerveau, face cérébrale, pl. XI, fig. 6, et
pl. XI *bis*, fig. 6. Toute cette surface, comme on le voit,
est assez inégale : elle se trouve recouverte par la membrane
dure-mère. Voici les principales choses que l'on y observe :
exactement au milieu, voir la planche au trait XI, fig. 6,
une fosse destinée à loger le corps pituitaire (1), d ; au-
devant de cette fosse et plus en dehors, deux apophyses

---

(1) Les usages de ce corps que quelques anatomistes ont assimilé improprement
aux glandes, ne sont pas connus. Ce qu'il y a de certain, c'est que nous l'avons trouvé
chez tous les mammifères, les quadrupèdes et les oiseaux dont nous avons disséqué
les cerveaux.

11.

triangulaires, a, a, ailes d'Ingrassias, à la base desquelles se trouvent deux trous, c, c, destinés à laisser passer les nerfs optiques ; au-devant de ceux-ci, une surface lisse sur laquelle reposent les nerfs olfactifs.

Les parties latérales de la face cérébrale du sphénoïde sont très importantes à connaître (Gall et tous les auteurs qui ont écrit après lui sur la phrénologie, n'ont rien dit sur les organes qui s'y trouvent logés); leurs usages sont encore généralement inconnus. Une grande fente et trois trous se remarquent dans les fosses latérales; la fente résulte de l'écartement placé entre les grandes et les petites ailes, 10, 10. Les trous placés sur la même ligne, sont le grand rond, 7, 7, destiné au passage du nerf maxillaire supérieur ou deuxième branche du nerf trifacial; le trou ovale, 11, 11, par lequel passe le nerf maxillaire inférieur ou troisième branche du nerf précité; enfin, le petit rond ou sphéno-épineux, 12, 12, à travers lequel passe l'artère qui va se distribuer à la dure-mère, et former à la surface interne du crâne ces rameaux indiqués sur la fig. 1 de la pl. V.

Voici les principaux points de la surface cérébrale des grandes ailes, que les phrénologistes ne doivent pas ignorer, et sur lesquels nous croyons devoir fixer leur attention (1). Nous diviserons cette région en trois parties : 1° Une antérieure et interne, 2 : elle répond dans l'orbite, et en forme la partie externe la plus profonde. 2° Une supérieure, 1 : elle répond

(1) Le développement de ces parties ne peut être apprécié pendant la vie. Il est absolument nécessaire, pour bien comprendre nos descriptions, de comparer le dessin complétement fini avec son esquisse pourvue de numéros et de lettres; car ceux-ci ne servent qu'à indiquer les parties sans faire connaître leur vraie forme.

en dehors à la région temporale inférieure, et se trouve recouverte au dehors par les fibres du muscle temporal. Nous verrons plus loin que l'épaisseur des fibres de ce muscle peut devenir un obstacle à saisir, sur le vivant, le développement de la partie cérébrale occupant cette région. Nous indiquerons cependant quelques signes qui peuvent quelquefois servir à l'apprécier. La troisième région est celle marquée 3 : il est impossible de saisir à l'extérieur son développement, lorsque le crâne est entouré de ses parties molles. Sa surface externe répond à la fosse zigomatique.

La fosse gutturale du sphénoïde (voir la planche X, fig. 6, où le sphénoïde se trouve représenté de manière à faire voir la face opposée à celle que nous venons de décrire) offre peu d'intérêt pour le phrénologiste : elle est extrêmement irrégulière et présente à sa partie moyenne une crête, 8, 8, fig. 6, pl. X *bis*, qui s'articule avec l'os connu sous le nom de vomer. En dehors de cette crête, se voient de chaque côté deux rainures pour l'articulation de ces deux os. Plus en dehors, un appendice osseux connu sous le nom de ptérygoïde. Toute cette surface est, comme on le voit, très irrégulière, et recouverte par la membrane pituitaire : elle donne attache à plusieurs muscles appartenant au voile du palais. Nous laissons de côté et à dessein une foule de petits détails minutieux, insignifiants pour le physiologiste, et qui ne doivent trouver leur place que dans un ouvrage d'anatomie purement topographique. L'os sphénoïde s'articule avec le coronal, par les grandes et les petites ailes; avec le vomer, par la partie moyenne de sa face inférieure; avec les temporaux, par les parties latérales des grandes ailes; avec l'occipital, l'ethmoïde, les os palatins et de la pommette; enfin avec les pariétaux.

§ IV.

De l'ethmoïde.

Cet os, d'une forme assez singulière, est composé d'une substance presque entièrement compacte. Les anciens l'avaient comparé à une éponge, probablement à cause de la grande quantité de trous et de cellules résultant de son mode particulier de structure; il est situé à la partie antérieure et moyenne de la base du crâne. Les anciens l'appelèrent ethmoïde de l'expression Ηθμὸς crible, et de celle εἶδὸς signifiant ressemblance. Sa forme est à peu près celle d'un cube.: il est composé d'une grande partie de lames minces évidemment destinées à augmenter son étendue, et conséquemment celle de la membrane mince qui le tapisse.

Cet os, ayant une forme cubique, présente nécessairement six faces; nous en examinerons seulement deux : celle qui répond au cerveau ou face cérébrale, face supérieure, fig. 3, pl. X bis, et id. fig., pl. XI bis; et celle qui répond aux fosses nasales ou face inférieure, id. pl., fig. 3.

Au milieu de la face supérieure ou cérébrale de l'ethmoïde, se voit une crête a, a, a, a, ayant une forme triangulaire, légèrement aplatie sur les côtés; elle est décrite dans les ouvrages d'anatomie, sous le nom de crête ethmoïdale, apophyse *crista galli*; sa base est fixée et fait corps avec l'ethmoïde; son sommet donne attache à la partie antérieure du repli de la dure-mère, désigné sous le nom de faulx, voir la pl. LXXXII bis.

Sur les côtés de la crête ethmoïdale, se voient une multitude de trous destinés au passage des nerfs olfactifs : le nombre, l'étendue et la forme de ces trous varient beaucoup chez l'homme et encore plus chez les animaux, comme nous le verrons par la suite. La dépression peu profonde et assez large que l'on voit sur les côtés de la crête ethmoïdale, répond aux nerfs olfactifs. Plus en dehors, et sur les parties latérales se voient les cellules ethmoï-dales 2, 2, 2, 2, 2, 2. La face inférieure ou nasale, pl. X, fig 3, et pl. X *bis*, *id.* fig., est assez irrégulière; on aperçoit, à sa partie moyenne, une appendice, désignée sous le nom de lame perpendiculaire de l'ethmoïde a, b; ses points n, n, n, s'articulent avec l'os vomer. Sur les côtés de la lame perpendiculaire se voient deux enfoncements ou rainures, dans le fond desquels se trouvent les orifices des trous que nous avons vus à la face supérieure de cet os; plus en dehors des rainures se voient deux lames recourbées, 6, 6, 6, 6, 6, 6 : ce sont les cornets ethmoïdaux. Toute la face inférieure de l'os ethmoïde se trouve tapissée par la membrane pituitaire.

Les faces postérieures k, k, les latérales l, l, l, l, et l'antérieure m, m, m, m, de cet os, n'offrent rien de remarquable pour le phrénologiste.

L'ethmoïde s'articule avec un assez grand nombre d'os, avec les os du nez, le coronal, les cornets sphénoïdaux, les os maxillaires supérieurs, les palatins, les cornets inférieurs, le vomer et les os lacrymaux.

§ V.

De l'os coronal ou frontal de l'homme.

L'os frontal, pl. X et XI, et mêmes pl. *bis*, fig. 1, est ordinairement composé d'une seule pièce : il n'est pas rare cependant,
ainsi que nous l'avons déjà dit lorsqu'il a été question de la tête
considérée d'une manière générale, que cet os soit formé de
deux.

L'étude du coronal de l'homme, comparé avec celui des
principaux animaux vertébrés, mérite toute l'attention des
phrénologistes. L'homme est, de tous les animaux, celui qui le
présente dans le plus haut degré de développement. Il offre
deux faces, l'une externe, pl. X et X *bis*, fig. 1, l'autre interne,
pl. XI et pl. XI *bis*, *id.* fig.; en bas et au milieu, se voit une
échancrure où se trouve logé l'os que nous venons de décrire,
l'ethmoïde; sur les côtés de cette échancrure, pl. XI *bis*, fig. 1,
deux surfaces concaves formant les voûtes orbitaires, 7, 7.

La partie moyenne de la face externe du frontal, pl. X
bis, fig. 1, présente ordinairement une surface arrondie,
mais quelquefois une dépression; dans ce dernier cas, les
organes situés à la partie moyenne du front ne se touchent
pas; ils sont placés plus en dehors qu'à l'ordinaire.

La partie inférieure de cette région, marquée q, q, est
quelquefois assez saillante : elle porte le nom de bosse nasale.
Elle peut contribuer pour beaucoup à la forme du nez, en lui
donnant le caractère grec. Il ne faut pas confondre cette

saillie avec celle qui résulte d'un organe placé plus haut, et à laquelle le docteur Spurzheim (1) attribue, sans doute par inadvertance, cette forme de nez si remarquable. Sur les côtés de la bosse nasale, se voient deux reliefs appelés arcades sourcilières, 5, 5. Recouvertes par deux muscles destinés à rapprocher les sourcils, ces arcades présentent assez souvent deux crêtes que les personnes peu familiarisées avec l'application de la phrénologie confondent avec les organes placés au-dessous. Plus en dehors, se remarquent deux appendices appelés apophyses orbitaires externes, 9, 9. J'ai quelquefois rencontré une telle épaisseur de ces apophyses, qu'elle suffisait pour empêcher de bien apprécier les organes qui l'avoisinent (2).

Examiné généralement ou partiellement, le frontal de l'homme varie beaucoup de forme et d'étendue, selon les races humaines et les individus de la même race. Sur plus de cinq cents crânes humains que nous avons examinés avec soin, il ne nous est pas arrivé de trouver deux os frontaux dont les formes fussent rigoureusement identiques (3). Le frontal de la femme est généralement moins haut et moins large que celui de l'homme.

Nous ferons, pour le coronal, ce que nous avons déjà fait pour l'os sphénoïde, c'est-à-dire, que nous aurons recours à une division de cet os en plusieurs régions. Cette division n'est pas arbitraire, comme on pourrait le penser, elle résulte de la présence des organes cérébraux que cet os

(1) *Phrénologie*, 3ᵉ édition; Londres, page 274.

(2) Voir la fig. 3 de la pl. CIX, représentant le frontal d'un habitant de la Nouvelle-Hollande.

(3) Voir la pl. CIX représentant six frontaux.

recouvre. Voici quelles sont ces régions, pl. X *bis*, fig. 1 ;
1° deux supérieures, 1 , 1 ; deux moyennes, 2, 2 ; deux inférieures
5 , 5 ; deux plus inférieures encore, 8 , 8 ; deux latérales antérieures et inférieures, 6 , 6 , deux latérales moyennes , 3, 3, et
deux latérales externes, 4, 4. Ces divisions ne sont pas encore
celles que nous présenterons lorsqu'il sera question de l'application de la phrénologie; elles doivent être seulement considérées,
dans ce cas, comme un acheminement à l'étude de celle-ci. Leur
principale utilité pour le moment consiste à mieux faire ressortir
les rapports et les différences anatomiques des os de la tête
de l'homme comparés avec ceux des principaux animaux vertébrés (1).

On peut apprécier à l'extérieur, et sur une tête dépourvue
de ses cheveux, le développement de toutes les parties cérébrales répondant à l'os frontal, les régions orbitaires exceptées,
où se trouvent quelques parties que Gall a cru pouvoir reconnaître par la manière dont se présente le globe de l'œil à
l'extérieur. Nous reviendrons plus tard sur ce sujet. On conçoit
très bien que s'il existe, et cela se rencontre quelquefois, des
sinus frontaux très étendus, il est absolument impossible de
bien apprécier le développement des parties situées derrière
la table externe qui contribue à les former (2).

(1) Il est presque impossible d'apprécier toute l'étendue du crâne chez les hommes
qui ont beaucoup de cheveux ; et l'on peut, dans ce cas, commettre des erreurs grossières. Ainsi, tel individu qui paraît avoir le front petit l'a cependant plus développé
que tel autre, ou il ne semble plus grand que parce qu'il se trouve complétement à
découvert. Voilà pourquoi les hommes chauves ou qui portent de faux toupets paraissent avoir généralement le front plus développé que les autres hommes, l'état de
calvitie de la peau du frontal faisant mieux apercevoir toute la surface de cet os.

(2) Nous ne saurions trop engager les personnes qui désirent s'instruire en

La face interne ou cérébrale de l'os frontal, pl. XI et pl. XI *bis*, fig. 1, est concave et se trouve en contact avec le cerveau dont elle n'est séparée que par la membrane appelée dure-mère. On voit à sa partie moyenne une dépression destinée à loger le sinus longitudinal supérieur, n, n, n, n, n. On y distingue aussi la suture dite coronale, quand cet os se trouve formé de deux pièces. Plus bas que la dépression précitée, se voit une espèce de crête, x, x, où s'insère la faulx du cerveau. Toute la face interne du frontal présente des empreintes cérébrales assez marquées; mais nulle part elles ne se trouvent plus prononcées que sur le plancher orbitaire, dont on aperçoit bien ici la surface interne, 6, 7, 9, 10, 11, pl. XI, fig. 1 et pl. XI *bis*, *id.* fig.

Le coronal s'articule avec sept os du crâne : 1° avec les deux pariétaux, par son bord supérieur, q, q, q, q, q, q; 2° avec l'ethmoïde, par sa grande échancrure; 3° avec les os du nez, en devant et inférieurement; avec les os unguis, par sa face inférieure; enfin, avec les os de la pommette, par les apophyses orbitaires externes, 9, 9.

§ VI.

Os pariétal de l'homme.

L'os pariétal, ainsi nommé parce qu'il contribue à former une grande partie de la voûte du crâne ou ses parois,

phrénologie, à comparer entre elles plusieurs têtes osseuses, seulement pour les variétés de formes présentées par l'os frontal.

12.

paries, est double, irrégulier, ayant une forme quadrilatère, pl. X et XI, X et XI *bis*, fig. 4 et 5. On y distingue deux faces et quatre bords. Les deux os représentés sur ces feuilles appartenaient à la même tête. Nous en décrirons seulement un ; ce qui lui est applicable l'étant rigoureusement à celui du côté opposé. La face externe du pariétal est convexe, mais sur-tout dans sa partie moyenne qui répond au point d'ossi-fication de cet os; voir la fig. 2 de la pl. VIII *bis*, repré-sentant le crâne d'un fœtus à terme : elle est recouverte par le cuir chevelu. La face interne est concave et recouverte par la membrane dure-mère : on y voit des enfoncements répondant aux circonvolutions cérébrales; celui du milieu 5, pl. XI *bis*, fig. 5, est de tous celui qui offre le plus de profondeur. Vers l'angle antérieur de cet os, se remarque un sillon, k, k; il loge l'artère méningée moyenne. Tout le long du bord supérieur, 5, 5, 5, 5, existe une dépression où se trouve logé le sinus supérieur de la dure-mère.

Nous avons divisé le pariétal en neuf régions, propres à mieux faire ressortir les différences entre le développement général ou partiel de cet os comparé avec le même chez les autres vertébrés.

Le pariétal s'articule : 1° avec son semblable, par le bord supérieur marqué, n, n, n, n : leur réunion dans ce point forme la suture sagittale; 2° avec le coronal, par l'antérieur, o, o, o, o; avec l'occipital, par son bord postérieur, q, q, q, q. C'est ordinairement à l'angle supérieur de ce bord, b, et même quelquefois dans toute sa longueur, que se remarquent les os vormiens. Enfin, le pariétal s'articule avec les temporaux par son bord inférieur, p, p, p.

Cet os présente autant de variétés de développement que le

coronal dans les diverses races humaines et chez les nations. Sa partie moyenne est ordinairement peu saillante chez les Français; elle l'est au contraire d'une manière très prononcée chez les Allemands. Nous reviendrons plus tard sur ce sujet, particulièrement lorsqu'il sera question de l'application de la phrénologie et des têtes nationales.

Le pariétal est de tous les os du crâne de l'homme, celui qui contient le plus de substance diploïque.

§ VII.

Os occipital de l'homme.

L'os occipital, fig. 2, pl. X et XI, et pl. X et XI *bis*, est impair, situé à la partie inférieure moyenne et postérieure du crâne. Vu par sa face externe, fig. 2, pl. X *bis*, il présente les objets suivants, en procédant de bas en haut. 1° Une surface presque quadrilatère, o, o, o, o, donnant attache aux muscles grands et petits droits de la tête. 2° le trou occipital, p., par lequel passe la moelle alongée, ses enveloppes, les nerfs spinaux et les artères vertébrales. Sur les parties latérales de ce trou, deux saillies, q, q, dirigées de dehors en dedans et recouvertes dans l'état frais par un cartilage : elles s'articulent avec l'atlas ou première vertèbre. Plus en dehors de ces apophyses, deux gouttières ou dépressions, 5, 5; plus en dehors encore, de légères crêtes destinées à l'insertion de muscles. Nous diviserons toute la face externe de cet os, qui se trouve correspondre aux parties du système nerveux

cérébral qu'elle recouvre, en huit régions : 1° deux supérieures, 1, 1 ; 2° deux moyennes, 2, 2 ; deux latérales, 3, 3, et
deux inférieures, 6, 6. Tout l'espace compris entre les deux
lignes, m, m, m, b, b, répond aux sinus latéraux.

La surface interne de l'os occipital, pl. XI *bis*, fig. 2, répond
au cerveau et au cervelet dont elle se trouve séparée par la
dure-mère, elle est concave; on y remarque, mais seulement
dans les espaces indiqués par les numéros 1, 2, 3, les empreintes
des circonvolutions cérébrales, tandis que les deux régions
marquées, 6, 6, présentent une surface lisse. La différence
dans l'aspect de ces deux surfaces de l'occipital se voit encore
mieux sur le dessin fini, pl. XI, fig. 2; elle résulte de celle
que présentent les organes qui s'y trouvent logés : la région
supérieure 1, 2, 3, offre des empreintes, parce que le cerveau
qui y répond présente des reliefs ou circonvolutions à sa
surface; tandis que le cervelet, formé de lamelles sans anfrac-
tuosités, ou, pour mieux dire, n'ayant entre elles que de
légers sillons presque oblitérés dans l'état frais, par la présence
des liquides contenus dans les vaisseaux, présente un aspect
lisse, comme la région inférieure et interne de l'occipital où
elle repose : les lettres et les chiffres marqués sur la fig. 2
répondent exactement aux divisions que nous avons remarquées
à la face externe. Au milieu, se remarque une crête, v, v, v,
qui part du trou occipital; elle donne attache à la faulx du
cervelet. Sur les côtés, se voient deux gouttières, m, m, m, m,
logeant les sinus latéraux : une autre gouttière, k, k, k, renferme la fin du sinus longitudinal supérieur. Devant le trou
occipital se voit un appendice osseux appelé basilaire; c'est
sur sa face interne, 9, 9, que repose la protubérance annulaire et le commencement de la moelle épinière. L'occipital

s'articule avec cinq os du crâne et la première vertèbre. Ces cinq os sont les pariétaux, les temporaux et le sphénoïde.

Les variétés de conformation de l'occipital, sont aussi remarquables que celles des os dont nous avons déjà fait l'histoire. Elles se remarquent dans les diverses races, les nations et les individus de la même espèce. Chez l'homme et dans toutes les espèces où la femelle est plus attachée aux petits que le mâle, la région, 2, 2, se trouve plus développée, d'où résulte une augmentation du diamètre longitudinal du crâne dans ce point. Que l'on compare sous ce rapport la tête du sajou mâle, pl. III, fig. 4, avec celle du sajou femelle, *id.* pl., fig. 3. C'est ordinairement à la réunion du bord supérieur de cet os avec l'os pariétal, que se voient les os surnuméraires connus sous le nom de vormiens; os que nous n'avons rencontrés chez aucun quadrupède, à moins que l'on ne veuille considérer comme tels une petite portion osseuse que nous ferons connaître lorsque nous décrirons les os du crâne de ces animaux.

§ VIII.

Os temporal de l'homme.

L'os temporal est double, situé sur les parties latérales de la tête, les tempes, pl. X et XI *bis*, fig. 7 et 8; on y distingue deux parties d'une conformation entièrement différente, l'une mince, plate, appelée portion écailleuse; l'autre presque triangulaire, renfermant les organes de l'ouïe, portion pierreuse de l'os temporal, portion pyramidale, 9, 9, pl XI *bis*, fig. 7.

La portion écailleuse présente deux faces, l'une externe, a,
pl. X et X *bis*, fig. 7 et 8; l'autre interne, pl. XI *bis*, b. La
face externe se trouve recouverte par le muscle temporal; à
sa base se voit une appendice osseuse, fig. 8, 6, 6, 6, mince,
dirigée de dedans en dehors et s'articulant avec l'os de la
pommette; un autre appendice, v, v, v, beaucoup plus large
dirigé de haut en bas, et désigné, à cause de sa prétendue
ressemblance avec un mamelon, sous le nom d'apophyse
mastoïde. Cette dernière portion de l'os temporal est presque
entièrement celluleuse et recouverte par une légère lame de
matière compacte : elle n'a aucun rapport avec le systéme
nerveux cérébro-spinal; elle donne, à l'extérieur, insertion au
muscle sterno-mastoïdien. Entre les deux apophyses, on aperçoit le conduit auditif externe, dirigé de dehors en dedans, c;
autour de ce conduit, des aspérités servant d'insertion à la
conque de l'oreille. Ce trou n'existe pas encore chez l'enfant
à terme, pl. VIII *bis*, fig. 2, il se trouve remplacé, comme on
le voit, par un cercle osseux sur lequel s'applique la membrane
du tympan (1). La face interne de la portion écailleuse de l'os
temporal, pl. XI, fig. 8, et XI *bis*, fig. 9, est inégale; elle
présente des empreintes plus ou moins profondes et des reliefs
en rapport avec les saillies, formées par les circonvolutions
logées dans la région de cet os. Cette partie de l'os temporal
présente quelquefois très peu d'épaisseur. Je possède dans ma
collection, déjà très nombreuse en crânes humains, la tête
d'une femme de soixante-quatre ans dont la portion écailleuse
de l'os temporal n'offre pas plus d'épaisseur qu'une feuille de

(1) Ce caractère se trouve encore mieux exprimé sur le crâne d'un fœtus de six mois
et demi, même pl., fig. 4.

papier à lettre, examiné par la face interne et placé entre l'œil et la lumière, cet os présente l'aspect du papier térébenthiné, dont se servent les peintres pour calquer leurs dessins. Le plus léger choc eût été suffisant pour en occasioner la fracture et peut-être donner lieu à la mort. (1)

À la base de la face interne de la portion écailleuse, se voit l'apophyse triangulaire dont nous avons déjà parlé ; derrière cette apophyse, une gouttière assez large, 5, 5, 5, où se trouve logée une portion du sinus latéral ; devant le sinus, quelques empreintes de circonvolutions cérébrales, h, h, et l'orifice interne du conduit auditif, c.

La face inférieure de la portion pierreuse ne présente rien d'intéressant pour le phrénologiste ; elle est inégale : on y voit quelquefois une longue apophyse, voir la fig. 1 de la planche LXXXVI, qui s'articule avec l'os temporal par un cartilage, et souvent s'y soude avec l'âge.

Le temporal s'articule avec quatre os, trois appartenant au crâne et deux à la face : les premiers sont le pariétal, l'occipital et le sphénoïde ; les seconds, l'os de la pommette et de la mâchoire inférieure.

La forme de l'os temporal, mais sur-tout celle de sa portion écailleuse, présente des différences bien remarquables dans l'espèce humaine. La seule inspection de cette partie de l'os suffirait, dans certains cas, pour faire connaître à quelle nation le crâne d'un individu aurait appartenu. Ainsi, chez tous les peuples de l'Orient, la portion écailleuse se trouve déprimée.

(1) Il est extrêmement important, en médecine légale, de tenir compte de la plus ou moins grande épaisseur des os du crâne dans les blessures suivies de mort peu de temps après avoir été reçues.

J'ai déjà vu un assez grand nombre de crânes d'individus appartenant à cette partie du globe, notamment des Égyptiens et des Indous, et j'ai constamment trouvé chez eux le même caractère, je veux dire une dépression de la portion écailleuse de l'os temporal. On peut avoir un exemple de ce mode de conformation dans la tête d'une momie apportée des catacombes d'Egypte et que je dois à la bienveillance de M. Geoffroy-Saint-Hilaire, pl. C, fig. 2. Cette tête, comme on le voit, forme avec celle qui se trouve à côté, un contraste frappant sous ce rapport. Sur la fig. 1, toute la région écailleuse se trouve fortement bombée et portée en dehors. La tribu des Caraïbes, celle des peuplades sauvages de l'Amérique du Nord, ont cette partie de l'os temporal très renflée.

Nous diviserons le temporal en trois régions, sur lesquelles nous reviendrons lors de l'histoire et de l'application de chaque faculté fondamentale : 1° une postérieure, 1 ; 2° une supérieure, 2 ; 3° une antérieure, 3, pl. X et pl. XI *bis*.

---

(1) Bien que je n'aie aucun renseignement sur le sexe de la personne à qui cette tête appartenait, il m'est facile de voir qu'elle ne pouvait être qu'une femme.

CHAPITRE V.

OS DU CRANE DES QUADRUMANES, DES QUADRUPÈDES, DES OISEAUX ET
DES REPTILES.

N'ayant pas seulement en vue, dans notre ouvrage, l'étude de l'anatomie et de la physiologie du cerveau de l'homme, mais encore celle de ces deux sciences dans les classes les plus remarquables des animaux vertébrés, nous devons nécessairement entrer dans plusieurs détails anatomiques sur la boîte osseuse renfermant la masse encéphalique de ces animaux. Les descriptions oiseuses seront mises de côté avec soin; nous ne nous attacherons qu'à celles qui intéressent réellement le physiologiste. Mais quelque succinctes que puissent être nos descriptions, elles demandent cependant, pour être bien comprises, que nous entrions dans des détails un peu circonstanciés. On verra par ces descriptions anatomiques combien le champ de la physiologie du cerveau peut s'agrandir; comment, pour être bien comprise, la phrénologie, c'est-à-dire l'étude de l'orga nisation des fonctions du système nerveux cérébral, demande de connaissances en anatomie et en zoologie. Nous savions très bien qu'avant de mettre les personnes qui cultivent cette partie si intéressante des sciences naturelles, dans le cas d'arriver à des connaissances un peu étendues et positives, nous aurions de grandes difficultés à surmonter : aussi avonsnous donné à la partie descriptive de notre travail la plus

13.

grande attention : les dessins sur-tout sans lesquels les meilleures
descriptions n'auraient pu être saisies, ont été principalement
l'objet de tous nos soins; aussi avons-nous eu la douce satisfaction
d'entendre dire à des gens très versés dans les sciences naturelles
et profonds anatomistes, qu'ils n'avaient rien vu de comparable à leur exactitude et à leur bonne exécution. Plus la
phrénologie sera cultivée, plus on l'envisagera d'une manière
large et philosophique, c'est-à-dire, dans la grande série
des animaux vertébrés, et plus nous croyons que notre ouvrage
gagnera dans l'esprit des vrais Savants.

§ I.

Huit os entrent dans la composition du crâne des quadrumanes (1), comme dans celui de l'homme; et bien qu'il
y ait entre eux rapport de nombre et de situation, il existe
cependant des différences de forme très remarquables : c'est
à les faire ressortir, que nous allons consacrer ce paragraphe.

Les planches XII et XII *bis* représentent les os entrant dans
la composition du crâne d'un sajou; tous sont vus dans la
même situation que ceux de l'homme représentés pl. X et XI.
Il en résulte que les différences d'étendue, de forme et de
rapport seront plus faciles à saisir. Cette manière de présenter

(1) On appelle quadrumanes des animaux de la classe des mammifères ayant
beaucoup de rapport, dans leur conformation, avec l'homme. Le nom de quadrumanes
leur a été donné, à cause de l'écartement du pouce de leurs pieds de derrière : ceux-ci
sont écartés comme les mains. Cette classe comprend toute la famille des singes.

les objets, nous mettra aussi dans le cas d'insister beaucoup moins sur une infinité de petits détails, que la seule inspection de nos dessins suffira pour faire connaître.

§ II.

Os frontal du singe sajou.

Pl. XII, fig. 1, et pl. XII *bis*, fig. 1.

La planche XII représente tous les os qui entrent dans la composition du crâne du singe sajou : tous sont vus par leur face externe; ce sont le coronal, fig. 1; le pariétal gauche et droit, fig. 2 et 3; l'occipital, fig. 4; les deux temporaux, fig. 5 et 6; le sphénoïde, fig. 7; sa portion antérieure, fig. 8, et l'éthmoïde, fig. 9. Au-dessous de chacun de ces dessins, se remarquent leur esquisse au trait, pourvue de numéros et de lettres indiquant les parties les plus essentielles à connaître. Examinés superficiellement, tous ces os paraissent présenter beaucoup de ressemblance avec ceux du crâne de l'homme; mais un peu d'attention suffit pour faire voir qu'il existe entre eux des différences très remarquables d'étendue et de forme. Commençons par l'os coronal, fig. 1. En le comparant avec celui de l'homme, pl. X et X *bis*, fig. 1, on est d'abord frappé du développement de ce dernier, bien que l'os représenté ici soit loin d'offrir le maximum d'étendue du coronal de la race européenne. L'examen de chaque région fera mieux ressortir encore leurs différences de proportion : commençons par celles qui se remarquent à la partie moyenne, en procédant de haut en bas. Les régions, 1, 1, chez le singe, sont un peu renflées dans leur partie moyenne et légèrement déprimées sur les côtés ; dans l'homme, au contraire, ces mêmes parties sont dix fois plus développées en haut, sur les côtés et en avant. Il en est de même des régions marquées 2, 2 : bien que leur partie moyenne soit assez prononcée chez le singe, elle l'est cependant à un degré infiniment moindre que chez l'homme ; en dehors de celle-ci, toute la surface marquée 3, 3, est à peu près nulle chez le sajou ; celle indiquée par le n° 6 et placée au-dessus du rebord orbitaire, présente entre le coronal du singe et celui de l'homme un contraste frappant (1). Toute cette surface si étroite, si peu apparente chez le singe, présente au contraire un développement remarquable chez l'homme : la partie moyenne de cette région chez le singe, est tout-à-fait déprimée et arrondie ; dans l'homme elle est bombée, pleine, et se porte plus ou moins en avant et en dehors.

Les régions latérales, 4, vont encore nous présenter dans la comparaison de ces deux os, des différences bien remarquables. Nous avons élevé avec intention deux perpendiculaires sur les apophyses orbitaires de ces os ; on peut, par ce moyen, mieux apprécier encore leur différence d'étendue et de conformation. Chez le singe, les perpendiculaires, a, b, ne sont pas dépassées par les parties latérales de l'os frontal ; tandis que chez

---

(1) On ne peut bien saisir cette différence, qu'en comparant entre eux les dessins finis et les dessins au trait.

l'homme, l'os frontal ressort de beaucoup sur les côtés. Ces deux perpendiculaires font encore mieux ressortir l'étroitesse de la partie supérieure du frontal du singe.

Vu par sa face cérébrale, pl. XII *bis*, fig. 1, le frontal du singe nous offre, comme chez l'homme, l'empreinte des circonvolutions cérébrales; nous n'y retrouvons point au milieu et en bas, comme chez celui-ci, une échancrure recevant la portion de l'os ethmoïde, connue sous le nom d'apophyse *crista galli* : nous verrons plus tard que cela tient à ce que l'ethmoïde est très peu développé chez cet animal. La partie de cet os répondant aux cellules ethmoïdales, est tout-à-fait nulle chez lui; une petite lame verticale osseuse présentant quelques trous destinés au passage des nerfs olfactifs, fig. 10, pl. XII *bis*, vient clore une cavité qui se remarque au-dessous du n° 8, *id.* pl., fig. 1.

Les régions orbitaires sont, de toutes celles que nous présente l'intérieur du frontal, celles qui nous offrent la différence la plus tranchée de conformation, avec les mêmes parties du frontal de l'homme; dans celui-ci, pl. XI, fig. 1, et XI *bis* fig. 6, 7, 9, 10, 11, non-seulement toute la surface orbitaire est plus étendue, mais encore plus déprimée de haut en bas: nous verrons plus tard quelles sont les inductions physiologiques que nous pouvons tirer de cette différence d'organisation.

Le frontal du singe s'articule avec les mêmes os du crâne que chez l'homme, seulement son bord inférieur ne présentant pas d'échancrure, il a moins de points de contact avec l'ethmoïde (1).

---

(1) Chez douze têtes de singes assez avancés en âge, je n'ai point trouvé, comme

La peau du crâne qui recouvre l'os frontal des singes, est
pourvue, dans certaines espèces, de poils si épais, qu'il est
à peu près impossible de bien apprécier le développement
de cet os à l'aide de l'œil et même du toucher.

§ III.

Os frontal des carnassiers.

———

Chat, pl. XIII.

Nous trouverons dans le frontal des carnassiers, un mode
d'organisation bien différent de celui que nous avons rencontré dans le frontal de l'homme et du singe; et bien qu'au
premier aspect, cet os chez celui-ci paraisse présenter plus
d'analogie avec celui de l'homme, il est loin d'offrir dans
quelques-uns de ces points, le même développement que celui
de certains carnassiers, du chien par exemple, qui paraît le
dépasser de beaucoup en intelligence et en sagacité (1).

Nous ne ferons point ici la description du frontal de toutes
les espèces de carnassiers; nous nous contenterons de faire

chez l'homme, cet écartement entre les deux tables du coronal que nous avons désignées sous le nom de sinus frontaux.

(1) Nous exceptons cependant l'ourang-outang dont certains actes intellectuels
sont extrêmement remarquables.

ressortir les caractères les plus tranchés de cet os, chez l'une des espèces qui ont été le sujet de nos observations. Nous prendrons pour terme de comparaison le frontal du chat, dont tous les os du crâne se trouvent représentés pl. XIII: fig. 1 et 2, les frontaux; fig. 3 et 4 les deux pariétaux; fig. 5, portion osseuse placée entre l'occipital et les deux pariétaux; fig. 6, l'occipital : tous ces os sont vus en dehors. Les fig. 7, 8, 9, 10, 11 et 12, *id.* pl., représentent les mêmes os vus en dedans.

L'os frontal des carnassiers est constamment formé de deux pièces, fig. 7 et 8; leur soudure s'opère d'assez bonne heure; il n'existe pas cependant de terme moyen pour le temps de cette réunion : elle varie suivant les espèces. Nous examinerons seulement une de ces pièces, l'autre présentant une conformation rigoureusement semblable. La fig. 7 représente l'os frontal droit d'un chat, exactement dans sa position naturelle, et vu par sa face externe. Voici les choses les plus remarquables qu'il nous présente, vu de cette manière : 1° un bord interne, marqué q, q, q, q, q, s'articulant avec le frontal; du côté opposé, deux appendices osseuses, n, n, présentant au milieu une échancrure; 2° un bord postérieur, o, o, o, o, o, taillé en biseau en dehors, et s'articulant avec le bord antérieur de l'os pariétal correspondant. Les lettres a, a, indiquent la région des sinus frontaux généralement assez développés chez le chat adulte(1). On peut avoir une idée juste de ces sinus et de leur étendue, en examinant la fig. 1

(1) Gall, qui n'avait étudié que très imparfaitement l'anatomie du crâne des animaux, avait nié la présence des sinus frontaux chez les chats. Page 47, t. III, édit. in-8°.

de la pl. IV, représentant la coupe verticale d'un chat
complétement développé. Ce sont les mêmes sinus frontaux
qui, chez le lion, pl. XXIV, forment cette énorme saillie
occupant plus du tiers antérieur de son os frontal. Chez le
loup, les sinus frontaux sont énormes; ils sont aussi très
développés dans certaines espèces de chiens, notamment chez
le dogue de forte race. Je possède dans ma collection, le crâne
d'un chien appartenant à cette espèce, et dans lequel les
sinus forment presque la moitié de la cavité crânienne. Généralement, les petites espèces de chiens sont dépourvues de
sinus frontaux; il existe cependant quelques exceptions à
cet égard.

La pl. IX représente la coupe verticale du crâne de deux
chiens, l'un appartenant à l'espèce mâtin, de moyenne taille,
fig. 1; l'autre est une tête de bichon, fig. 2 : la première,
comme on le voit, se trouve pourvue d'énormes sinus, tandis
qu'il n'en existe aucune trace dans l'autre. On conçoit aisément
comment il serait impossible, dans la première de ces têtes,
d'apprécier à l'extérieur le développement des parties cérébrales répondant à ces sinus. Dans la marte, le putois et
la belette, les sinus frontaux sont peu développés; on voit
cependant chez la première, pl. I, fig. 1, quelques ouvertures
communiquant avec les fosses nasales.

Les nos 1, 2, 3, indiquent des parties répondant au
cerveau, fig. 7, pl. XIII : nous verrons lorsqu'il sera question
d'établir des propositions anatomico-physiologiques, les différences remarquables que ces régions nous présentent dans
la classe des carnivores et des autres animaux; on pourra
alors se convaincre combien l'anatomie étudiée dans ce sens,
offre d'intérêt.

Vu par sa face inférieure, fig. 1, *id.* pl., l'os frontal du chat nous présente les objets suivants : 1° un bord interne qui s'articule avec le frontal opposé, q, q, q, q, q; 2° une surface concave, y, y, répondant au globe de l'œil ; une appendice, 5, représentant l'apophyse orbitaire externe; une rainure, n, n, recevant la partie antérieure et supérieure de l'os ethmoïde ; 3° une échancrure, o, séparant les deux apophyses marquées n, n, fig. 7 et 8; 4° une partie de la face cérébrale du frontal, a, a (1).

La face externe du frontal du chat se trouve recouverte par le péricrâne et quelques muscles ; ceux-ci se trouvent recouverts à leur tour, par la peau, à laquelle ils adhèrent par un tissu cellulaire plus ou moins lâche. Le poil qui recouvre la portion cutanée de cette région du crâne, varie prodigieusement d'épaisseur et de longueur suivant les espèces.

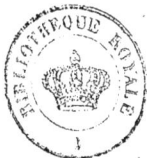

§ IV.

Os frontal des rongeurs.

Pl. XV, fig. 1, 2, 7 et 8. Lapin domestique.

L'os frontal des rongeurs est double, et présente une forme très irrégulière. Vu par sa face externe, il offre les

(1) Dans la fig. 2, l'os frontal, vu en dessous, a été plus renversé en dehors, de manière à faire voir toute l'étendue de cette région.

14.

objets suivants : une surface lisse assez étendue d'avant en
arrière, 1, 2, 3; fig. 7, celle qui se trouve indiquée par le n° 1
répond à la partie antérieure du cerveau, la seconde, 2, au
bulbe olfactif, et la troisième, 3, à la partie supérieure des
cellules ethmoïdales. Le bord supérieur, o, o, o, o, o, s'articule
avec le frontal *du côté opposé;* le bord antérieur se termine à
droite et à gauche par deux appendices osseuses, dont l'externe, 9,
est la plus longue. C'est sur celles-ci que repose l'os propre du nez,
extrêmement développé chez les rongeurs, notamment dans l'espèce dont il est ici question. Le bord externe contribue à la formation de l'arcade orbitaire, k, k, k. Le bord postérieur, d, d, d,
taillé en dentelure, s'articule avec le pariétal correspondant et
avec une petite partie de l'os temporal en x. Vu par sa face
inférieure, voici ce que l'os frontal nous présente : 1° une surface lisse, m, en contact avec le cerveau, dont elle est seulement séparée par la dure-mère, fig. 2; 2° une lame osseuse,
v, v, v, v, formant la paroi interne et inférieure de l'orbite;
entre cette lame et l'apophyse orbitaire, une échancrure, 8;
devant la lame osseuse une surface un peu inégale, e, e, e, e, e,
en contact avec les cellules ethmoïdales : elle se trouve tapissée
dans l'état frais par la membrane pituitaire. (1)

(1) On ne trouve point de sinus frontaux chez le lièvre, le lapin, l'écureuil,
la marmotte, le castor, animaux appartenant tous à la famille des rongeurs. Ils
sont, au contraire, très étendus dans le porc-épic, animal appartenant à la même
famille. La classe d'animaux qui présente les plus grands sinus frontaux, est celle
des ruminants : l'éléphant en a de si étendus, qu'il existe quelquefois dix à onze
pouces d'intervalle entre les deux tables de l'os frontal.

§ V.

Os frontal des oiseaux.

———

Pl. XVII, fig. 1, 2, 8, 9 (1).

L'os frontal chez les oiseaux, fig. 1 et 2, est toujours composé de deux pièces qui se soudent de très bonne heure. La surface externe de cet os est ordinairement lisse ; on remarque cependant chez quelques espèces, la pintade par exemple, pl. 58, fig. 8 et 9, une sorte d'appendice assez saillante placée à la partie moyenne et antérieure du crâne, *sa base* occupe dans la pintade près de la moitié de cette surface (2). La face externe du frontal est recouverte par une peau mince pourvue de plumes à l'extérieur. Celle-ci adhère à l'os par un tissu cellulaire plus ou moins dense. Nous diviserons la surface externe de cet os du crâne

———

(1) Cette planche représente tous les os qui entrent dans la composition du crâne, l'ethmoïde excepté qui n'y concourt que pour très peu de chose. Nous avons choisi préférablement la tête de la corneille mantelée, comme étant une de celles des oiseaux de notre climat qui présente le plus grand développement des pièces composant la boîte osseuse contenant l'encéphale.

(2) Dans quelques espèces, la face externe du frontal des oiseaux se trouve recouverte dans la partie qui forme la région orbitaire externe, par un corps granuleux, ayant beaucoup de rapport avec le tissu propre aux glandes. La surface de cet os, répondant à ces corps, est ordinairement plus ou moins rugueuse.

des oiseaux en quatre régions : une antérieure, dont la partie moyenne est marquée v; trois autres placées derrière celle-ci, 1, 2, 3. La première région n'a aucun rapport, fig. 1, avec la cavité du crâne : il n'en est pas ainsi des trois autres qui répondent au cerveau.

Vu inférieurement, fig. 8, le frontal paraît partagé en deux régions par une lame osseuse, formant une partie de l'orbite, b, b. Plus en dedans, x, x, x, se remarque un tissu spongieux ou celluleux; la partie externe de cette lame forme la partie antérieure de l'orbite. La région postérieure, 1, 2, 3, répond à l'encéphale : on y remarque quelques dépressions en rapport avec les points les plus développés de cet organe. Comme tous les os larges du crâne, le frontal des oiseaux se trouve composé de deux lames plus ou moins rapprochées, plus ou moins pourvues de diploé dans leur intérieur. Dans quelques espèces, ce dernier tissu est assez développé pour donner lieu à un écartement remarquable des deux lames qui composent cet os; nous donnons pour exemple le crâne de l'effraie, représenté pl. II bis, fig. 5. Nous n'insisterons pas sur ce point d'anatomie que nous avons déjà traité très au long à l'article Coupe verticale du crâne.

Abstraction faite d'un très petit nombre d'espèces, toute la famille des oiseaux est celle qui offre le plus d'avantages pour apprécier, à l'extérieur du crâne, le développement des parties cérébrales. La lame externe étant généralement peu écartée de l'interne, ou *lorsqu'elle l'est un peu, étant en parallélisme parfait* avec elle, on peut donc saisir facilement à l'extérieur la forme et le développement des diverses parties du cerveau des oiseaux. C'est aussi dans cette classe que nous trouverons les preuves les plus convaincantes en faveur de la phrénologie.

Le frontal des oiseaux s'articule par son bord supérieur avec son semblable, o, o, o, o, o, o, par le postérieur, p, p, p, p, p, avec l'os pariétal correspondant. par l'angle orbitaire externe, d, fig. 1, avec l'angle antérieur de l'os temporal, enfin par son bord antérieur avec l'intermaxillaire et le nasal x, et f. Une chose digne de remarque, c'est que le coronal qui ne forme, dans l'espèce humaine et le singe que le quart ou à peu près de l'étendue de la cavité crânienne, dans les carnivores et les rongeurs, le quart, le cinquième et même la sixième partie de cette cavité, forme au contraire chez les oiseaux plus de la moitié de cette boîte osseuse. On ne peut, qu'après une étude longue et approfondie des formes générales ou partielles si variées de cet os, avoir une idée parfaite des rapports qui existent entre elles et les fonctions de l'organe qu'il recouvre. Un chapitre particulier sera consacré à cet examen, et certes ce ne sera pas un des moins importants de notre ouvrage (1).

(1) Les travaux des anatomistes les plus célèbres en anatomie comparée, ont été bornés jusqu'à ce jour à des descriptions plus ou moins exactes, plus ou moins minutieuses, des os qui enveloppent le système cérébro-spinal ; mais aucun n'a établi des rapprochements entre leur conformation et les parties cérébrales qu'ils recouvraient sous un point de vue physiologique. Gall fut le premier qui traita ce sujet, mais d'une manière extrêmement imparfaite, comme le prouvent ses descriptions et les dessins qui les accompagnent.

§ VI.

Os pariétal du singe.

—

Pl. XII et XII *bis*, fig. 2 et 3.

S'il existe, en apparence, une grande analogie de forme et de
structure entre l'os pariétal de l'homme, pl. X et XI, fig. 4, 5,
et celui des quadrumanes, pl. XII et XII *bis*, fig. 2 et 3, on trouve
cependant entre eux une différence bien frappante d'étendue.
Comme chez l'homme, sa forme est quadrilatère, ses bords
s'articulent avec les mêmes os; il est composé de deux lames
contenant entre elles de la substance diploïque. Même rapport
existe aussi entre les parties qui le recouvrent extérieurement et
celles qui se trouvent en contact avec sa table interne. Mais
après avoir pratiqué sur le pariétal du sajou les mêmes divisions que celles que nous avons marquées sur celui de l'homme,
nous verrons que cet os n'a pas plus d'étendue que l'une des divisions du même os chez celui-ci; par exemple celle marquée 5.
Les huit restantes donnent conséquemment toute l'étendue de
surface excédente chez l'homme; d'où nous devons nécessairement conclure que certaines parties encéphaliques qui se trouvent chez celui-ci, manquent chez le singe; et que, s'il existe
chez lui, ainsi que nous le démontrerons, des organes cérébraux
dans la région de l'os pariétal, ayant les mêmes fonctions que

ceux de l'homme, ils sont encore loin cependant d'avoir le même degré de développement.

§ VII.

Os pariétal des carnivores.

———

Chat, pl. XIII, fig. 3 et 9.

L'os pariétal des carnivores présente une forme quadrilatère ; sa face externe est légèrement bombée; on y remarque des reliefs ou saillies dues à la présence des circonvolutions cérébrales 1, 2, 3, fig. au trait. Les quatre bords de cet os sont assez irréguliers, l'antérieur b, f, s'articule avec l'os frontal dans toute sa longueur, excepté en dehors où il présente une lame aiguë qui s'articule avec la grande aile du sphénoïde. Le bord postérieur, b, o, s'articule avec l'os inter-pariétal représenté fig. 11, l'os occipital, fig. 12, et une portion de l'os temporal. Le bord interne ou supérieur, b, p, est le plus régulier de tous et s'articule avec le pariétal du côté opposé. Le bord externe ou inférieur, b, t, est extrêmement inégal ; il présente dans toute sa longueur une surface irrégulière, x, x, x, x, destinée à s'articuler avec la portion écailleuse de l'os temporal.

Examiné intérieurement ou par sa face interne, fig. 3, le pariétal du chat nous présente une différence d'organisation

frappante avec le même os examiné chez l'homme et le singe.
Elle consiste dans une lame osseuse divisant cet os transversalement en deux parties inégales : la première, située en devant,
a trois fois, au moins, l'étendue de la seconde; elle se trouve
indiquée par les n°s 1, 3, 4, 5, 6, 7, x, et loge toutes
les circonvolutions de l'hémisphère du cerveau auquel elle
correspond et dont elle présente les empreintes. L'autre région, c, c, c, est destinée à recevoir une partie du cervelet.
Nous avons vu, chez l'homme et dans le singe, l'organe cérébelleux logé dans les fosses occipitales inférieures, et n'ayant
aucun rapport avec l'os pariétal; ici, au contraire, la partie la
plus reculée de cet os reçoit une partie du cervelet. Toute la
surface interne du pariétal se trouve en contact avec la dure-
mère.

L'étude des variétés d'étendue et de forme présentées par le
pariétal dans la classe si nombreuse des carnivores, est de la
plus haute importance pour le phrénologiste. Nous nous attacherons à les faire ressortir avec soin, lorsqu'il sera question
d'appliquer la phrénologie.

§ VIII.

Os pariétal des rongeurs.

Pl. XV, fig. 3, 4, 9 et 10.

Le pariétal des rongeurs est double : il offre plus de régularité dans sa forme que celui des carnivores; sa face externe est légèrement convexe, et présente des reliefs en rapport avec les points les plus saillans de la portion encéphalique qu'il recouvre. Vu en dedans, fig. 3 et 4, sa surface paraît lisse : on y remarque quelques légers sillons, destinés à loger des vaisseaux et des dépressions répondant au cerveau; elle se trouve tapissée par la membrane dure-mère.

Nous ne retrouvons pas ici, comme chez le chat, cette lame osseuse partageant l'os en deux parties. Le cervelet, bien que très développé dans la famille des rongeurs, n'occupe pas, comme chez les carnivores, une partie de l'os pariétal.

Le bord antérieur de l'os pariétal du lapin, d, d, d, fig. 3 et 4, s'articule avec l'os frontal; le supérieur, o, o, o, o, o, avec le pariétal du côté opposé. Le bord inférieur ou externe présente une disposition assez remarquable, elle consiste dans une apophyse triangulaire, k, 5, située vers le tiers postérieur de ce bord; elle se dirige de dedans en dehors et un peu de haut en bas, s'applique sur la surface interne de la portion

15.

écailleuse de l'os temporal et vient se terminer à la partie la plus élevée de la grande aile du sphénoïde.

Le bord postérieur le moins étendu de tous, présente deux échancrures, l'une interne et l'autre externe; la première, fig. 10, v, forme, avec celle qui appartient à l'os pariétal opposé, un espace recevant le bord antérieur de l'os inter-pariétal. L'échancrure externe, 9, s'articule avec l'os occipital.

§ IX.

Os pariétal des oiseaux.

———

Pl. XVII, fig. 3, 4, 10 et 11.

Le pariétal des oiseaux se trouve, ainsi que celui des quadrupèdes, formé de deux pièces distinctes qui se soudent très promptement. Quelques espèces, et nous citerons pour exemple, tous les individus du genre corbeau et les pies-grièches, présentent encore, au bout de huit mois et même après un an, des lignes blanchâtres indiquant les points de réunion de cet os avec son semblable et ceux avec lesquels il s'articule. La forme du pariétal est celle d'un carré long, le diamètre transversal étant ordinairement plus long que l'intéro-postérieur. Sa surface externe plus ou moins bombée, plus ou moins étendue, suivant les espèces, se trouve recouverte par la peau du crâne, et chez certains individus par des muscles peu volu-

mineux. La surface interne est lisse et tapissée par la dure-
mère dans l'état frais. On y remarque, fig. 10 et 11, quelques
sillons logeant des vaisseaux appartenant à cette membrane,
et quelques dépressions répondant aux parties du cerveau en
contact avec la surface interne de cet os. L'une d'elle,
fig. 10 et 11, c, se trouve en contact avec la partie supérieure
du cervelet; elle présente quelques reliefs et enfoncements disposés transversalement et répondant à ceux que présente le
cervelet chez ces animaux. Le pariétal des oiseaux s'articule
par son bord antérieur, p, p, p, avec l'os frontal qui lui correspond ; par le bord externe, q, q, q, q, avec le temporal; par le
postérieur, o, o, o, o, avec l'occipital; enfin avec le pariétal opposé par le bord supérieur, a, a, a.

§ X.

Os occipital du singe.

Pl. XII et XII *bis*, fig. 4.

L'occipital du singe sajou, fig. 4, pl. XII et XII *bis*, bien que
moins étendu que celui de l'homme, offre cependant beaucoup
de ressemblance avec le sien. Vu par sa face externe, il nous
présente les objets suivants : une surface bombée, 1, 2, 3, pl.
XII, fig. 4, répondant aux lobes postérieurs du cerveau. A la
partie moyenne, la crête occipitale externe, v, v, v; sur les

côtés de celle-ci, deux surfaces plus ou moins bombées, 6, 6,
répondant au lobe cérébelleux ; au milieu et plus bas, un grand
trou ovalaire, trou occipital, 5, sur les côtés duquel nous retrouvons, comme chez l'homme, deux saillies arrondies, 9, 9,
s'articulant avec la première vertèbre. Au-dessous du trou occipital, n, n, o, o, l'appendice basilaire ayant absolument la même
direction et la même forme que chez l'homme dont elle ne diffère que par le moins d'étendue.

La face interne, pl. XII *bis*, fig. 4, offre, en procédant de
haut en bas, deux dépressions assez larges, 1, 2, 3, séparées
par une gouttière placée au milieu, 4. Ces deux cavités présentent les empreintes des circonvolutions postérieures et latérales
du cerveau, et quelques traces de sillons artériels et veineux.
La gouttière du milieu loge la fin du sinus longitudinal supérieur ; on voit qu'elle se termine à droite et à gauche par deux
gouttières, m, m, m, m, logeant les sinus latéraux.

Au-dessous des parties précitées se voient trois fosses : une
moyenne, x, logeant le lobule moyen du cervelet, et deux latérales sur lesquelles reposent les lobes latéraux de cet organe.
Toute cette surface interne de l'os occipital se trouve en contact
avec la membrane dure-mère.

§ XI.

Os occipital des quadrupèdes.

Nous allons trouver entre l'occipital des quadrupèdes et celui de l'homme et du singe des différences d'étendue et de forme très tranchées : celles-ci sont trop importantes pour ne pas y insister un peu. Indépendamment de quelques caractères généraux, tels que la position verticale du trou par lequel passe la moelle épinière, le développement plus considérable de son apophyse basilaire dont la direction se trouve être horizontale, l'os occipital en présente de particuliers qui intéressent le zoologiste et sur-tout le physiologiste. Nous les ferons d'abord connaître chez les carnivores.

§ XII.

Occipital des carnivores.

———

Chat, pl. XIII, fig. 5, 6, 11 et 12.

Nous comprenons sous le nom d'occipital les deux pièces osseuses représentées fig. 5 et 6. La première, fig. 5, a été désignée par plusieurs anatomistes sous le nom d'os inter-pariétal, probablement parce qu'elle se trouve logée dans l'angle formé par la réunion du bord supérieur de ces deux os représentés *id.* pl., fig. 9 et 10. Bien que chez tous les carnivores et les rongeurs, cette portion osseuse se sépare, à un âge même assez avancé, de l'os occipital, nous croyons devoir la considérer comme l'appendice de cet os. Notre opinion nous paraît d'autant mieux fondée que nous l'avons rencontré plusieurs fois complétement, soudé et même de très bonne heure, chez de jeunes chiens et de jeunes chats. Il m'est arrivé de trouver dans trois têtes humaines l'angle postérieur et supérieur de l'occipital composé d'une pièce ayant beaucoup de rapport avec cet os des quadrupèdes.

Si nous examinons l'os occipital du chat, par sa face externe, fig. 11 et 12, nous apercevons en procédant de haut en bas : 1° une portion osseuse triangulaire, fig. 5 : c'est celle que les anatomistes ont désignée sous le nom d'inter-pariétale, et que nous considérons comme l'angle supérieur de l'os occipital; 2° une surface assez large, 1, 2, n, répondant aux principales divisions du cervelet; on voit qu'elle offre beaucoup d'étendue chez le chat; 3° un trou, p, dirigé d'avant en arrière : c'est le trou occipital donnant passage à la moelle épinière; de chaque côté de ce trou, les deux condyles s'articulant avec la première vertèbre.

La face interne, fig. 5 et 6, nous présente, en procédant dans le même sens que nous avons employé pour l'externe : 1° la surface interne de la portion osseuse, dite inter-pariétale; elle est assez inégale, et présente des dépressions transversales répondant à la partie supérieure du lobule médian du cervelet; tout le reste de la surface interne de l'occipital, 1, 2, 3, se trouve en rapport avec ce dernier organe. On doit être frappé, en examinant les deux pièces qui composent l'occipital du chat, de la différence que cet os présente, comparé avec celui de l'homme, pl. X et XI, fig. 2, et celui du singe, pl. XII et XII *bis*, fig. 4 : chez ceux-ci, une grande partie de l'occipital se trouve occupée par les lobes postérieurs du cerveau, tandis que dans le chat, tout l'occipital, bien que très étendu, se trouve entièrement rempli par le cervelet. On voit par ce seul cas, comment il serait facile au phrénologiste de commettre de graves erreurs, si ses connaissances n'étaient pas précédées de l'étude de l'anatomie comparée.

L'os occipital du chat s'articule avec cinq os du crâne et la première vertèbre. Les os du crâne sont, 1° les pariétaux : il complète en s'articulant avec eux, la cavité bornée en devant par la lame interne, que nous avons fait connaître en décrivant ces deux os, et dans laquelle se trouve logée une partie des lobes cérébelleux latéraux; 2° avec l'os sphénoïde, avec lequel il s'articule par son apophyse basilaire; 3° en dehors des condyles, avec les deux temporaux; 4° enfin avec la première vertèbre par ces mêmes condyles.

§ XIII.

Os occipital des rongeurs.

————

Pl. XV, fig. 5, 6, 11 et 12.

L'os occipital des rongeurs est généralement composé de deux pièces, comme dans les carnivores : une supérieure, fig. 5, représentant l'os inter-pariétal , une inférieure , fig. 12 , ou l'os occipital proprement dit. Dans le crâne de l'animal dont nous donnons ici la description, la première partie, ainsi qu'on le voit, est fort petite. Il n'en est pas de même chez plusieurs espèces de la même famille, et nous citerons pour exemple le cabiais, pl. XXXVII, fig. 3, le castor, pl. XLI, fig. 1. Dans le rat, il est énorme et forme près du tiers de la cavité du crâne (1), pl. XXXVII, fig. 2.

La face externe de l'occipital du lapin est assez irrégulière ; voici les objets les plus remarquables qu'elle nous présente : une large surface marquée 1, 2 et 3, présentant fréquemment une multitude de petites cavités, fig. 12; la partie supérieure, 1, 1, est beaucoup plus épaisse que l'inférieure; celle-ci se trouve recouverte, dans l'état frais, par des muscles appartenant au cou et à la tête. Plus bas et au milieu se voit le trou occipital, p, dont la direction est verticale ; sa forme diffère un peu de celle de l'occipital du chat : on voit constamment, au milieu de son bord supérieur, du moins dans le lièvre et le lapin , une légère échancrure. De chaque côté existent deux condyles qui s'articulent avec la première vertèbre. Au-dessous l'appendice basilaire, k.

La face interne de l'occipital, id. pl., fig. 5 et 6, offre de haut en bas : 1° la surface interne de l'os inter-pariétal; au-dessous, une dépression assez large logeant le lobe moyen du cervelet; 2° de chaque côté, 3, 3, deux rainures ou gouttières, et en dehors de celle-ci et de chaque côté, deux larges surfaces lisses bornées en dehors par le bord, o, o, o, o, o; elles s'articulent

(1) J'ai trouvé l'os inter-pariétal chez un lièvre d'un jour, composé de deux pièces bien distinctes, pl. VIII , tandis que, chez les chats et les chiens dont j'ai fait représenter les têtes , id. pl. , fig. 1 , 2 , 3 et 4, il n'était composé que d'une seule.

avec la portion acoustique de l'os temporal représentée pl. XVI, fig. 9. Devant le trou occipital se voit l'apophyse basilaire, a, a, présentant au milieu une échancrure destinée à loger le commencement de la moelle épinière.

L'occipital du lapin s'articule, comme celui du chat, avec les pariétaux, par les parties latérales de son bord supérieur, 9, s, s; avec les temporaux par ses bords latéraux, o, o, o, o, o; avec le sphénoïde, par l'apophyse basilaire, a, a, et avec la première vertèbre, par les condyles de l'occipital.

Si on jette les yeux sur les planches XV et XVI, représentant les os qui composent le crâne du lapin, on sera frappé de l'étendue que présente l'occipital comparé avec les autres : il forme plus du tiers de cette boîte osseuse. Aucune partie de sa surface interne, ainsi que chez le chat, ne se trouve en contact avec l'encéphale; sa plus grande portion répond au cervelet, qui forme chez les rongeurs plus du tiers et quelquefois même plus de la moitié du système cérébro-spinal.

Avant de terminer ce qui a rapport à l'occipital des quadrupèdes, je ferai observer qu'il ne m'est pas arrivé de trouver, entre l'occipital et les pariétaux de l'immense collection de rongeurs et de carnivores que je possède, aucune trace des os que nous avons trouvés chez l'homme, et désignés sous le nom d'os vormiens; à moins que l'on ne veuille considérer comme tel l'os inter-pariétal. Sur douze têtes de singes faisant partie de ma collection, je n'en ai pas trouvé non plus, bien que leur crâne se rapproche beaucoup de celui de l'homme.

16.

§ XIV.

Occipital des oiseaux.

———

Pl. XVII, fig. 7 et 14. Corneille mantelée.

L'occipital des oiseaux diffère complétement de celui des quadrupèdes pour sa forme et les parties du système nerveux avec
lesquelles il se trouve en contact. Nous n'entrerons pas ici dans
les détails de toutes les variétés de forme qu'il présente dans les
nombreuses familles des genres, des ordres, des classes et des
espèces; nous ferons seulement ressortir les caractères généraux qui lui sont propres. Avant d'entrer dans aucune description, nous croyons nécessaire d'avertir qu'il sera seulement
question ici de l'occipital séparé des os du crâne, lorsque l'oiseau est déjà arrivé à un certain âge, c'est-à-dire lorsque les
os, bien que désarticulables, ont à peu près le volume qu'ils
présenteront chez l'animal adulte. Nous faisons cette observation
afin que les personnes qui ont consulté les ouvrages des anatomistes qui ont étudié les os des animaux, lors de leur naissance, ou même quelque temps avant, soit sous le point de
vue de leur développement seulement, ou pour mieux saisir les
analogies que ces os présentaient dans les diverses classes des
vertébrés; afin, disons-nous, que ces personnes sachent bien
que notre travail s'éloignant complétement du genre de celui

auquel ces savants se sont livrés, nous avons dû nécessairement passer sous silence l'histoire des analogies de forme et de
situation de ces os ; analogies qui sont bien loin d'être démon-
trées, puisque tous les auteurs qui ont écrit sur ce sujet ne sont
pas encore parfaitement d'accord (1).

Après avoir désarticulé avec soin les têtes de quatorze
jeunes oiseaux appartenant à diverses espèces, nous avons
constamment obtenu huit pièces comme celles qui sont représentées, pl. XVII, vues en dehors et par leur face interne.
Elles se composent, 1° des fig. 1 et 2, représentant les frontaux ;
des fig. 3 et 4, les pariétaux; des fig. 5 et 6, les temporaux ;
enfin de la fig. 7, l'os occipital. Nous ferons nos descriptions sur ces pièces, telles qu'elles nous ont été présentées par
la nature ; nous nous attacherons sur-tout, mais lorsqu'il sera
question des variétés de fonctions cérébrales chez les oiseaux,
nous nous attacherons, disons-nous, à faire voir les rapports
qui existent entre ces fonctions et la conformation du cerveau,
et conséquemment celles des os du crâne.

L'occipital, comme on le voit, paraît formé chez les oiseaux de
deux parties bien distinctes : l'une large, fig. 7, indiquée par les
n°^{os} 5, 5, 5, et les lettres c, a, a; l'autre mince, longue, n, n, n,
ayant la forme d'un triangle dont la base se trouve en arrière.
Voici quelles sont les choses essentielles à connaître dans l'une et
l'autre de ces deux parties : 1° au milieu et en haut, une surface
arrondie et renflée, c ; elle répond au cervelet qui se trouve

_____

(1) On peut consulter, pour l'histoire des analogies entre les os du crâne des
oiseaux et ceux des quadrupèdes, les ouvrages suivants : Cuvier, Anatomie comparée ; Geoffroy-St.-Hilaire, Annales du Muséum; Hérissant, Mémoire de l'Académie des Sciences; Vicq-d'Azir, Mémoire sur l'anatomie des oiseaux.

composé d'anneaux transversaux, voir la pl. LXX. Dans la
famille des becs-fins où le crâne offre peu d'épaisseur, on
aperçoit aisément ceux-ci à travers cette partie du crâne (1).

Au-dessous de la saillie cérébelleuse, se remarque le trou
occipital, p, dont la forme est arrondie dans cette espèce;
sur les côtés du trou occipital, deux surfaces bombées, répondant aux canaux demi-circulaires, très développés chez cet
oiseau; voir la fig. 2 de la pl. I bis. La partie moyenne du
bord inférieur du trou occipital, présente une espèce de
petit tubercule arrondi, y, destiné à s'articuler avec la première vertèbre cervicale. Toute la surface marquée 5, 5, 5,
est assez inégale : elle se termine à l'épine triangulaire dont
nous avons déjà parlé, n, n, n; celle-ci n'offre rien de remarquable pour le phrénologiste; elle s'articule vers sa partie
moyenne avec les os palatins.

Vu par sa face interne, fig. 14, l'occipital des oiseaux nous
présente les objets suivants, en procédant de haut en bas :
au milieu, une cavité, c, logeant le cervelet et présentant
des dépressions transversales, répondant aux divisions de cet
organe; au-dessous de cette fosse, l'orifice interne du trou
occipital, p, sur les côtés duquel, et plus en dehors, se voient
deux fosses assez profondes, k, k, elles sont occupées par les
lobes postérieurs des hémisphères cérébraux. Devant le trou
occipital se remarque une dépression assez large, m : elle
loge la partie la plus renflée de la moelle alongée, et se
trouve en contact avec sa face inférieure; devant cette dépres-

---

(1) Dans certaines espèces d'oiseaux, tels que les canards, les oies, pl. LI et
pl. LIII, on trouve deux trous ovalaires placés de chaque côté de cette saillie.

sion, s'en remarque une autre beaucoup plus petite, 9 : elle
est occupée, dans l'état frais, par le corps appelé glande pituitaire ; sur les côtes de la cavité logeant ce corps, s'en voient
deux autres beaucoup plus grandes et plus profondes, b, b.
Leur étendue est toujours proportionnée au volume des parties
des corps bijumeaux qu'elles reçoivent ; voir la pl. LXX, fig. 5 ;
en dehors de ces cavités et dans le point marqué z, l'occipital
paraît formé de deux lames, l'une externe et l'autre interne,
entre lesquelles se trouve reçu le bord postérieur du temporal.
La lame externe est la plus saillante, elle dépasse l'autre, et
forme, du moins dans cette espèce, une sorte de petite conque
à l'orifice du conduit auditif externe.

La surface interne de l'appendice triangulaire, o, o, o,
n'offre rien de remarquable : c'est sur elle et vers sa partie
moyenne que repose une petite lame osseuse appartenant à
l'os ethmoïde, et qui se soude avec elle dans l'âge adulte.

Il résulte des observations précédentes, que l'occipital des
oiseaux diffère sur-tout de celui de l'homme, du singe et
des quadrupèdes, en ce qu'il renferme des parties que nous
ne retrouvons pas chez eux, dans la même région du crâne :
ce sont les tubercules bijumeaux et les organes de l'ouïe.

§ XV.

Os temporal du singe.

———

Pl. XII et XII *bis*, fig. 5 et 6.

L'os temporal du singe sajou, fig. 5 et 6, pl. XII, et *id.* fig., pl. XII *bis*, comparé avec celui de l'homme, ne diffère du sien que par le moins d'étendue, et quelques détails ana- tomiques de peu d'importance : il est, comme chez lui, pair et composé de deux parties bien distinctes; l'une aplatie, mince, indiquée par les n°s 1, 2, 3, fig. 5, pl. XII : c'est la portion écailleuse; une autre dure, ayant une forme trian- gulaire, 5, 5, c'est le rocher : il contient les principaux organes de l'ouïe; ces deux parties sont séparées par une appendice osseuse, apophyse zygomatique, a; à la base de laquelle se voit une surface transversale, 9, recouverte d'un cartilage dans l'état frais, et s'articulant avec l'apophyse glé- noïde de la mâchoire inférieure; derrière l'apophyse zygomatique se remarque un trou dirigé de dedans en dehors et de haut en bas, c : c'est l'orifice du conduit auditif externe; derrière lui, une surface lisse, 4 : elle représente l'apophyse mastoïde; mais il est facile de voir qu'elle est beaucoup moins déve- loppée que chez l'homme, pl. X, fig. 7, chez qui elle est

très apparente et où elle présente une appendice triangulaire très saillante sous forme de mamelon.

Vu par sa face interne le temporal du singe sajou, fig. 6,
pl. XII *bis*, laisse apercevoir les choses suivantes : en dehors,
une surface rugueuse taillée en biseau, x, x, x, x, s'appli-
quant sur le bord inférieur du pariétal du même côté, avec
lequel elle s'articule; en dedans de cette surface articulaire,
une dépression assez profonde, 1, 2, 3, logeant le lobe moyen
latéral et inférieur du cerveau, et présentant la trace de sillons
artériels et veineux; plus en dedans se remarque le rocher,
dont la face supérieure lisse et marquée, v, v, v, répond
à la face inférieure du lobe médian du cerveau; au-dessous
se voit l'orifice du conduit auditif interne, c; derrière le rocher,
une gouttière, s, s, s, recevant les veines du sinus latéral.

L'os temporal du singe s'articule avec les mêmes os du
crâne que chez l'homme : par son apophyse zigomatique, a,
avec l'os de la pommette; par son bord supérieur, x, x, x, x,
avec le bord inférieur du pariétal qui lui correspond; par
son apophyse mastoïde, avec l'occipital : c'est elle qui remplit
l'échancrure latérale de cet os, placée en dehors de la région du cervelet, fig. 4. L'os temporal s'articule aussi avec
l'apophyse basilaire du même os, par la face inférieure du
rocher; avec l'os sphénoïde, par son bord antérieur qui est
taillé en biseau, 3, 3. Enfin il s'articule avec la mâchoire
inférieure dont il reçoit le condyle.

L'os temporal du singe contient, comme chez l'homme, les
osselets de l'ouïe et les autres parties accessoires de l'appareil
acoustique.

§ XVI.

Temporal des carnassiers.

———

Chat, pl. XIV, fig. 1, 3, 7 et 9.

Le temporal des carnassiers, placé, ainsi que chez l'homme
et les quadrumanes, sur les parties latérales et moyenne du
crâne, est double et présente dans sa conformation des différences anatomiques très remarquables que nous allons indiquer. Nous nous attacherons sur-tout à celles des espèces
qui ont été le sujet de nos observations physiologiques; observations qui ne peuvent devenir profitables qu'après avoir
été précédées de connaissances anatomiques.

Le temporal du chat, pl. XIV, fig. 9 et 7, vu par sa face
externe, présente les objets suivants : une longue apophyse
dirigée de dedans en dehors et d'arrière en avant, p, p, p,
présentant à sa base une cavité transversale, a, destinée à
recevoir le condyle de la mâchoire inférieure; en dedans de
cet apophyse une lame osseuse bombée : c'est la portion
écailleuse de l'os temporal. Dans les chats, cette partie est
beaucoup plus arrondie que chez les animaux du genre chien,
où elle se trouve plus développée d'avant en arrière que de
dedans en dehors : on peut consulter pour ces différences de
forme, les crânes du chien, pl. XXXIX, fig. 1; celui du loup,

pl. XXXI, fig. 1; du renard, pl. XXXV, fig. 1; et ceux des quatre chattes représentés pl. XXXIII. Cette portion de l'os temporal présente beaucoup de différences d'étendue ou de développement chez les diverses sortes de carnivores, et même chez les individus de la même espèce; on peut consulter, sous ce dernier rapport, la pl. XXX, représentant trois têtes de jeunes chattes : derrière la portion écailleuse se voit une espèce d'appendice triangulaire se terminant en pointe, V; elle s'articule dans toute la longueur de son bord supérieur avec le bord inférieur du pariétal correspondant; et par son bord inférieur et sa pointe aiguë avec l'os occipital. Derrière et au-dessous de l'apophyse zigomatique se voit un corps arrondi, q, q, q, que nous n'avons point trouvé dans l'homme et le singe : cet os n'est autre chose que la caisse; il forme vraiment un os à part, que l'on peut facilement désarticuler chez le chat adulte : nous l'avons fait représenter isolé du temporal avec lequel il était articulé, fig. 8. Sa partie inférieure et externe est très bombée, q, q, q; son bord supérieur forme une espèce de crochet, présentant au milieu une échancrure qui contribue à former, par sa réunion avec l'os temporal, l'orifice du conduit auditif externe, et sur laquelle s'insère la membrane du tympan.

Vu par sa face interne, le temporal nous présente les choses suivantes, fig. 5 : 1° deux surfaces articulaires, l'une sur le bord antérieur, s, s, s, s; elle s'articule avec la grande aile du sphénoïde; l'autre supérieure, x, x, x, x, s'articulant avec le bord inférieur du pariétal du même côté.

2° Entre ces deux bords, la surface interne de la portion écailleuse, 1, 2, 3, présentant des empreintes répondant aux circonvolutions moyenne, latérales et inférieures du cerveau; on voit bien la forme, l'étendue et la profondeur de cette

17.

fosse dans la base du crâne du chat représenté pl. III *bis*, fig. 2; au-dessous de cette fosse se voit la portion pierreuse : nous n'en avons point parlé lorsqu'il a été question de l'os temporal vu en dehors, car cette partie osseuse se trouve cachée par la caisse. Presque au milieu de la surface interne de la portion pierreuse, se voit l'orifice du conduit auditif interne, t; le reste de la surface interne de l'os n'offre aucun intérêt (1).

Le temporal du chat s'articule avec trois os du crâne (2) et la mâchoire inférieure; il présente en outre une véritable articulation avec la portion osseuse que nous avons désignée sous le nom de caisse; il s'articule aussi avec l'os de la pommette, par le bord inférieur de son apophyse zigomatique.

Les points les plus importants à se rappeler de l'organisation de l'os temporal du chat, sont, l'étendue considérable de la caisse, la forme et le développement de la portion écailleuse et la disposition de la lame osseuse du pariétal recouvrant la face supérieure du rocher.

(1) La face supérieure du rocher se trouve recouverte, lorsque la tête de l'animal n'est pas désarticulée, par la lame osseuse qui se remarque à la face interne du pariétal; de manière que cette partie du crâne de l'animal ne se trouve point en contact immédiat avec le cervelet ni avec le cerveau : pareille disposition se retrouve chez la marte.

(2) Ces os sont le sphénoïde, l'occipital et le pariétal.

§ XVII.

Os temporal des rongeurs.

———

Pl. XVI, fig. 1, 2, 3, 7, 8 et 9. Lapin domestique.

L'os temporal des rongeurs est double et situé sur les parties moyennes et latérales postérieures du crâne; il est composé de deux pièces bien distinctes, l'une placée en devant, fig. 8, et l'autre en arrière, fig. 9. Ces deux parties sont représentées réunies fig. 7; elles sont séparables, quelque vieux que soit l'animal, du moins, c'est ce que j'ai observé chez le lapin domestique; nous les étudierons séparément. La première, que nous appellerons portion écailleuse, parce qu'elle représente la même partie osseuse du crâne des animaux que nous avons déjà étudiés, présente une forme assez irrégulière, approchant cependant de celle d'un carré : sa face externe, fig. 8, est très inégale; elle offre des variétés d'étendue et des reliefs assez remarquables suivant les espèces. Vers son bord supérieur se remarque une apophyse, a, dirigée de haut en bas et d'arrière en avant; elle est assez épaisse, et s'articule avec l'os de la pommette. Vers le tiers supérieur du bord inférieur de la portion écailleuse se voit une autre apophyse mince, plate et plus longue que la première; elle s'applique par sa face interne, fig. 1, 9, sur une petite dépression osseuse placée au-dessus du conduit

auditif externe. La face interne de la portion écailleuse, fig. 1,
offre deux surfaces distinctes, l'une supérieure, b, irrégulière,
s'articulant en x avec la partie externe de l'os frontal, et dans
le reste de son étendue, avec le bord inférieur de l'os pariétal.
L'autre surface, m, est lisse et déprimée; elle loge les parties
latérales inférieures et moyennes du cerveau.

Vue en dehors, la portion acoustique présente inférieurement une masse arrondie, bombée, b, fig. 9; c'est la caisse
qui se trouve, comme l'on voit, assez développée dans cette
espèce (1). Au-dessus de celle-ci, se remarque un conduit osseux
présentant l'aspect d'un tuyau de plume, au sommet duquel se
trouve l'orifice du conduit auditif externe. Au-dessus de ce conduit, une surface lisse, sur laquelle s'applique la face interne de
l'apophyse inférieure de la portion écailleuse; au-dessus de cette
surface et un peu en arrière, on en voit une autre un peu inégale,
donnant insertion à des muscles. Vue en dedans, la portion
acoustique, fig. 2, *id.* pl., présente une surface irrégulière; on y
voit l'orifice du conduit auditif interne, c. La membrane dure-
mère tapisse cette surface sur laquelle repose une partie de la
face inférieure des lobes latéraux du cervelet.

Le temporal ne s'articule pas avec les mêmes os chez tous les
rongeurs. Dans le lièvre et le lapin, son articulation est la
même ; il s'articule avec le frontal par l'angle antérieur et

---

(1) La caisse est généralement très développée chez les rongeurs ; mais, de
tous les animaux de ma collection, ceux qui me l'ont présentée dans le plus haut
degré de développement, sont le castor du Danube, la marmotte et le lérot. Dans
celui-ci, elle est si étendue, eu égard au volume de son crâne, qu'elle occupe presque toute la face inférieure de sa base. Voir la fig. 2 de la pl. XXIX, représentant le
crâne du lérot vu en dessous.

supérieur; avec le pariétal correspondant par le bord supérieur; avec l'occipital par sa portion acoustique; avec le sphénoïde, par son bord inférieur; avec l'os de la pommette, par l'apophyse zygomatique; enfin, par la cavité qui se remarque à la base de cette apophyse; avec le condyle de la mâchoire inférieure.

§ XVIII.

Os temporal des oiseaux.

Pl. XVII, fig. 5, 6, 12 et 13. Corneille mantelée.

L'os temporal des oiseaux, lorsque l'animal est arrivé à l'âge adulte, est formé d'une pièce osseuse offrant deux portions bien distinctes par leur forme, leur étendue, et leur rapport (1); l'une supérieure, a, b, b, fig. 5 et 6; et une inférieure, n, même fig.

Examinons d'abord le temporal par la face qui répond

_____

(1) Meckel prétend que les deux portions qui composent le temporal restent séparées l'une de l'autre pendant toute la durée de la vie, et ne sont unies que par une articulation mobile (*Anatomie comparée*, t. III, p. 253; traduite par Riester). Sur plus de soixante espèces d'oiseaux adultes dont j'ai cherché à désarticuler les têtes, je n'ai jamais vu que ces deux pièces fussent distinctes; je les ai constamment trouvées soudées, quelquefois même dans un âge peu avancé.

aux téguments du crâne : la portion supérieure, a, b, b,
fig. 5, présente une surface lisse, variant prodigieusement
de forme et d'étendue dans les diverses espèces (1); dans la
corneille mantelée, elle est, comme on le voit assez, convexe;
elle est au contraire généralement moins saillante dans la famille
des gallinacées. Deux apophyses, l'une postérieure, b, b, assez
longue, et une antérieure, a, beaucoup plus courte, se trouvent
placées au bord inférieur de cette surface, qui se trouve
recouverte, dans l'état frais, par des fibres musculaires et
aponévrotiques; la portion inférieure, n, est plate et beaucoup
plus étendue que l'autre; elle concourt à former, en se réunissant
avec celle du côté opposé, une grande partie du plancher

---

(1) Dans un mémoire publié en 1807, et consigné dans les Annales du Muséum
d'histoire naturelle, t. X, le professeur Geoffroy-St.-Hilaire s'est attaché à faire un
rapprochement entre les pièces osseuses du crâne des oiseaux et celui des quadrupèdes.
Ce savant a fait représenter, sur la planche qui accompagne son travail, la tête d'un
jeune poulet de quatre à cinq mois, représentée en dessous, de profil et par sa face
inférieure. Chaque pièce crânienne se trouve pourvue d'une *lettre* indiquant le nom de
chaque pièce osseuse. Selon cet auteur, la partie que nous décrivons ici, serait l'os
pariétal proprement dit, tandis que la pièce, placée plus en dedans, et qu'il a indiquée par la lettre S, serait l'os inter-pariétal. Nous avons été fâché, en lisant le
Mémoire de ce célèbre naturaliste, de voir que ses observations n'avaient été basées
que sur l'examen d'une ou deux têtes. Nous ajouterons que plusieurs analogies entre
les os du crâne et de la face de cette classe d'animaux et celle des quadrupèdes, nous
ont paru évidemment forcées. Nous laissons, au reste, aux personnes qui s'occupent de recherches spéciales sur ce sujet, à juger si nos observations sont fondées.
Nous ferons seulement observer que la portion osseuse désignée par ce naturaliste
sous le nom d'os pariétal du poulet, est celle qui nous présente le plus d'analogie
avec la portion écailleuse du temporal des quadrupèdes, et que l'os que le même
savant appelle inter-pariétal n'existe pas chez les oiseaux, et n'est, selon nous, que
la représentation de l'os pariétal des quadrupèdes.

orbitaire; et la moitié, ou à peu près, de la cavité destinée à loger le tubercule bijumeau.

Examiné par sa face interne, fig. 12, le temporal offre deux fosses très distinctes : l'une supérieure, ayant assez d'étendue et excavée, 1, 2, 3, *id.* fig.; elle forme la fosse latérale supérieure de la base du crâne, t, t, fig. 16; et loge les portions latérales des hémisphères cérébraux; on y voit quelques sillons artériels : l'un d'eux, placé en devant, est beaucoup plus prononcé que les autres.

La fosse inférieure, c, se trouve séparée de celle que nous venons de décrire, par une petite lame osseuse, x, x, x; elle est assez profonde, et forme, en se réunissant avec la demi-cavité de l'os occipital, fig. 14, b, b, une cavité ou fosse complète, logeant le tubercule bijumeau.

Devant les deux fosses se remarque une appendice osseuse assez irrégulière, commençant en 3, et se terminant en m. Cette portion osseuse forme la plus grande partie du plancher orbitaire; son bord antérieur, 5, 5, se réunit à la portion semblable du temporal opposé : elle offre assez souvent des ouvertures ou trous qui se remarquent à la base du crâne. Voir la fig. 16, *id.* pl. (1).

Toute la surface interne du temporal est tapissée par la membrane dure-mère extrèmement fine chez les oiseaux.

Le temporal est placé dans les oiseaux comme chez les

---

(1) On trouve, à cet égard, des variétés assez remarquables, même chez les individus de la même espèce : ainsi, sur douze crânes de corneilles mantelées, le trou placé sur le plancher orbitaire, fig. 16, et celui de la fosse du tubercule bijumeau, *id.* fig., ne se voient que sur trois. Il n'en est pas de même des trous optiques; ils existent constamment.

quadrupèdes, c'est-à-dire sur les parties latérales du crâne ; seulement quelques parties que nous avons constamment trouvées chez ceux-ci, manquent entièrement à cet os dans les oiseaux : nous voulons parler de l'apophyse mastoïde et des parties qui composent l'appareil auditif, qui se trouvent, au contraire, logées ici dans l'occipital, ainsi que nous l'avons démontré en faisant la description de cet os.

Le temporal des oiseaux s'articule avec l'occipital par son bord postérieur, v, v, v, v; par le supérieur, o, o, o, o, o, avec les pariétaux et une partie du frontal; par son bord antérieur, 5, 5, avec le temporal opposé; et par la partie supérieure de ce bord, avec la lame du frontal représentée, fig. 9, b, b. Le mode d'articulation de cette partie est assez remarquable : l'angle antérieur du temporal se trouve reçu dans l'échancrure du frontal, fig. 8, d, et la lame, b, b, de celui-ci se trouve recouverte par la petite lame plate du temporal placée devant la fosse supérieure. On ne peut bien apercevoir cette articulation chez les oiseaux que peu de temps après la naissance. Je l'ai trouvée très apparente chez des pies et des geais de quatre à cinq jours. Il est extrêmement remarquable sur le crâne de deux jeunes loriots de dix jours, faisant partie de ma collection.

Enfin, le temporal s'articule par une petite fosse placée derrière la grande apophyse, b, b, avec une portion osseuse appartenant à la mâchoire inférieure, et représentant l'apophyse glénoïde de l'homme et des quadrupèdes.

§ XIX.

Os ethmoïde et sphénoïde chez les quadrumanes.

———

Pl. XII et XII *bis*, fig. 7, 8, 9 et 10. Singe sajou.

Restent encore deux os à étudier, pour compléter l'histoire de l'enveloppe osseuse du cerveau des quadrupèdes :
l'ethmoïde, fig. 9, pl. XII et XII *bis ;* et le sphénoïde, fig. 7,
id. pl. Le premier de ces os n'ayant que peu de rapport
avec la masse encéphalique, ne présente qu'un intérêt secon-
daire dans l'histoire des enveloppes osseuses du système nerveux cérébral : il n'en est pas de même de ses relations avec l'un
des cinq sens, dont le développement paraît être en rapport
avec la sphère d'action des nerfs qui se distribuent sur la membrane qui tapisse cet os. Le sphénoïde, comme nous le verrons
plus tard, se trouve en contact, par sa face supérieure, avec
plusieurs parties de l'encéphale; et sous ce rapport, il mérite
de fixer l'attention des phrénologistes, nous insisterons d'autant
plus sur ce point, que les parties cérébrales auxquelles il
correspond, n'ont été jusqu'à ce jour l'objet d'aucune recher-
che de la part des personnes qui se sont occupées de la
physiologie du cerveau.

18.

§ XX.

Os ethmoïde des quadrumanes.

En comparant l'ethmoïde du singe, pl. XII *bis*, fig. 9, avec celui de l'homme, nous trouvons une différence très remarquable de conformation : toute la masse celluleuse occupant les côtés de l'apophyse *crista galli*, cellules ethmoïdales, si large, si développée chez l'homme, n'existe pas du tout chez le singe ; nous voyons seulement de chaque côté, une lame osseuse, plate, un peu déprimée, formant, comme chez l'homme, la paroi interne et inférieure de l'orbite, 7, 7 ; au milieu se voit la lame perpendiculaire, s'articulant avec le bord inférieur de la lame verticale ; et soutenant, comme chez l'homme, une crête extrêmement petite, fig. 10, *id.* pl.; sur les côtés de laquelle se voient deux rangées de trous, représentant ceux des nerfs olfactifs de l'homme ; seulement, ils sont bien moins nombreux que chez lui (1).

Vu en dessous, ou par sa face inférieure, l'ethmoïde du singe nous offre, comme chez l'homme, deux cornets, 6, 6, fig. 9, pl. XII ; toute cette surface est tapissée, comme chez lui, par la membrane olfactive.

(1) La petite lame qui supporte la crête se trouve représentée ici à plat.

§ XXI.

Os ethmoïde des carnassiers.

Pl. XIV, fig. 6 et 12. Chat.

L'ethmoïde des carnassiers est beaucoup plus compliqué que celui des quadrumanes : il se trouve composé de deux masses latérales, composées d'une multitude de lames papyracées roulées en forme de cornets et laissant entre elles des espaces |plus ou moins grands, x, x, x : on voit bien la disposition de ces lamelles, en examinant cet os latéralement. Au milieu des deux masses latérales terminées en devant par les cornets les plus saillants et les plus larges de cet os, v, v, v, v, fig. 6 (1), et un peu en arrière, se remarque la crête ethmoïdale, n, n, n, *id.* fig.; et de chaque côté, les trous donnant passage aux nerfs olfactifs. Vu en dessous, ou par sa face nasale, nous retrouvons, à droite et à gauche, deux masses composées de petites lames extrêmement fines, o, o, o, o, o, o, o, dont l'extrême division n'a sans doute d'autre but, que d'augmenter la surface sur

---

(1) Ces deux masses sont reçues dans l'écartement que laissent entre eux les bords antérieurs des os frontaux, fig. 2, pl. XIII.

laquelle se déploie la membrane pituitaire. Ces deux masses occupent à peu près la moitié de la face inférieure de l'ethmoïde; entre elles, d'avant en arrière et sur la ligne médiane, se voit l'os vomer, c, c, c, c, c, qui se soude de très bonne heure avec la face inférieure des cornets postérieurs.

§ XXII.

Os ethmoïde des rongeurs.

———

Pl. XVI, fig. 6 et 12. Lapin domestique.

La forme de l'ethmoïde des rongeurs, diffère assez de celle du même os chez les carnassiers (comparer l'ethmoïde du chat, fig. 6 et 12, avec celui du lapin, pl. XVI, fig. 6 et 12); on y retrouve cependant, comme chez eux, les mêmes objets, mais avec des différences sensibles de forme et d'étendue.

Vu par sa face supérieure, pl. XVI, fig. 12, l'os ethmoïde du lapin paraît composé de deux parties bien distinctes, l'une antérieure, c, c, c, c, composée de deux masses latérales, séparées par une échancrure, q, q; l'autre postérieure, formée d'une lame mince, compacte, percée d'une multitude de trous, 5, 5, 5, 5, offrant au milieu un petit renflement, représentant la crête ethmoïdale : la portion antérieure se trouve composée de diverses lames et d'échancrures, dont les plus externes se trouvent recouvertes par la face inférieure de l'apophyse externe de l'os frontal, pl. XV, fig. 1, e, e, e, e; la portion postérieure représente absolument la partie ethmoïdale de l'homme, des quadrumanes et des carnivores, destinée au passage des nerfs olfactifs; ces trous, comme on le voit, y sont assez multipliés.

La face inférieure de l'os ethmoïde du lapin, fig. 6, est bien moins compliquée que chez le chat : sur les parties latérales, quelques lames feuilletées, séparées par une échancrure ou gouttière assez large, v, v, au milieu, x, le vomer, qui se soude promptement avec l'ethmoïde. Toute cette face est tapissée par la membrane olfactive (1).

§ XXIII.

Os sphénoïde des quadrumanes.

Pl. XII et XII *bis*, fig. 7 et 8. Singe sajou.

L'os sphénoïde des quadrumanes se trouve composé de deux pièces distinctes qui ne se soudent qu'à un âge très avancé : l'une représentée fig. 8, ou portion sphénoïdale

----

(1) Nous ne dirons rien de l'ethmoïde des oiseaux : la partie de cet os qui a quelque rapport avec le crâne, est à peu près nulle ; c'est elle qui forme cette petite lame qui sépare les deux trous optiques qui se remarquent à la base du crâne de la corneille mantelée, pl. I, fig. 4.

antérieure, est beaucoup plus petite que l'autre, fig. 7, placée
en arrière et qui représente le sphénoïde de l'homme; ces deux
parties osseuses occupent la même place que dans le crâne de
l'homme. Vues par leur face supérieure, pl. XII *bis*, fig. 7 et 8,
la plus intéressante pour le phrénologiste, elles présentent les
choses suivantes : 1° une surface lisse, fig. 8; derrière elle deux
trous, c, c, séparés par une lame osseuse; ils donnent passage aux
nerfs optiques; 2° derrière ces trous, et sur la ligne médiane,
une petite appendice osseuse, m, présentant une surface inégale
destinée à s'articuler avec la partie moyenne de la portion sphénoïdale postérieure. Celle-ci nous présente les objets suivants : à
sa partie moyenne, représentant le corps du sphénoïde, une dépression, d, logeant la glande ou corps pituitaire; de chaque
côté de cette fosse deux lames osseuses, grandes ailes, excavées, présentant l'empreinte des circonvolutions inférieures et
moyennes du cerveau, 1, 2, 3; elles offrent vers leur base deux
trous pour le passage des nerfs qui vont se distribuer à la face.
Leurs bords inégaux s'articulent avec divers os du crâne. Toute
cette surface se trouve tapissée par la dure-mère. La face inférieure des deux portions sphénoïdales, fig. 7 et 8, pl. XII, est
fort irrégulière, sur-tout celle de la pièce postérieure. L'antérieure présente, vue de cette manière, deux dépressions ou
enfoncements, et l'orifice inférieur des trous optiques, au milieu, une lame osseuse s'articulant avec l'ethmoïde.

  La face inférieure de la portion sphénoïdale postérieure présente, au milieu, la face inférieure du corps de cet os, et sur
les côtés, celle des grandes ailes; entre celles-ci et le corps,
se voient deux appendices représentant les apophyses ptérygoïdes du sphénoïde de l'homme. On n'y remarque pas, comme
chez lui, les cavités appelées sinus sphénoïdaux.

Le sphénoïde du singe s'articule avec les mêmes os du crâne que chez l'homme (1).

§ XXIV.

Os sphénoïde des carnassiers.

———

Pl. XIV, fig. 4, 5, 10 et 11, Chat.

L'os sphénoïde des carnassiers se compose, comme celui du singe, de deux pièces que l'on peut aisément désarticuler chez l'animal adulte : une antérieure, fig. 5, et une postérieure, fig. 4. Elles occupent la partie moyenne antérieure et moyenne latérale de la base du crâne. Voir la pl. III *bis*, fig. 2, représentant la base du crâne du chat.

(1) En comparant la portion sphénoïdale postérieure du singe avec le sphénoïde de l'homme qu'il paraît représenter, on est surpris de ne pas trouver à la base des ailes de celui du singe la fente connue sous le nom de sphénoïdale, pl. XI *bis*, fig. 6 : elle y existe cependant, comme chez l'homme, mais beaucoup plus petite ; ou, pour mieux dire, elle forme un véritable trou formé, d'une part, par l'échancrure qui se remarque à la base de la grande aile, et de l'autre, par le bord postérieur de la petite lame osseuse concourant à former le trou optique. On voit que cette fente ou ce trou ne peut s'apercevoir que lorsque les deux portions qui composent le sphénoïde se trouvent réunies.

Vue par sa face supérieure, la portion sphénoïdale antérieure présente, au milieu, une légère dépression sur laquelle reposent les nerfs olfactifs, q, q, q, fig. 5; vers le tiers
postérieur, deux trous dirigés de dedans en dehors destinés au
passage des nerfs optiques; en devant, une échancrure séparée
par une cloison, b, et se terminant par deux appendices, a, a.
C'est dans les deux cavités qui séparent la cloison que se trouvent
logés les cornets placés sur les côtés du vomer, *id.* pl., fig. 12.

En arrière se remarque une surface plane, o, o; elle s'articule avec la portion antérieure du corps du sphénoïde.

Vue par sa face inférieure, la portion sphénoïdale antérieure,
fig. 11, offre une crête osseuse assez prononcée, x, x, x, et de
chaque côté deux légères dépressions tapissées, dans l'état frais,
par la membrane gutturale.

La face supérieure de la portion sphénoïdale postérieure,
présente une surface assez étendue, *id.* pl., fig. 4 : elle est
fort irrégulière. Voici les objets que l'on y remarque, en
procédant d'avant en arrière : deux lames plates, b, b, échan-
crées à leur bord antérieur, présentant, vers leur tiers interne, deux surfaces, a, a, destinées à s'articuler avec deux
surfaces placées de chaque côté de la crête qui se voit à la
partie moyenne de la face inférieure de la portion sphénoïdale
antérieure, fig. 11, a, a.

A la partie moyenne de la face supérieure de la portion sphénoïdale postérieure, se remarque une dépression, p, logeant
le corps pituitaire; derrière elle, une cavité articulaire, n;
les parties latérales, ou les ailes de la partie moyenne, sont
assez étendues et un peu excavées : elles se trouvent en
contact avec une partie des circonvolutions placées à la
face inférieure du cerveau, et appartenant au lobe moyen.

A la base des ailes se voient, comme chez l'homme et le singe, des trous destinés au passage de quelques nerfs.

Vue par sa face inférieure, la portion sphénoïdale postérieure présente beaucoup d'irrégularité : elle donne attache à quelques muscles et à la membrane gutturale. Sur ses parties latérales moyennes, se remarquent deux espèces de petits crochets, représentant les apophyses ptérygoïdes du sphénoïde de l'homme, et en dehors de celles-ci, les orifices inférieurs des trous que nous avons vus à la base des grandes ailes. Le sphénoïde du chat s'articule avec les mêmes os du crâne que chez l'homme et le singe; seulement, il s'articule doublement avec l'os pariétal : d'abord, par son angle antérieur et inférieur, comme chez l'homme; et ensuite, par la lame osseuse que nous avons vue diviser l'os pariétal en deux parties chez cet animal, pl. XIII, fig. 4. Ainsi que celui du singe, le sphénoïde du chat se trouve dépourvu de sinus frontaux. Le corps ou la partie moyenne de la portion postérieure, contient un peu de tissu spongieux; les ailes ou ses parties latérales et toute la portion sphénoïdale antérieure, sont presque entièrement composées de substance compacte.

§ XXV.

Os sphénoïde des rongeurs.

———

Pl. XVI, fig. 4, 5, 10 et 11.

Deux pièces osseuses contribuent à la formation du sphénoïde des rongeurs : l'une antérieure, fig. 5 et 11; et l'autre
postérieure, fig. 4 et 10 (1). Quelques différences assez remarquables d'étendue et de forme se laissent apercevoir entre
ces deux pièces, comparées avec celles des carnassiers. Examinons d'abord celles que nous présentent la première : on
voit, fig. 5, qu'elle est composée de quatre espèces d'ailes,
deux supérieures et deux inférieures, les deux premières
sont beaucoup plus larges; elles offrent à leur milieu deux

———

(1) Les personnes très versées dans l'étude de l'anatomie comparée verront,
au premier coup d'œil, que les deux pièces osseuses représentées ici, le sont en
sens contraire de celles des carnassiers, bien que vues par les mêmes surfaces. Ainsi,
au lieu d'être vues d'avant en arrière, elles le sont d'arrière en avant. Nous les
avons placées ainsi, parce que cette position nous a paru la plus propre pour
faire voir les objets qu'elles offrent. En tournant la feuille de bas en haut, on se
trouve avoir la position naturelle de ces deux pièces dans le crâne.

trous destinés au passage des nerfs optiques; derrière eux, deux petites dépressions logeant ces deux nerfs, très longs chez le lapin. Les parties latérales des ailes supérieures sont lisses et recouvertes par la partie inférieure des lobes antérieurs du cerveau et le bulbe olfactif; leur circonférence est inégale, afin de s'articuler avec le bord antérieur de la portion sphénoïdale postérieure en o, o, o, o, o; et avec les frontaux en x, x, x, x, x, x.

Vue en dessous, fig. 11, la portion sphénoïdale antérieure ne présente rien qui puisse intéresser le phrénologiste. On y remarque la face inférieure de la surface des ailes supérieures, l'orifice inférieur du trou optique et l'échancrure formée par les petites ailes.

La portion sphénoïdale postérieure, fig. 4, est assez développée; elle se compose de deux parties distinctes : l'une placée à la partie moyenne (le corps), et deux latérales, ou les ailes. Le corps présente la forme d'un triangle, dont la grosse extrémité dirigée en arrière, présente une surface assez large, recouverte d'un cartilage, m, destinée à s'articuler avec l'apophyse basilaire de l'occipital. Son extrémité antérieure, beaucoup plus mince, est pourvue d'une surface articulaire, q, recouverte aussi par un cartilage et s'articulant avec la partie moyenne du bord postérieur de la portion sphénoïdale antérieure.

Les parties latérales ou les ailes, c, c, sont légèrement excavées, et présentent souvent une multitude de petits trous irréguliers; il m'est arrivé de trouver cette partie de la base du crâne tellement percée, que l'os, dans cette région, avait l'aspect d'une dentelle; mais seulement et constamment toute la moitié postérieure des grandes ailes; l'antérieure, au

contraire, présentant un aspect lisse, et contrastant singulièrement, à cause de cela, avec l'autre; c'est sur la face
supérieure des grandes ailes, que repose la face inférieure
des lobes moyens du cerveau.

Vue par sa face inférieure, la portion sphénoïdale postérieure paraît assez irrégulière; au milieu, x, fig. 10, se
remarque la face inférieure du corps, sur les côtés duquel
se voient deux appendices osseuses assez étendues (1), représentant les apophyses ptérygoïdes de l'homme; chacune d'elles
est composée d'une petite lame osseuse, séparée par une
excavation assez profonde : ces deux lames en se réunissant
forment à la base des apophyses ptérygoïdes, un trou arrondi, que l'on trouve constamment chez le lapin. On ne
peut l'apercevoir ici, à cause de la position que nous avons
donnée à la portion sphénoïdale postérieure, que nous
voulions sur-tout faire voir par sa face cérébrale.

L'os sphénoïde des rongeurs est extrêmement mince, les
deux portions qui le composent, n'étant presque formées que
de substance compacte : il entre seulement un peu de substance spongieuse dans les points articulaires du corps, notamment dans celui qui répond à l'apophyse basilaire de l'occipital.
Ces articulations ou connexions, avec les autres os du crâne,
sont extrêmement nombreuses; ainsi, il s'articule par son corps
avec l'occipital, par les ailes supérieures de la portion sphénoï-

---

(1) Les apophyses ptérygoïdes du lapin, du lièvre, et sur-tout du castor, sont
très développées ; elles le sont même à un tel degré chez ce dernier animal, que l'aile
interne vient s'articuler avec la caisse, et forme ainsi un large trou qui se remarque
au-devant de celle-ci. Dans le chat, au contraire, l'apophyse ptérygoïde n'est formée
que par un petit crochet représentant l'aile interne.

dale antérieure, et par les grandes ailes latérales avec les frontaux ; avec les temporaux, et même avec l'os pariétal, par une
petite languette osseuse que nous avons remarquée à l'angle
postérieur et inférieur du pariétal. L'os sphénoïde a aussi
des connexions avec les os de la face par sa portion antérieure.

§ XXVI.

Os sphénoïde des oiseaux.

Chez les oiseaux, les pièces qui représentent l'os sphénoïde
des quadrupèdes, se soudant de très bonne heure (1), il nous
a été impossible de faire représenter cet os isolément et d'en
donner une description particulière. Nous nous contenterons
d'observer, que l'on doit considérer comme corps du sphénoïde la partie de l'apophyse basilaire, fig. 14, marquée 9,
pl. XVII; c'est sur elle que repose le corps pituitaire; et comme
représentant les grandes ailes, la portion inférieure de l'os
temporal, fig. 12, c, logeant le tubercule bijumeau. Dans

(1) La prompte soudure des os du crâne des oiseaux est une chose vraiment
remarquable. M. Geoffroy-St.-Hilaire croit l'expliquer par l'activité de leur nutrition. Cette opinion nous paraît assez fondée, si nous en jugeons par la rapidité de la consolidation des os fracturés dans les oiseaux, et la prompte cica-
trisation de leurs plaies.

les très jeunes oiseaux, et je citerai pour exemple deux bases de crâne de jeunes loriots de dix jours, la partie qui forme le corps du sphénoïde et celles qui composent les ailes, sont parfaitement distinctes.

CHAPITRE VI.

OBSERVATIONS SUR LES DESCRIPTIONS DES OS QUI COMPOSENT LE CRANE
DE L'HOMME ET DES PRINCIPAUX VERTÉBRÉS; PROPOSITIONS GÉNÉRALES
QUI S'Y RATTACHENT.

Ici se termine l'histoire de l'anatomie du crâne de l'homme
et des principaux vertébraux. La connaissance des diverses
pièces qui entrent dans sa composition est si importante
pour celui qui veut se livrer à l'étude de la physiologie
du cerveau, qu'il ne peut sans elle avoir une idée juste et
approfondie des relations qui existent entre les diverses parties de l'encéphale et son enveloppe osseuse. Nous ne saurions
donc trop recommander aux personnes qui désirent acquérir
des connaissances un peu étendues et positives en phrénologie
humaine et comparée, de lire avec soin nos descriptions. Nous
croyons les avoir présentées d'une manière assez claire et assez
succincte pour qu'elles soient bien comprises, sans être aussi
fastidieuses que le sont ordinairement les descriptions anatomiques. Les dessins, sur l'exactitude desquels on peut compter,
ont été, comme on a pu le voir, d'un très grand secours:
disons plus, il eût été impossible, sans eux, d'avoir une
juste idée des objets décrits (1). On fera bien, après avoir

_____

(1) Les ouvrages les plus récents sur l'anatomie comparée, et nous citerons pour

suivi nos descriptions sur les dessins, de revoir encore ceux-
ci, sans consulter le texte, en prenant toujours la précaution
de comparer chaque os chez l'homme, les quadrumanes, les
carnassiers, les rongeurs et les oiseaux.

Nous terminerons ce chapitre par plusieurs propositions anatomiques relatives à la boite encéphalique. Il eût été assez
naturel de placer à la suite de la description particulière de
chaque os les propositions physiologiques qui s'y rattachent,
qui animent, si nous pouvons nous exprimer ainsi, l'objet
qui nous occupe, et en rendent l'étude si attrayante; mais
nous avons cru que celles-ci trouveraient mieux leur place
à la suite de l'histoire des fonctions du système nerveux cérébral; elles seront d'autant mieux goûtées alors, ce nous
semble, que précédées de la connaissance des fonctions de ce
système, elles feront mieux saisir, comment, en variant l'organisation cérébrale, l'auteur de la nature a su modifier,
étendre et développer les diverses facultés de chaque être
pourvu d'un système nerveux cérébral, et dans de telles proportions que les actes de ce système fussent constamment renfermés dans une certaine sphère d'action. L'univers animal
ne présentera alors à l'œil de l'observateur, que des myriades
de systèmes nerveux mis en action, remplissant des fonctions plus ou moins étendues, plus ou moins compliquées,
et toujours agissant en raison de la dose du système qui
leur a été dévolue. L'histoire des fonctions de chaque partie

exemple l'un des plus savants, celui de Meckel, sont dépourvus de dessins : aussi
est-il impossible de les lire sans éprouver un dégoût insupportable; et Dieu sait
le profit qu'on en retire!

de ce système nerveux étudiée dans la longue série des animaux vertébrés, deviendra alors la partie la plus intéressante
de la physiologie, soit que l'on veuille expliquer d'une manière plus vraie et plus philosophique l'histoire de la vie de
relation de l'homme et des animaux, soit que l'on s'attache à
modifier et diriger son action dans l'espèce qui nous touche
de plus près, l'homme. Et que l'on ne s'y trompe pas : tout
ce qui se rattache à l'histoire de celui-ci ne pourra désormais
être bien compris, cultivé avec avantage, qu'après avoir été
précédé de la connaissance anatomique et physiologique de
son système nerveux. Que l'on examine avec soin et de bonne
foi tous les travaux des philosophes les plus estimables de l'antiquité et des temps modernes, et l'on se convaincra que si
de belles pensées se trouvent répandues dans leurs ouvrages,
il en est mille qui sont seulement individuelles, et conséquemment impossibles à appliquer ; que leurs principes, même
les mieux fondés en apparence, ne se rattachent à rien, à
cause de leur défaut de connaissances physiologiques ; tandis
que l'étude de l'homme, basée sur la double connaissance de
son organisation et des fonctions qui s'y rattachent, deviendra
le guide sûr et invariable qui doit servir à diriger ses facultés morales et intellectuelles.

20.

PROPOSITIONS ANATOMIQUES (1).

—

1.

Tous les animaux pourvus d'une colonne vertébrale ont une des extrémités de celle-ci terminée par un renflement composé de plusieurs pièces osseuses destinées à contenir et protéger le système nerveux présidant à leurs facultés intellectuelles et affectives. Ce renflement ou cette boîte est désignée sous le nom de crâne.

2.

La forme du crâne des animaux vertébrés varie prodigieusement en étendue, suivant les classes, les ordres, le genre et les espèces. Chaque espèce a un type qui lui est propre, et qui ne permet pas de la confondre avec une autre. On trouve cependant chez elles des différences assez remarquables de volume; différences qui expliquent celles que présente l'étendue d'action du système nerveux chez les individus de la même famille.

(1) « L'ouvrage de Gall se trouve complétement dépourvu des propositions gé-
» nérales anatomiques que nous présentons ici, et dont l'importance sera encore
» mieux sentie, lorsqu'on aura lu dans notre second volume les propositions
» physiologiques qui s'y rattachent. »

3.

La forme du crâne étant donnée, il est facile d'apprécier à l'extérieur celle de l'encéphale, sauf cependant quelques exceptions résultant d'un état maladif et de la présence des sinus chez l'homme et quelques espèces d'animaux.

4.

Les os qui concourent à la formation du crâne des animaux vertébrés augmentent en nombre en descendant de l'homme jusqu'aux poissons.

On ne peut avoir de connaissances bien positives et approfondies en phrénologie humaine et comparée, si on ne possède pas au moins la connaissance de chacun de ces os chez les espèces servant à l'application de cette science.

5.

L'homme est, de tous les animaux vertébrés, celui dont la partie antérieure du crâne se trouve le plus amplement développée. Viennent ensuite l'éléphant, l'orang-outang, les chiens, le cheval et les singes, chez les quadrupèdes. Les perroquets, les espèces appartenant au genre *corvus* et les oies ont cette région assez développée. Le dinde, la poule et plusieurs espèces d'oiseaux de rivage sont, de tous les oiseaux, ceux qui la présentent dans le moins haut degré de développement.

6.

Le développement complet du crâne n'a lieu qu'à une époque plus ou moins éloignée de la naissance ; son accroissement est généralement plus rapide dans les animaux que chez l'homme, où il n'a lieu complétement que de vingt-cinq à trente ans.

7.

L'homme est, de tous les animaux, celui dont le crâne présente encore la trace de sutures dans un âge très avancé.

Les oiseaux sont, de tous les animaux, ceux dont les pièces osseuses crâniennes se soudent le plus promptement. Viennent ensuite quelques carnivores, tels que la marte, le putois, la belette et le blaireau.

8.

La surface interne du crâne présente, dans un grand nombre de classes, d'ordres et de genres, des dépressions en harmonie avec les reliefs ou plis du cerveau. L'homme, les quadrumanes, tous les ruminants, les pachydermes, les solipèdes, les carnivores (1), sont dans ce cas.

(1) De cette famille nous exceptons la taupe chez qui nous avons trouvé un cerveau lisse.

9.

La surface interne du crâne de tous les rongeurs, sans exception, et la même surface chez les oiseaux, est lisse. On y remarque cependant quelques dépressions ou enfoncements, en rapport avec les parties les plus saillantes de l'encéphale.

10.

Les oiseaux sont, de tous les animaux vertébrés, ceux dont la surface externe du crâne se trouve le plus en harmonie avec l'encéphale, ce qui est dû au peu d'épaisseur des deux lames qui le composent, et à leur parfait parallélisme (1). Viennent ensuite les rongeurs, puis les petits carnassiers.

11.

Les oiseaux sont, de tous les vertébrés, ceux dont le crâne présente le plus de symétrie dans sa forme ; de manière que toute la partie droite de cette cavité diffère très peu d'étendue d'avec celle du côté opposé. Plus on s'élève dans la classe des vertébrés, et plus cette symétrie disparaît d'une manière sensible, jusqu'à l'homme qui est, de tous les animaux, celui qui la présente dans le plus haut degré.

Ce défaut de Symétrie

(1) Le moyen duc et l'effraie font exception, ainsi que nous l'avons dit lors de l'anatomie du crâne.

12.

L'âge amène des changements remarquables dans la diminution du crâne, son épaisseur et sa densité. Ces changements
sont assez fréquents chez l'homme, mais sur-tout chez les singes,
du moins quant à la diminution : viennent ensuite quelques
pachydermes, le blaireau et les chiens. Les rongeurs, et sur-
tout les oiseaux, sont, de tous les animaux, ceux dont le crâne
éprouve le moins de changement par l'effet de l'âge.

CHAPITRE VII.

DÉVELOPPEMENT DU CRANE DE L'HOMME ET DES ANIMAUX VERTÉBRÉS;
CHANGEMENTS QUE CETTE BOITE OSSEUSE ÉPROUVE AVEC L'AGE.

Nous ne suivrons pas ici toutes les phases de développement qui ont lieu dans le crâne de l'homme et des animaux
vertébrés : ce serait tout-à-fait sortir du cercle dans lequel
nous devons nous renfermer ; nous nous attacherons seulement à faire connaître les faits les plus importants ; ceux
que le phrénologiste ne doit pas ignorer.

Dans l'état embryonique, la tête de l'homme et des animaux vertébrés représente une espèce de petit sac ovalaire,
composé d'une membrane très mince, sans aucune trace
d'ossification. Comparée alors avec le corps, elle offre
un volume très considérable : à une certaine époque, des
points osseux se font apercevoir d'abord à la base, ensuite
aux diverses parties de la voûte, particulièrement sur le
centre des os qui la composeront. Cette ossification s'étend
ensuite, de manière qu'à l'époque où l'enfant vient au monde,
le crâne se trouve complétement ossifié, excepté cependant
quelques points désignés sous le nom de fontanelle, pl. VIII
bis, fig. 2, 3, 4, 5 ; il est digne de remarques qu'il n'existe
alors aucune trace d'engrenure des os ou suture. Ce travail
ne doit avoir lieu qu'à une époque plus éloignée ; c'est or-

dinairement à l'âge de onze ou douze mois que l'on en aperçoit quelques traces, et presque toujours à l'articulation de
l'os occipital avec les pariétaux, suture lambdoïde. Voir la
pl. VIII *bis*, fig. 3, représentant la tête d'un enfant de onze
mois.

Ces points du crâne qui ne sont pas encore ossifiés, à l'é-
poque de la naissance, et que nous avons désignés sous le
nom de fontanelles, sont au nombre de six et formées par une
portion membraneuse. La plus grande de toutes, fig. 2, *id.* pl.,
se voit à la réunion des pariétaux avec le coronal; les autres
dans les points suivants : 1° à la réunion de l'angle supérieur de l'occipital avec les angles supérieurs des pariétaux;
2° au-dessus de l'apophyse mastoïde : celle-ci est double; enfin
la dernière, qui est double aussi, se trouve dans la fosse
temporale. Ce défaut d'ossification dans plusieurs points du
crâne, est réellement admirable : d'une part il facilite l'accouchement, de l'autre il s'oppose à la gravité des accidents
auxquels les chutes ou les pressions sur la tête de l'enfant pourraient donner lieu. Les espaces membraneux finissent par dis-
paraître avec l'âge, et se trouvent remplacés par les sutures.
Dans l'enfance et dans la jeunesse, les parois du crâne sont
loin d'offrir la même épaisseur qu'ils auront dans l'âge
adulte, et sur-tout à celui de la virilité. Tant que le cerveau
n'a pas encore acquis tout son développement, le mouvement
de nutrition des parois crâniennes continue et se trouve en
harmonie avec celui de l'organe qu'il renferme. On a quelquefois vu des têtes présenter un développement sensible
entre dix-huit et trente ans. Nous citerons pour exemple
Napoléon dont la tête, au dire de beaucoup de personnes
qui l'ont connu pendant son séjour à l'Ecole militaire, aug-

menta beaucoup en volume jusqu'à l'époque où il commença à jouer un rôle sur la scène du monde.

Comme tout le reste du système osseux, celui du crâne augmente d'épaisseur et de densité avec l'âge. Voici les dispositions les plus générales que l'on rencontre. Depuis l'âge viril jusqu'à l'époque de la vieillesse commençante : dureté et épaisseur de la substance connue sous le nom de diploë. Passé cette époque, il est impossible d'établir de règle générale; du moins c'est ce qui nous a été démontré par l'inspection d'un assez grand nombre de crânes humains ayant appartenu à des personnes de l'âge de soixante jusqu'à quatre-vingt-dix ans. Passé cette époque, les os du crâne augmentent quelquefois en épaisseur et deviennent plus légers, plus spongieux; le diploë, comme nous l'avons vu, se trouve détruit, absorbé en partie ou en totalité; de là, cet amincissement général ou partiel que l'on rencontre assez souvent dans les crânes des personnes décrépites. Nous possédons onze têtes présentant ce caractère. On trouve quelquefois chez les vieillards les os du crâne très épais et très durs; mais j'ai de fortes raisons pour croire que c'est un véritable cas pathologique; il est aussi très commun de le trouver dans cet état chez les personnes mortes à la suite de manie ayant duré pendant très long-temps. Je possède le crâne d'un homme de soixante-quatre ans, mort dans une maison d'aliénés : il est très dur, très épais et très pesant. J'ai enlevé à plusieurs de ces crânes la table externe, sans pouvoir découvrir, dans leur diploë, ces sillons veineux découverts par M. Dupuytren; sillons que l'on trouve constamment chez l'adulte et même chez des vieillards dont le crâne ne présente pas ce genre d'altération.

Les dépressions que l'on voit fréquemment à la surface

21.

du crâne des vieillards ne sont pas, comme Gall le prétendait (1), le résultat de l'affaissement de la table interne qui
suit, dit-il, le mouvement de décomposition du cerveau. Il
m'a été facile de me convaincre qu'aucun affaissement de la
lame interne n'est sensible, lors même que l'externe est déjà
très déprimée. Il faut attribuer ces dépressions à la résorp-
tion du tissu diploïque. Je possède tant de faits à cet égard,
que je les considère comme à l'abri de toute contestation.

Il existe encore d'autres états particuliers des os du crâne;
mais il en sera question lorsque nous traiterons des têtes malades, sujet auquel nous consacrerons un chapitre tout entier.

Le mouvement de nutrition, dans les premiers temps qui
suivent la naissance de l'homme et des animaux, se fait avec
une telle rapidité, qu'il a souvent lieu de nous surprendre.
Celui, sur-tout, qui accompagne le développement du système
nerveux cérébral et de son enveloppe osseuse, n'est pas un
des moins remarquables. Que l'on compare, par exemple,
le volume des quatre têtes représentées pl. VIII *bis*, et l'on
sera surpris de trouver, dans une période de temps si peu
considérable, un changement aussi frappant en volume. La
tête, fig. 1, pl. VIII *bis*, est celle d'un fœtus de quatre mois
et demi; celle marquée 2, *id.* pl., d'un enfant à terme; celle
n° 5, d'un enfant de quatre mois et demi; enfin la fig. 3
fait connaître le volume de la tête d'un enfant de onze mois
après la naissance. Plus on se rapproche de l'époque de la
naissance de l'homme et des animaux, et plus cet accroissement devient prononcé. Quelques jours même suffisent chez

(1) Gall, sur les fonctions du cerveau, 3e vol., édit. in-8°.

les animaux pour laisser apercevoir une différence très marquée dans le développement de leur tête. La pl. VIII représente dix têtes de très jeunes animaux. Celles indiquées par les numéros 2 et 3, appartenaient à deux jeunes chats de la même portée, n'ayant entre eux qu'une différence d'existence de cinq jours. On voit que celle du chat de cinq jours est déjà sensiblement accrue en volume. Les deux têtes, fig. 1 et fig. 4, sont celles de deux jeunes chiens corses de la même portée : sur cinq petits j'en avais choisi, avec intention, deux dont les têtes présentaient un volume égal. Le n° 1 fut tué le jour de sa naissance, l'autre seulement au bout de quinze jours. La différence de grosseur, comme on l'aperçoit, est énorme. Cette progression si rapide dans le développement du crâne, et conséquemment du cerveau du chien et du chat, est applicable à tous les quadrupèdes appartenant à la famille si nombreuse des carnassiers. Un développement très considérable du crâne a lieu pareillement dans toute la famille des rongeurs. J'ai vu après deux jours, de jeunes cochons d'Inde présenter un crâne très développé, beaucoup plus même que celui des carnassiers ; leurs dents, comme on peut le voir, *id.* pl., fig. 5, sur la tête d'un jeune cabiais de deux jours, sont déjà apparentes ; ils peuvent même en faire usage pour se nourrir avec des feuilles tendres. Celui d'un lièvre de deux jours, *id.* pl., fig. 8, est, comme on le voit aussi, dans un état d'ossification très avancé.

L'augmentation de volume du crâne m'a paru moins rapide dans la famille des plantigrades, notamment le hérisson. La tête, représentée, *id.* pl., fig. , est celle d'un jeune animal de cette espèce, âgé de quinze jours. Chez les oiseaux, le développement est assez rapide ; la tête, représentée fig. 7, est celle d'un geai de vingt jours ; elle offre alors presque le même volume qu'elle aura chez l'oiseau parvenu à tout son accroissement : on remarque seulement que les os du crâne sont séparés par des lignes indiquant leur point de contact; elles représentent les sutures chez les quadrupèdes, mais elles s'effacent bien plus promptement que chez eux. Quelques espèces, comme les corbeaux, le geai, les pies et les pies-grièches, présentent souvent, même après une année, des lignes blanchâtres à la surface de leur crâne, indiquant les endroits où les os se sont réunis ou soudés. Ces points de réunion des os présentent des différences plus remarquables dans les diverses classes d'animaux que chez l'homme. On sait qu'ils disparaissent chez celui-ci dans un âge très avancé. Plusieurs os de la base de son crâne, se trouvent même telle-ment soudés entre eux, qu'il est absolument impossible de les séparer sans fracture. On trouve quelquefois chez l'homme, mais ce cas est bien plus rare que beaucoup d'anato-mistes ne l'ont avancé, une disparition complète des sutures, mais seulement à l'extérieur du crâne, l'intérieur les présentant toujours d'une manière plus ou moins prononcée.

Il est certaines familles de carnassiers où la disparition des sutures s'opère très promptement; ainsi, je n'ai jamais trouvé de trace de celle-ci chez les blaireaux, les martes, les fouines, les putois, âgés de plus de deux ans : il n'en est pas de même des chiens et des chats où leurs traces se voient encore dans un âge assez avancé. La nombreuse famille des rongeurs est dans le même cas.

Nous terminons ici tout ce que nous avions à dire sur l'enveloppe osseuse du cerveau de l'homme et des animaux, considérée sous un point de vue anatomique. On a pu se faire une idée, par ce que nous avons dit à ce sujet, des soins que la nature a pris pour garantir le viscère si précieux qu'elle contient, de l'action des agents extérieurs; et rien n'était aussi propre pour arriver à ce résultat que la conformation du crâne, la distribution de ses pièces osseuses, leur disposition admirable qui leur permet de se soutenir, de se fortifier mutuellement, et de diminuer, par leurs nombreuses engrenures et les cartilages qui les recouvrent, la véhémence des chocs si nombreux auxquels il est exposé. Indépendamment de cette enveloppe compacte, le cerveau se trouve encore entouré de membranes très fines recouvertes par une autre beaucoup plus résistante, la dure-mère, formant un repli, pl. LXXXII, destinée à partager les deux lobes ou hémisphères du cerveau, et de telle manière qu'ils ne se touchent point, lorsque la tête se trouve penchée à droite ou à gauche. Cette membrane contient aussi, dans ces replis, les vaisseaux rapportant tout le sang qui a servi à la nutrition de ce viscère.

CHAPITRE VIII.

DU CERVEAU DE L'HOMME, DES QUADRUPÈDES ET DES OISEAUX, CONSIDÉRÉ SOUS LES POINTS DE VUE LES PLUS IMPORTANTS D'ANATOMIE.

§ I.

Cerveau de l'homme.

Nous suivrons pour le cerveau la même méthode que nous avons adoptée pour le crâne, c'est-à-dire qu'après avoir étudié ce viscère chez l'homme, où les parties qui le composent sont dans un plus haut degré de développement, nous passerons ensuite à l'étude anatomique du même organe chez les quadrupèdes et les oiseaux. Nous laisserons de côté les descriptions qui n'appartiennent qu'à un traité d'anatomie topographique sur ce sujet (1).

---

(1) Nous nous occupons dans ce moment de la rédaction d'un travail spécial sur l'anatomie du cerveau de l'homme, des quadrupèdes, des oiseaux et de son développement dans les principales classes d'animaux vertébrés. Cet ouvrage, qui doit se composer d'un volume in-4° et de 3o planches grand in-folio, paraîtra dans un an, à dater de la publication du dernier volume de cet ouvrage. Il sera exclusivement réservé aux anatomistes qui voudront avoir une connaissance approfondie de la texture de ce viscère chez l'homme et les animaux.

On ne doit pas être surpris que ce viscère, théâtre des actes les plus étonnants, les plus admirables des êtres organisés, ait, plus que tout autre, fixé l'attention des philosophes, des naturalistes, et sur-tout des anatomistes. Dès l'antiquité la plus reculée, des savants et des médecins cherchèrent à trouver quelques caractères organiques propres à indiquer ses fonctions. Les artistes dont le principal talent consiste sur-tout dans la correction et l'exactitude des formes, firent plus pour la physiologie du cerveau que toutes les théories philosophiques. Assurément, les formes des têtes antiques qu'ils nous ont transmises, n'étaient pas présentées par eux comme ayant les caractères qui distinguent les hommes, sous le rapport de telle ou telle faculté dominante ; et l'artiste qui avait reproduit les traits d'Homère ou de Théocrite, ne se doutait certainement pas que les talents de ces deux hommes étaient en harmonie avec la conformation de leurs cerveaux et de leurs crânes, dans certaines régions du crâne. Cependant quelques dispositions ou conformations de la tête furent si souvent reproduites par eux et accordées aux personnages qu'ils voulaient représenter, que l'on est forcé de convenir qu'ils savaient fort bien que telle et telle conformation de la tête suffisait pour donner à leur statue un caractère d'intelligence, ou celui de facultés intellectuelles médiocres. Les têtes de tous leurs dieux, sur-tout celle du Jupiter olympien, présentent certaines parties cérébrales dans un très haut degré de développement. Celles des esclaves, des gladiateurs, des simples soldats annoncent, au contraire, des cerveaux dont les parties affectées aux organes des facultés intellectuelles supérieures sont très faiblement développées : c'est aussi dans ces trois classes d'hommes où se rencontrent souvent dans un haut degré de développement les organes affectés aux passions communes à l'homme et aux animaux.

L'étude la plus minutieuse de l'anatomie du cerveau ne produisit rien d'avantageux pour l'histoire des organes qui le composent. Nous avons déjà démontré que certains procédés employés par des anatomistes et des naturalistes célèbres, Camper, Daubenton, Cuvier, n'avaient pas eu plus de succès; les recherches tentées par Haller et Vicq-d'Azir en anatomie comparée, ne donnèrent lieu qu'à de purs rapprochements anatomiques, sans que ces rapprochements, malheureusement trop peu nombreux, vinssent éclairer les fonctions de cet organe. Gall lui-même ne fut pas conduit, comme certaines personnes le pensent, à la découverte de la physiologie du cerveau par l'anatomie de ce viscère. Mais, lorsqu'il se crut sur la voie qui devait le conduire à l'histoire de ses fonctions, il dut nécessairement s'occuper de son anatomie : en cela il faisait preuve d'un sens droit ; il marchait sur les traces de l'un des plus célèbres physiologistes qui aient paru, Haller, qui disait qu'enseigner la physiologie sans l'anatomie était aussi absurde que ridicule. Ce grand homme attribuait, avec juste raison, tout ce fatras théorique dont on avait été inondé avant lui, à ces médecins de cabinet qui voulurent faire de la physiologie et de la médecine sans avoir étudié les organes de l'homme ou des animaux. Jamais, disait Haller, de tels gens ne feront faire de progrès aux sciences naturelles ou à la médecine (1).

(1) Haller fit graver les principales pièces d'anatomie dont il se servait dans ses

Gall chercha donc, par l'étude de l'anatomie, à lier l'organisation du cerveau à ses fonctions. On regrette cependant,
ainsi que nous l'avons déjà fait observer, que ses recherches
n'aient pas été portées plus loin. Son atlas, ainsi que l'a dit
Tiedemann, et comme nous l'avons démontré, ne répond en
aucune manière à ce qu'on attendait de lui.

Gall, dans son ouvrage intitulé, *Recherches sur le système
nerveux en général et sur celui du cerveau en particulier*, dit
qu'un jeune anatomiste, M. Niclas, travailla long-temps sous sa
direction à l'anatomie du cerveau de l'homme; il avoue même
qu'il lui est redevable, pour l'avoir mis sur la voie, de faits anatomiques assez importants. Nous croyons que ce court éloge
ne suffisait pas à la mémoire de ce jeune médecin, et que
Gall aurait dû au moins faire connaître avec plus de détails
ces recherches dont il lui était redevable. Cet aveu n'aurait
certainement diminué en rien la belle réputation de notre
philosophe.

Les Grecs donnèrent le nom d'encéphale, εγκεφαλον, les Latins,
celui de *cerebrum*, à toute la masse nerveuse contenue dans le
crâne de l'homme et des animaux vertébrés. Les anatomistes de
nos jours n'ont appelé ainsi qu'une portion de cette masse, et
tous ne sont pas encore d'accord sur le point où finissent
ou bien se terminent certaines portions de ce système nerveux;
ce qui est dû évidemment à ce que plusieurs des parties qui
entrent dans sa composition ne sont pas toujours assez isolées
les unes des autres, pour faire de chacune d'elles une description spéciale. Cependant, il en est trois qui ont paru

leçons. Ses planches sont assez bonnes, et il est facile de voir qu'il en a surveillé
l'exécution avec assez de soin. Elles furent publiées en fascicules, en 1743 et 1753.

22.

présenter des caractères si tranchés, et si bien distincts, qu'elles sont décrites à part dans tous les cours d'anatomie, et même par Gall, dont la méthode d'étudier le cerveau est de beaucoup préférable à celle qui a été employée jusqu'à ce jour, méthode vicieuse qui devrait être bannie pour toujours de toutes les écoles.

Si l'on examine la masse nerveuse contenue dans le crâne de l'homme et des vertébrés, pl. LXX, fig. 1, 2, 3, 4, 5; pl. LXXV, fig. 4, 8, 9, 10; pl. LXXVI, fig. 1, 2, et pl. LXXXIII, fig. 1, on voit qu'elle se compose de trois parties distinctes par leur forme et leur volume. L'une située antérieurement, pl. LXXXIII, fig. 2; c'est la plus volumineuse de toutes; le cerveau proprement dit. Elle forme la plus grande partie des systèmes nerveux contenus dans le crâne. Elle seule se trouve pourvue chez l'homme et certains mammifères, de replis ayant quelque analogie par leur distribution avec ceux que présentent les intestins; de là leur nom de circonvolutions. Une autre partie située derrière cette grosse masse, et marquée des n°s 4, 5, 6, 7, 8, *id.* fig., a été appelée cervelet ou cerebellum, petit cerveau. Composée de lamelles, elle ne peut être confondue avec celle que nous avons désignée sous le nom de cerveau. Enfin, au-dessous du cervelet se trouve une autre partie portant les n°s 1, 2 et 3; c'est le commencement de la moelle épinière qui va se distribuer dans le canal formé par la réunion de plusieurs pièces osseuses formant l'échine ou la colonne vertébrale de l'homme et de tous les animaux vertébrés (1). Nous allons examiner séparément chacune de ces

(1) Voir les fig. 8 et 10 de la pl. LXXI, représentant le système cérébro-spinal du cochon cabiais et du rouget.

parties. Nous commencerons leur étude dans l'ordre où nous venons de les énumérer.

Le cerveau de l'homme, pl. LXXXIII, fig. 1 et 2, est composé de deux masses distinctes (1) ayant une forme oblongue présentant moins de largeur en avant qu'en arrière ; ce sont les hémisphères : ils sont séparés par un sillon assez profond, logeant un repli de la dure-mère, faux du cerveau. Leur surface externe présente ces replis que nous avons désignés sous le nom de circonvolutions. Il est facile de voir, avec un peu d'attention, que celles-ci présentent des différences de forme et de volume assez prononcées. Il est digne de remarque que ces plis ne sont jamais parfaitement semblables des deux côtés : de là, cette inégalité constante que l'on remarque toujours entre la portion droite et la portion gauche du crâne de l'homme ; et, comme nous le fîmes observer dans le mémoire que nous présentâmes à l'Institut, pareille chose se rencontre dans tous les animaux à cerveaux pourvus de circonvolutions. Les quadrupèdes à cerveau lisse, tels que les rongeurs et la grande famille des oiseaux dont les cerveaux sont dépourvus de circonvolutions, ne présentent que peu de différence en volume d'un hémisphère à l'autre. L'homme est, de tous les animaux, celui qui

(1) Dans cette planche on ne voit qu'un hémisphère, le cerveau étant vu de profil : on peut voir la pl. LXXXV, représentant un cerveau d'homme vu par sa face supérieure, et la pl. LXXX, représentant le cerveau du chien et du blaireau.

On peut compter sur l'exactitude de forme et de volume de tous nos cerveaux : il n'y en a pas un seul de ceux qui se trouvent représentés dans notre atlas qui n'ait été copié sur nature et dont je n'aie surveillé l'exécution avec le plus grand soin.

offre les plus grandes variétés à cet égard (1). Bichat (2) avait cru, mais à tort, que le défaut de symétrie entre les deux lobes du cerveau devait avoir une influence sur le jugement. A la mort de cet homme célèbre, la conformation de son crâne très irrégulier, vint déposer contre sa propre assertion. Les anatomistes distinguent ordinairement trois parties principales à chaque hémisphère : l'une postérieure dont le centre répond au n° 12, pl. LXXXIII, fig. 2 ; l'autre moyenne, indiquée par les n°ˢ 15, 16, 17, 18, enfin une antérieure portant les n°ˢ 19, 20, 21, 22, 23, 24, 25, 26, 27, etc. La portion postérieure de ces trois masses est généralement celle qui se trouve le plus développée; il existe cependant quelques exceptions : les parties supérieures de ces trois régions se trouvent en rapport avec la surface interne de l'os coronal, des pariétaux, et la moitié supérieure de l'os occipital. Toutes les circonvolutions de cette partie que nous appelons cerveau, se trouvent recouvertes par une membrane assez résistante, connue sous le nom de dure-mère (3) : celle-ci se trouve tellement soulevée dans l'état de vie par ces replis nerveux, qu'ils viennent former à la surface interne du crâne ces dépressions que nous avons désignées sous le nom d'empreintes cérébrales, pl. VII. Les mêmes empreintes se remarquent aussi dans la base du crâne, pl. V, fig. 2. On voit qu'elles sont bien

(1) Il ne faut pas confondre ce défaut d'inégalité avec un autre beaucoup plus prononcé dont nous parlerons à l'article des têtes malades, et qui résulte évidemment du vice rachitique.

(2) *Recherches physiologiques sur la vie et la mort.*

(3) Il n'est pas nécessaire de dire ici que la face interne de la dure-mère est tapissée par une membrane de l'ordre des séreuses, et que c'est celle-ci qui se trouve en contact immédiat avec le cerveau.

exprimées sur le plancher orbitaire et dans les fosses temporales. La table interne du crâne est si bien en rapport avec
le cerveau, que si on coule du plâtre dans la cavité crânienne,
on obtient une masse ayant tout-à-fait la forme de l'encéphale
recouvert par sa membrane la plus extérieure. On voit même
sur les cerveaux ainsi coulés les artères de la dure-mère en
relief, comme lorsqu'elles sont dans l'état d'injection. La lame
externe, ainsi que nous l'avons fait observer à l'occasion de
la description du crâne, se trouve parallèle à l'interne, du
moins dans la jeunesse et même l'âge adulte ; on conçoit
aisément alors comment on peut apprécier à l'extérieur le
développement plus ou moins considérable des parties nerveuses qui constituent le cerveau (1).

Vu par sa face inférieure, le cerveau de l'homme présente
plusieurs objets qu'il est important de connaître. Voir la pl.
LXXXIV, fig. 1 et 2 (2).

En procédant d'avant en arrière, nous trouvons, 1° une
scissure ou fente résultant de la séparation des deux lobes
cérébraux ; elle est indiquée par la ligne droite placée entre
les nos 14 et 17 : à droite et à gauche de cette ligne une portion pulpeuse, o, plate, se terminant par une extrémité ovalaire un peu renflée ; c'est le nerf olfactif qui va se distribuer
dans les cavités nasales. La circonvolution sur laquelle ce nerf

---

(1) Nous avons déjà dit que le développement de certaines parties cérébrales
ne pouvait être apprécié à l'extérieur du crâne : nous avons même cité à cette occasion celles qui sont situées à la base du cerveau.

(2) Ce cerveau est celui d'un militaire mort au Val-de-Grâce, et dont le crâne
est représenté, pl. C. Je le dois à la bienveillance de M. le docteur Gaubert, qui
a bien voulu me donner des renseignements sur le caractère de la personne à qui
il appartenait.

est placé, et celles qui se trouvent en dedans et en dehors,
reposent sur le plancher orbitaire: elles sont indiquées par les
n.ºs 14, 15, 16, 17, 18 et 19; 2° à l'extrémité postérieure de la
ligne qui sépare les deux hémisphères et sur les côtés, se voient
deux corps blancs cylindriques, n, n, se dirigeant d'abord de
dehors en dedans, ensuite de dedans en dehors; ce sont les
nerfs optiques (1) : ces deux nerfs vont se distribuer au globe
de l'œil où ils forment, par leur épanouissement, la membrane
connue sous le nom de rétine; 3° entre ces deux nerfs se
trouve une partie renflée marquée m; c'est la tige sus-sphé-
noïdale à la base de laquelle se voient deux corps arrondis, j,
désignés dans presque tous les ouvrages d'anatomie sous le
nom de corps maxillaires, tubercules pisiformes : ces deux
petites saillies ont un aspect blanchâtre à l'extérieur et grisâtre en dedans; 4° sur les côtés des corps pisiformes, les nerfs
oculo-musculaires communs ou de la troisième paire, l, assez
longs et assez volumineux, ils se dirigent d'arrière en avant
et un peu de dedans en dehors, pour pénétrer dans les cavités orbitaires par la fente sphénoïdale. En dehors de ces
nerfs se voient deux gros faisceaux striés, h, se dirigeant
obliquement de dedans en dehors, grands faisceaux du cerveau de Gall, pédoncules cérébraux des autres anatomistes :
ils sont aussi désignés par quelques auteurs sous le nom
ridicule et impropre de cuisses du cerveau (2); 5° entre ces

(1) Tous les nerfs que l'on aperçoit à la base du cerveau sont doubles; nous
n'avons mis des lettres que sur ceux du côté gauche, afin de ne pas surcharger
le dessin inutilement.

(2) Le professeur Chaussier, dans l'ouvrage qu'il a publié sur le cerveau, s'est
sur-tout attaché à donner de nouveaux noms aux parties cérébrales si ridiculement

faisceaux, plus en dehors et tout-à-fait en arrière, se voit un long filet nerveux : c'est le nerf de la quatrième paire ; nerf pathétique, q ; 6° exactement derrière lui un faisceau assez large lamelleux, p : c'est le nerf de la cinquième paire ou trifacial ; 7° sur les parties latérales des gros faisceaux cérébraux, h, se voient de nombreuses circonvolutions occupant les fosses moyennes et latérales de la base du crâne ; elles sont indiquées par les n°s 10, 11, 12, 13, k, k, et forment, en grande partie, le lobe moyen du cerveau : ces circonvolutions sont, comme on le voit, plus volumineuses et plus arrondies que celles qui se trouvent placées sur le plancher orbitaire. L'espace compris entre la circonvolution, 22, et celle marquée 16, pl. LXXXIII, fig. 9., est appelé scissure de Sylvius ; elle sépare le lobe antérieur du lobe moyen. La face inférieure des lobes cérébraux postérieurs se trouve cachée par le cervelet, sauf les circonvolutions indiquées par le n° 20, pl. LXXXIV. Lorsque le cerveau n'est pas dépouillé de la dure-mère, celle-ci présente un repli transversal légèrement incliné, séparant le cervelet des hémisphères. Voir la pl. LXXXII *bis*.

Continuons à examiner les parties que l'encéphale nous présente par sa face inférieure : derrière les tubercules pisiformes, une large surface quadrilatère, b, légèrement déprimée au milieu par la présence d'un vaisseau artériel. Ce corps a porté long-temps le nom de pont de Varole ; Chaussier lui donna celui de mésocéphale, parce qu'il croyait qu'il avait

dénommées avant lui, nous croyons que c'est à peu près à cela que se réduit le principal mérite de ce livre qui n'offre rien de neuf, et dont les planches peu nombreuses sont très mal exécutées.

pour but de réunir les diverses parties du cerveau : Gall lui donne le nom de commissures du cervelet. Au bord postérieur de cette commissure et sur les côtés du sillon, b, se voit le nerf abducteur de l'œil, nerf de la sixième paire, f.

Derrière la commissure du cervelet, se voit un corps irrégulier, renflé à son extrémité supérieure où il présente quatre éminences bien prononcées : c'est le bulbe rachidien, présentant au milieu un sillon ayant à peu près la profondeur de deux à trois lignes. Les reliefs moyens, 2, 2, portent le nom de pyramides; elles sont plus grosses en haut qu'en bas, ou elles vont en s'amincissant et se confondent avec la moelle alongée 1. A douze ou quinze lignes du mésocéphale ou commissures du cervelet, ces pyramides s'entrecroisent, mais on ne peut bien voir leur entrecroisement qu'après avoir enlevé avec soin la membrane qui enveloppe la moelle alongée. Cela fait, si on écarte avec soin et avec la lame d'un scalpel les deux bords des pyramides, l'entrecroisement se voit parfaitement. Nous l'avons fait représenter, pl. XII de l'atlas de notre ouvrage sur l'anatomie du cerveau.

Pourfour-Petit (1), anatomiste français, est celui qui a le mieux décrit, et avec le plus de soin, l'entrecroisement des pyramides : l'on ne conçoit pas comment Chaussier a pu le considérer comme une chose imaginaire, ou comme le résultat du tiraillement opéré sur ces parties. Gall, après Pourfour, a in-

---

(1) Voici quelles sont les propres expressions de Pourfour-Petit :

« Chaque corps pyramidal se divise à sa partie inférieure en deux gros mani-
» pules de fibres, le plus souvent en trois, et quelquefois en quatre ; celles du côté
» droit passent au côté gauche, et celles du côté gauche passent au côté droit,
» en s'engageant les unes entre les autres. »

sisté sur l'entrecroisement et l'a démontré jusqu'à satiété. En dehors des pyramides, sont les olives ou éminences latérales, 3, 3 (1). Leur plus grande étendue est de haut en bas; elles sont un peu moins élevées que les pyramides dont elles sont séparées par un sillon, d'où naissent les racines du nerf hypoglosse ou neuvième paire de nerfs. Entre la grande commissure et les éminences olivaires, et un peu en dehors, se voit un faisceau aplati, que l'on peut partager en deux portions distinctes, l'une antérieure, g, nerf facial ou portion dure du nerf auditif; l'autre postérieure, e, portion molle du nerf auditif, nerf labyrinthique. La distribution, la forme et la consistance de ces deux nerfs diffèrent évidemment : derrière ce faisceau l'on en distingue un autre qui lui est immédiatement contigu par sa base, r, d; il est aussi composé de deux faisceaux, l'un antérieur, r, l'autre postérieur, d : le premier est le nerf glosso-pharyngien, et le second le nerf vague ou nerf de la huitième paire. Tout-à-fait en dehors des olives et à cinq ou six lignes d'elles, on aperçoit un long filet nerveux dirigé de haut en bas, de dedans en dehors, a, a, a, naissant par plusieurs racines : nerf spinal ou accessoire de Willis.

Examinons, tandis que nous avons sous les yeux la pl. LXXXIV représentant tout le système nerveux cérébro-spinal vu en dessous, tout ce que nous pouvons apercevoir de ce système dans cette position. Les n°s 4, 5, 6, 7, 8 et 9, indiquent la face inférieure du cervelet et les divers lobules qui entrent dans sa composition. Considérée d'une manière générale,

(1) Vieussens est le premier des anatomistes qui en a fait la description.

23.

cette portion du système nerveux cérébro-spinal présente deux
grosses masses à droite et à gauche du bulbe rachidien. On voit
que chacune d'elles est divisée en plusieurs lobules composés
de lames minces (1). Toute la face inférieure du cervelet
repose dans les fosses occipitales inférieures, pl. V, fig. 2.

Nous allons passer à l'examen des autres parties de la masse
nerveuse renfermée dans le crâne, et qui peuvent être aperçues
sans le secours de la dissection ou division. Si on écarte légèrement en dehors les deux lobes cérébraux, après avoir placé
le cerveau sur sa face inférieure, pl. LXXXV, fig. 1 et 2, on
aperçoit une lame blanchâtre, a, a, a, paraissant réunir les
deux hémisphères cérébraux, et que Chaussier appela, pour
cette raison, mésolobe. Cette partie du cerveau est généralement connue sous le nom de corps calleux (2) ; sa surface est
lisse, et sa longueur est ordinairement de trois pouces moins
quelques lignes. Entre cette lame et les hémisphères, existe
un enfoncement assez profond, b, b. Comme la partie moyenne,
a, a, a, de ce corps se trouve un peu plus renflée que le reste,
les anatomistes lui ont donné le nom de raphé. On remarque
quelquefois sur les côtés de ce renflement une légère dépression, résultant de la présence d'un vaisseau artériel, artère
calleuse ; la face inférieure du corps calleux forme la voûte des
cavités appelées ventricules, cavités qu'on ne peut apercevoir

(1) Vicq-d'Azir et Chaussier ont extrèmement mal représenté les principales
divisions du cervelet. Les planches de Gall et de Spurzheim, bien que mieux exécutées, sont loin d'être exactes sur ce point.

(2) Gall considère cette partie comme formée par la réunion de fibres provenant
de la substance grise qui recouvre les circonvolutions, et qu'il appelle fibres rentrantes.

qu'après avoir enlevé cette lame blanchâtre. L'hémisphère gauche du cerveau représenté sur cette planche, fig. 2, a été enlevé de manière à faire voir ces ventricules où se voient les objets suivants, en procédant d'avant en arrière (1) : 1° deux corps oblongs, bombés, plus larges en devant qu'en arrière, c, c, c; ce sont les corps striés, ainsi nommés parce que, par leur section, ils présentent alternativement un mélange de substance grise et de substance blanche; 2° en dedans de ces corps, deux autres éminences renflées dont la grosse extrémité se trouve en arrière, d, d, d; ces deux saillies ont l'aspect blanchâtre; leur face interne est aplatie; elles sont peu séparées l'une de l'autre, et c'est l'intervalle qu'elles laissent entre elles auquel les anatomistes ont donné le nom de troisième ventricule (2). Ces renflements portent, dans tous les ouvrages d'anatomie, le nom de couches optiques (3). Entre les corps striés et les couches optiques, existe une lame de matière blanche, e, e, e, e, c'est le *tenia semi-circularis*, la bandelette demi-circu-

(1) Dans cette préparation il a fallu enlever complétement le corps calleux et le plexus choroïde.

(2) Chaussier, dans son ouvrage sur l'encéphale, n'a point donné de planches où ces parties fussent représentées. La pl. VII de l'ouvrage de Vicq-d'Azir où ces objets sont représentés est détestable, et ne peut donner qu'une fausse idée de leur forme, de leurs rapports et de leur étendue.

(3) Nos souscripteurs recevront avec notre second volume un texte explicatif anglais et français, in-4°, contenant : 1° la synonymie ancienne et nouvelle des noms qui se rapportent à nos descriptions ; 2° les noms des espèces dont nous avons fait représenter les crânes et les cerveaux, d'après les meilleurs naturalistes anglais et français ; 3° des détails très circonstanciés sur tous les objets représentés dans notre atlas.

laire. On voit que ces deux lames, qui présentent à peu près
cette forme V sont plus écartées à leur base, f, f, f, f, qu'à
leur sommet, g, g, g, g, où elles paraissent se confondre ; elles
sont couvertes dans le point, h, h, h, par une portion mince
que nous avons enlevée, et qui se trouve placée à la partie
inférieure et antérieure du corps calleux que nous avons été
obligé d'enlever. Aux deux extrémités de la fissure formée
par les couches optiques, se voient deux cordons médullaires
blanchâtres, désignés par les anatomistes sous le nom de commissures antérieures, i, i, i, i, et commissures postérieures,
k, k, k, k. A l'extrémité, l, l, se voit une ouverture communiquant avec la tige pituitaire. A l'extrémité opposée, m, m,
une autre ouverture communiquant avec le quatrième ventricule. Plus en arrière et plus en dehors de la bandelette demi-
circulaire, et dans le point le plus profond des ventricules
latéraux, l'on aperçoit une partie courbée, m, m, m; c'est le
corps désigné sous le nom de pied d'hippocampe, dont la
partie interne, n, n, n, a été appelée, à cause de ses stries,
corpus fimbriatum, corps frangé. Si on partage le cervelet en
deux parties dans la région moyenne, et qu'on les porte à
droite et à gauche, on peut apercevoir la face supérieure
de la commissure appelée mésolobe, *id.* pl., fig. 6. C'est sur
cette face que l'on aperçoit, chez l'homme et dans tous les
quadrupèdes, quatre éminences ou saillies connues sous le nom
de tubercules quadrijumeaux, a, a, o, o; elles sont formées
à l'extérieur par une couche de matière blanchâtre, et à l'intérieur entièrement formées de substance grise, mélangée d'une
teinte rosée. Les saillies ne présentent pas, ainsi qu'on le voit,
le même volume. Les antérieures, a, a, sont plus grosses que
les postérieures, o, o. Nous verrons plus loin les différences que

ces corps nous présentent dans leur forme, leur volume et leur nombre chez les animaux : les antérieurs se trouvent recouverts chez l'homme par un corps long de trois à quatre lignes, et large de deux, ayant une forme oblongue; c'est la glande pinéale, q, q, expression doublement vicieuse, puisque ce n'est pas une glande, et que sa forme est loin de ressembler à celle du fruit de l'arbre appelé pin. Quoi qu'il en soit, ce corps est fixé à l'aide de deux filaments, r, r, qui se dirigent en dehors vers les couches optiques : on remarque au-dessous et à sa base une petite lamelle qui se porte en avant, puis se recourbe pour revenir ensuite au point de réunion des tubercules quadrijumeaux antérieurs. Coupé selon sa longueur, le corps dit pinéal présente une cavité pourvue d'un léger pertuis dirigé en bas. La consistance de ce corps et sa couleur varient beaucoup (1) : on trouve quelquefois dans son intérieur des portions ou grains jaunâtres assez résistants, ayant une forme plus ou moins arrondie. Soëmmering dit les avoir toujours rencontrés; c'était aussi l'opinion de Ventzel; j'ai cependant disséqué dix cerveaux chez qui ces grains n'existaient pas : je ne les ai pas trouvés dans les cerveaux de trois enfants que j'ai disséqués. Nous reviendrons sur les altérations présentées par la glande pinéale, lorsqu'il sera question des maladies du système nerveux cérébral.

Derrière les tubercules quadrijumeaux postérieurs se voit une strie blanchâtre étroite, située transversalement, s, s, s, s; elle se trouve placée sur une appendice fibreuse, blanche,

---

(1) C'est dans la glande pinéale que Descartes plaçait le siége de l'ame, idée qui prouve évidemment l'esprit inventif de ce philosophe.

large de quatre à cinq lignes, t, t, t, t, t, t; venant du cervelet,
valvule de Vieussens L'espace compris entre ces lames, le
cervelet et la moelle alongée, constitue ce que l'on appelle
quatrième ventricule.

La fig. 3, *id.* pl., représente le cervelet vu par sa face supérieure : examiné en masse, il présente une forme arrondie;
son volume est extrêmement variable; sa partie moyenne ,
v, v, v, *vermis cerebelli*, est plus saillante que les parties latérales, y, y, y, y, y, y; celles-ci ne présentent jamais un développement égal; constamment, l'une est plus développée que
l'autre, circonstance dont il faut tenir compte dans les cas
de castration uni-latérale où l'on assure avoir trouvé une
diminution du cervelet répondant au côté opposé à celui où
cette opération avait été pratiquée. La plus simple inspection
du cervelet suffit pour démontrer que son organisation diffère
beaucoup de celle du cerveau : il est, comme on le voit, composé de lamelles dont le nombre peut varier beaucoup. Quelques anatomistes, Malacarne entre autres, ont fait de nombreuses recherches sur la plus ou moins grande quantité de
lames présentées par cette partie du système nerveux. Cet
anatomiste avait même cru établir sur leur absence ou leur
nombre, une théorie physiologique et pathologique que l'expérience a démontrée fausse. Comment Malacarne a-t-il pu
avancer une opinion que sept ou huit cas bien observés suf-
fisaient pour détruire? Chaussier, qui ne connaissait pas la vraie
structure du cervelet, supposait gratuitement que cette partie
du système nerveux contenait plus de substance grise que de
blanche; les rapports de proportion donnés par ce professeur
entre le cervelet et le cerveau, en même temps qu'ils prouvent que cet organe est peu développé chez l'enfant à l'époque

de la naissance, démontrent aussi qu'il est impossible de
donner une règle générale de proportion entre ces deux parties du système nerveux ; car, dans un cas il formait, dit-il,
la treizième; dans l'autre, la quatorzième; dans un autre, la
dix-septième ; enfin la vingtième, la vingt-sixième, et même
une fois, assure-t-il, la trente-troisième partie de l'encéphale.
Il cite le cas d'un autre enfant qui avait vécu une décade
(dix jours), et dont le cervelet présentait la huitième partie
du poids du cerveau.

Les deux masses principales du cervelet sont séparées l'une
de l'autre par deux enfoncements ou échancrures. L'une est
placée antérieurement, fig. 3, 1, 1, 1, et présente une forme
demi-circulaire; elle répond au mésocéphale ou grande commissure du cervelet et au prolongement rachidien; la postérieure, *id.* fig., 2, 2, 2, se trouve en rapport avec la crête
interne de l'occipital; c'est dans cet enfoncement qu'est logé le
repli longitudinal de la dure-mère. Si on coupe perpendiculairement et dans sa partie moyenne chaque lobe du cervelet,
ainsi que nous l'avons fait sur le lobe droit, fig. 2, on
aperçoit un nombre assez considérable de parties blanches
disposées de manière à simuler des espèces d'arborisations;
elles paraissent résulter de la division de trois faisceaux
nerveux que nous avons déjà fait connaître : 1° celui qui
se rend en bas et en devant pour former la face antérieure
du mésocéphale, grande commissure du cervelet; 2° celui qui
va se rendre aux tubercules quadrijumeaux; 3° enfin un
inférieur ou descendant qui va se confondre avec le cordon
de la moelle épinière ou pyramide postérieure, corps restiforme. De la réunion de ces lamelles blanchâtres et de leur
division, résulte ces sortes d'arborisations désignées dans

presque tous les ouvrages d'anatomie sous le nom d'arbre de vie, *arbor vitæ*.

Si, au lieu de pratiquer la coupe verticale du cervelet exactement à sa partie moyenne, on la fait à la réunion du tiers interne de ce lobe avec ses deux tiers externes, on trouve une portion de substance grisâtre, *id.* fig., 4, 4, appelée *corpus rhomboideum* par Vieussens, corps dentelé par Vicq-d'Azir (1), ganglion du cervelet de Gall et Spurzheim. On voit, à l'aide de cette coupe, la partie médullaire du cervelet se continuant avec la moelle alongée, faisceau primitif du cervelet de Gall, faisceau dont la partie postérieure concourt à former le quatrième ventricule. Une coupe horizontale du cervelet fait paraître cet organe comme entièrement composé de substance grise.

Toute la masse nerveuse que nous venons de décrire sous les noms de cerveau, mésocéphale, moelle épinière, cervelet, se trouve composée de deux substances, l'une appelée corticale (2), grise, ou mieux encore pulpeuse, parce que sa couleur peut

---

(1) Obligé par la nature de nos recherches de consulter tous les auteurs qui ont traité l'anatomie du cerveau, nous avons dû nécessairement prendre connaissance de celui de Vicq-d'Azir qui a joui et même jouit encore d'une grande réputation. On sait que Vicq-d'Azir croyait, avec juste raison, que la meilleure manière de démontrer cet organe, était de le représenter par des planches accompagnées de descriptions : c'est ce qu'il a fait; mais nous pouvons affirmer que son ouvrage, entrepris avec de bonnes intentions, est loin de répondre à l'attente des personnes qui veulent des descriptions exactes. Ses planches sont généralement fausses, mal exécutées, et ne peuvent donner qu'une idée très imparfaite du système nerveux cérébral.

(2) Très mauvaise expression, puisqu'elle indique que cette substance forme seulement l'écorce ou l'enveloppe extérieure; ce qui n'est point vrai.

varier suivant les espèces d'animaux où on l'examine. L'autre substance est généralement blanche, et présente un caractère que l'on ne trouve pas dans l'autre; nous voulons dire qu'elle est composée de fibres blanches, visibles à l'œil dans certaines parties du cerveau, du cervelet et de la moelle alongée. La quantité de ces deux substances varie beaucoup chez l'homme et les animaux : il serait même assez difficile de dire positivement quelle est celle qui prédomine dans le cerveau de l'espèce humaine. Il n'en est pas de même chez beaucoup d'animaux. Nous croyons que les observations accompagnées de faits positifs, et consignées dans notre ouvrage sur l'anatomie du cerveau, prouveront que l'idée de Gall, très ingénieuse d'ailleurs, sur les proportions entre les deux substances, est loin d'être conforme à ce que la nature nous offre.

§ II.

Cerveau des quadrupèdes.

L'anatomie du cerveau des animaux, appartenant aux principales classes des vertébrés, a paru d'un si grand intérêt aux physiologistes et aux naturalistes, qu'elle est devenue le principal travail d'un assez grand nombre de savants; mais, soit négligence, ou peut-être l'extrême difficulté présentée par la nature même de l'objet de leurs études, toujours est-il que nous ne possédons pas encore un ouvrage bien fait sur ce sujet; je veux dire un livre où les descriptions soient conformes à ce que la nature nous présente, qui soit accompagné de bons dessins, donnant une idée exacte de la

24.

forme des parties qui constituent le système nerveux cérébro-spinal. Haller publia, en 1756 et 1765, quelques observations anatomiques sur l'organisation du cerveau des poissons et des oiseaux : ses recherches, bien qu'intéressantes, sont trop peu nombreuses et même quelquefois inexactes. Vicq-d'Azir, en traitant de la structure du cerveau de l'homme, eut le grand mérite d'insister sur les avantages immenses que la physiologie pourrait retirer de la comparaison anatomique des diverses parties des cerveaux des vertébrés, comparées avec celles du cerveau humain. Il est fâcheux que ce savant n'ait pu réunir assez de faits pour mettre une si belle idée à exécution : ses travaux sur le cerveau des poissons et des oiseaux sont à peu près insignifiants et véritablement imparfaits. Son anatomie du cerveau de l'homme, bien que plus étendue, nous paraît vraiment au-dessous de sa réputation ; car à l'époque où Vicq-d'Azir écrivait, l'art du dessin était porté très loin, et il aurait pu, s'il avait voulu, surveiller lui-même le travail de ses planches, laisser, sinon des dessins d'un grand fini d'exécution, du moins de formes pareilles à celles qui nous sont présentées par la nature ; chose que Vicq-d'Azir est loin d'avoir fait.

Depuis quelques années, plusieurs ouvrages assez remarquables ont été publiés sur le système nerveux cérébral. Tous ont sans doute demandé de nombreuses recherches, de grands travaux ; mais il n'en est pas un seul qui ne laisse beaucoup à désirer pour la représentation des objets. Un grand nombre de dessins de ces ouvrages ne nous ont pas paru conformes aux cerveaux naturels, et l'on peut dire que cette partie si importante a été généralement négligée. Un des ouvrages qui aurait dû fixer le plus l'attention des anatomistes, puisqu'il

avait pour lui l'avantage d'avoir été couronné par l'Institut
de France, celui de M. Serres, est de tous ceux qui ont été
publiés sur ce sujet, celui qui nous paraît devoir inspirer le
moins de confiance. L'anatomiste qui a étudié le système
nerveux cérébral sur la nature, ne sait, en lisant cet ouvrage,
de qui il doit le plus s'étonner, ou de l'assurance de l'auteur
dans sa manière de présenter les faits anatomiques servant de
base à ses propositions, ou de la fausseté de ces mêmes propositions rapprochées de la nature ou des dessins donnés
par l'auteur lui-même. Nous ne rapporterons pas ici ce que
nous avons entendu dire à l'étranger de la production de
M. Serres : de pareilles observations sortent entièrement du
cercle de notre travail.

Nous trouverons entre le cerveau de l'homme et des animaux
des différences d'organisation très remarquables. Nous nous
attacherons seulement dans cet ouvrage à faire ressortir celles
qui sont les plus importantes sous le rapport de la physiologie
du cerveau.

C'est une loi générale de la nature, que plus les actes fonc-
tionnels sont étendus et compliqués, et plus les parties qui
concourent à leur exécution offrent aussi de complication. Le
viscère, théâtre des facultés intellectuelles et affectives, vient
à l'appui de cette proposition. L'homme est de tous les animaux
celui qui présente le cerveau dont la structure se trouve être la
plus compliquée; viennent ensuite les quadrupèdes, les oiseaux,
les reptiles, les poissons et les insectes (1). Nous verrons plus

_____

(1) Un assez grand nombre d'insectes, notamment les abeilles, présentent des
actes vraiment admirables, bien que nous pensions cependant qu'il y ait beaucoup d'exagération dans les faits avancés par les savants qui ont écrit sur leurs

tard, lorsque nous traiterons des cinq sens, que l'homme est
encore, de tous les animaux, le plus avantageusement partagé
sous ce rapport, bien que plusieurs en présentent quelques-uns
plus développés : ainsi l'homme est dépassé de beaucoup par
l'éléphant, le cochon, le loup, sous le rapport de l'odorat;
jamais, quelque bonne que soit sa vue, il n'approchera de
l'aigle, qui peut distinguer d'une hauteur prodigieuse les objets
placés sur la terre et dont il veut faire sa nourriture. Mais
laissons pour un instant ces rapprochements, et continuons nos
observations sur l'anatomie du cerveau des animaux.

Tous les vertébrés sans exception sont pourvus, comme
l'homme, d'une masse nerveuse renfermée dans la boîte osseuse
désignée sous le nom de crâne; cette masse présente aussi,
comme chez lui, trois parties distinctes, le cerveau, le cervelet et le commencement du prolongement rachidien. Comme
dans l'homme, se voient des portions nerveuses destinées à faire
communiquer entre elles ces diverses parties, commissures.
Chez les quadrumanes, contenant toute la famille des singes,
la forme du cerveau présente en masse assez de rapport avec
celui de l'homme; il est composé, comme chez lui, de deux
hémisphères séparés par un repli de la dure-mère, couvert
de circonvolutions; mais il s'en faut de beaucoup que l'étendue,
le nombre et la forme de celles-ci soient identiques chez eux ·
on trouve au contraire des différences étonnantes de nombre,
de volume et de forme. Dans les singes, le cervelet se compose

mœurs. Nous sommes porté à croire que beaucoup de [faits attribués au système
nerveux cérébral de ces animaux résulteraient du plus grand développement de
quelques-uns ou plusieurs de leurs sens. Quoi qu'il en soit, le système nerveux de
ces animaux est encore trop peu connu pour nous éclairer positivement à cet égard.

de deux lobules réunis, comme chez l'homme, à leur partie
moyenne ; mais ils sont composés de lamelles bien moins
nombreuses. On trouve aussi une moelle épinière composée des mêmes parties, mais avec des différences de
proportion remarquables, enfin, une grande commissure,
quatre tubercules quadrijumeaux et le corps appelé glande
pinéale. L'étude anatomique de plusieurs cerveaux de singes
dont les mœurs auraient été bien connues, serait de la plus
grande utilité ; malheureusement on se procure ces animaux
avec difficulté, ou ils sont d'un prix trop élevé pour être à
la portée des savants qui voudraient en étudier un grand
nombre avec l'intention d'en faire une étude spéciale. Celle-ci
serait d'autant plus importante, comme nous le disions dans
nos leçons, qu'il s'opère en peu d'années un changement remarquable dans le cerveau de plusieurs espèces appartenant
à cette famille (1).

(1) Dans un cours de phrénologie humaine et comparée que nous fîmes à Paris
en 1829, nous insistâmes sur la nécessité et l'importance de l'étude de l'anatomie,
de la physiologie et des altérations pathologiques, pour arriver à une connaissance
parfaite des fonctions du cerveau ; nous citâmes même à cette occasion des faits fort
curieux qui seront consignés dans cet ouvrage. Nous mentionnâmes sur-tout le changement que l'âge amène chez les chiens et d'autres animaux, quant à leurs facultés
intellectuelles. Nous fîmes voir les altérations que les crânes de ces animaux avaient
éprouvées, et nous indiquâmes celles que nous avions trouvées dans leurs cerveaux.
Nous assurâmes que la diminution du cerveau, qui accompagne le changement qui
s'opère dans le caractère des chiens, et qui fait que de doux et caressants ils deviennent extrêmement moroses, et, comme on le dit vulgairement, hargneux ou même
méchants, que cette diminution, dis-je, se retrouverait encore plus prononcée chez
certains singes. Voici quelques faits recueillis au Jardin zoologique de Londres, qui
viennent confirmer nos prévisions.
« Dans la forme de leurs têtes et dans l'expression de leur physionomie, les

Chez tous les quadrupèdes, sans exception, le cerveau se
trouve composé de deux lobes ou hémisphères dont le développement et la forme présentent des différences remarquables,
selon les classes, les ordres, les genres et même les espèces.
Voici d'abord deux différences d'organisation bien tranchées et
sur l'exactitude desquelles on peut compter.

Tous les quadrupèdes, la taupe, les chauve-souris d'Europe (1), les hérissons et toutes les familles des rongeurs

» semnopitheci, une famille de singes, portent une si grande ressemblance aux
» gibbons, qu'il serait difficile de décider par la tête seule auquel des groupes chaque
» espèce doit être rapportée. Dans la première période de leur développement, la tête
» est large et élevée, la cavité crânienne large et le museau légèrement prédomi-
» nant. Mais à mesure qu'ils avancent en âge, le front diminue graduellement d'éten-
» due, diminuant conséquemment les dimensions de la cavité intérieure ; et le
» museau avance en longueur d'une manière remarquable. Les changements qui
» sont communs à toute la classe, sont particulièrement frappants dans ce genre, en
» conséquence de la prédominence de leur front, dans le jeune âge, et dont la diminu-
» tion se trouve accompagnée d'un changement dans les mœurs de l'animal. Quand
» ils sont pris jeunes, ils sont facilement apprivoisés, deviennent folâtres et familiers,
» sont extrêmement agiles, bien que généralement calmes et circonspects dans leurs
» mouvements ; ils apprennent à faire toutes sortes de tours qu'ils exécutent avec
» infiniment de ruse et d'habileté. Après quelque temps cependant, leur gaîté
» disparaît, leur confiance se change en défiance, leur agilité diminue et se trouve
» remplacée par une insouciante apathie, et au lieu d'avoir recours, comme aupa-
» ravant, aux ressources de leur sagacité pour arriver à quelque but, ils ont recours
» à la force brute qu'ils ont acquise à la place. Ils deviennent méchants et même
» quelquefois dangereux, absolument comme les autres espèces de la famille des
» singes qui, dans leur jeune âge, ne présentent aucunes traces d'un bon caractère
» et d'intelligence. »

(Extrait de l'ouvrage intitulé *Jardin et Ménagerie de la société zoologique de Londres*).

(1) Nous avons trouvé l'empreinte de circonvolutions sur le crâne de la rousette
de Java.

exceptés (1), présentent un cerveau pourvu de circonvolutions.

Dominés par l'idée d'une composition plus ou moins grande, en raison du volume du cerveau, Gall et Spurzheim ont commis une erreur très grave, en soutenant que si les circonvolutions cérébrales ne sont pas apparentes chez certains animaux, il faut s'en prendre à ce que le volume du cerveau n'est pas encore assez considérable. Ainsi, disent ces deux anatomistes, si les cerveaux de la souris et de la belette sont lisses, c'est que, dans ces espèces, le peu de volume de l'organe cérébral empêche de distinguer les circonvolutions. Voici maintenant ce que l'observation des faits nous démontre : 1° le cerveau de la souris ne présente pas de circonvolutions, non à cause de son peu de volume, mais parce que cet animal appartient à la famille des rongeurs, et que dans cette classe, comme nous l'avons déjà avancé, il n'existe aucune trace de circonvolutions; 2° le cerveau de la belette, loin d'être dépourvu de circonvolutions, comme Gall et Spurzheim l'affirment, en présente au contraire de très prononcées : voir la pl. LXXIV, fig. 5 ; et la preuve que le volume n'entre pour rien dans la présence ou l'absence de celles-ci, c'est que le cerveau du lièvre, pl. LXXV, fig. 8, qui est plus de quatre fois plus gros que celui de la belette, n'offre qu'un cerveau lisse. Pareille chose a lieu pour l'écureuil, pl. LXXIV, fig. 4.

---

(1) Gall assure que le cerveau du castor est pourvu de circonvolutions très apparentes ; le docteur Spurzheim partage aussi la même opinion : ce dernier fait même un reproche à M. Cuvier pour avoir avancé que le cerveau de cet animal était lisse. Nous pouvons affirmer, malgré le ton d'assurance de M. Spurzheim, que le cerveau du castor est absolument comme celui des autres rongeurs, et que l'assertion de M. Cuvier n'est pas fausse, comme il le dit.

Toute la famille des herbivores, le bœuf, la vache, le mouton, etc., présentent des circonvolutions très apparentes; mais elles sont plus développées dans le sens transversal que dans le sens longitudinal : voir la pl. LXXVI, fig. 1, représentant le cerveau du mouton.

Dans le cheval, l'âne, la chèvre, le chevreuil, le cochon, la disposition des circonvolutions présente à peu près le même caractère.

Dans la famille des carnassiers, tels que le chien, pl. LXXX, fig. 2, le blaireau, *id.* pl., fig. 1, le chat, pl. LXXV, fig 1 et 4, la marte, *id.* pl., fig. 9 et 10, la belette, pl. LXXIV, fig. 5, les circonvolutions sont très distinctes; mais plus alongées que dans les herbivores, elles laissent, comme chez eux, des empreintes bien marquées à la surface du crâne (1). Quelle peut être l'influence de la forme des circonvolutions sur les actes intellectuels et les facultés affectives? Le docteur Spurzheim croit qu'il existe une relation entre la forme des circonvolutions, l'intensité et l'activité des facultés; ainsi, dit-il, je pense que la longueur des fibres contribue à l'activité, la largeur à l'intensité des actes. Je ne crois pas que l'assertion de ce médecin soit établie sur un grand nombre de faits bien observés. Ses observations ont été, comme je le suppose, bornées à l'espèce humaine. Je possède cependant deux faits dans cette espèce qui sont loin

(1) Nous ne concevons pas comment M. Desmoulins a pu avancer que le cerveau des animaux du genre marte était entièrement lisse et ne présentait aucune trace de circonvolutions, tandis que c'est au contraire dans cette famille d'animaux qu'elles sont le plus prononcées. Quand cessera-t-on donc, comme disait Haller, de faire de l'anatomie et de la physiologie dans le cabinet ou avec les livres, au lieu de consulter le meilleur de tous, la nature ?

de s'accorder avec ceux de ce médecin. Quant à la phrénologie comparée, les faits nombreux qu'elle nous offre nous
paraissent détruire complétement l'assertion avancée par ce
phrénologiste. Citons des faits, seule et vraie base de toute
observation.

Les actes des facultés intellectuelles et affectives des oiseaux
se manifestent avec une activité incroyable, et leurs cerveaux
n'offrent aucunes traces de circonvolutions. Le chevreuil, dont
les facultés sont si vives et si actives, présente un cerveau à
circonvolutions arrondies; tandis que le blaireau, dont les
circonvolutions sont alongées, a les facultés cérébrales assez
lentes. L'écureuil, dont le cerveau est complétement lisse, est
doué d'une activité cérébrale et de mouvements étonnants :
pourra-t-on dire, dans ce cas, que la longueur des circonvolutions entre pour quelque chose dans cette activité? Nous croyons
que l'activité des facultés est complétement étrangère à la forme
des circonvolutions, qu'elle peut se rencontrer avec toutes
les formes possibles de cerveaux, et qu'elle tient au mode de
sensibilité propre au système nerveux cérébral de chaque
individu, quels que soient la classe, l'ordre, le genre et même
l'espèce dont il fait partie.

Il est présumable que, par la présence des circonvolutions,
l'auteur de la nature n'a eu d'autre but que d'augmenter la
surface ou l'étendue du système nerveux renfermé dans le crâne,
et conséquemment lui donner plus d'énergie et une sphère
d'action plus grande.

Nous avons vu que, dans l'homme, le cervelet se trouvait
complétement recouvert par la partie postérieure des hémisphères, pl. LXXXIV, fig. 1 et 2. Nous trouverons chez les
animaux une différence très remarquable à cet égard; dans

25.

les singes cependant le cervelet se trouve recouvert, sinon en totalité, au moins en grande partie, par les hémisphères. J'ai quelquefois trouvé le cervelet complétement couvert chez certaines espèces de chiens. Dans le chat, pl. LXXV, fig. 1, le mouton, pl. LXXVI, fig. 1 et 2, le lièvre, pl. LXXV, fig. 8, l'écureuil, pl. LXXIV, fig. 4, le hérisson, le cochon d'Inde, *id.* pl., fig. 8 et 1, la taupe, *id.* pl., fig. 12, le cervelet se trouve presque complétement à nu (1). Dans le chien, pl. LXXX, fig. 2, le blaireau, *id.* pl., fig. 1, la marte, pl. LXXV, fig. 9 et 10, la belette, pl. LXXIV, fig. 5, la partie postérieure des hémisphères avance ou recouvre plus ou moins le cervelet. En examinant avec soin tous les cervelets des quadrupèdes représentés dans notre atlas, pl. LXXIV, LXXV, LXXVI, LXXX, et LXXXI, on pourra se convaincre que cette partie du système nerveux cérébral présente beaucoup de différences de forme, de volume et de composition. Ces différences varient d'autant plus que les cervelets sont examinés dans des classes opposées : dans les espèces, le cervelet présente le même type de forme, mais diffère assez quant au volume.

Il est vraiment digne de remarque que le cervelet de tous les quadrupèdes et même celui des oiseaux, comme nous le verrons plus tard, n'offre jamais, ainsi que nous l'avons vu dans les hémisphères, un aspect lisse; il paraît toujours composé de plusieurs parties bien distinctes.

Généralement, chez tous les quadrupèdes, la partie moyenne

(1) L'assertion de certains anatomistes, tels que Cuvier, qui avançait que le cervelet ne se trouvait à nu chez certaines espèces, que parce que la partie postérieure des hémisphères n'existait pas, est évidemment sans fondement.

de cette partie du système nerveux, c'est-à-dire celle qui
répond au processus vermiformis de l'homme, pl. LXXXV,
fig. 2, o, m, se trouve toujours plus apparente, plus renflée (1).
Le volume du cerveau, comparé à celui du cervelet, présente
tant de différences dans les diverses classes et même chez les
individus de la même espèce, qu'il nous a été impossible de
donner un terme moyen de proportion entre eux. Je pesai
un jour, en présence d'un de mes confrères, douze cerveaux
d'animaux de même âge, trois de chevaux, quatre de moutons,
trois de chats et deux de chiens. Je pesai ensuite leurs cervelets,
et trouvai des différences si remarquables entre l'une et l'autre
de ces parties, chez la même espèce, que je cessai pour toujours toutes recherches dans ce sens.

Certaines espèces ont généralement le cervelet très développé
comparativement aux hémisphères : nous citerons, comme
exemples remarquables sous ce rapport, le chat, pl. LXXV,
fig. 4, où cet organe forme plus du tiers de la masse encéphalique. Dans la taupe, pl. LXXIV, fig. 12, il en forme presque
la moitié. Dans l'écureuil, pl. LXXIV, fig. 4, il est très gros, et
formé de plusieurs lobules distincts, très apparents à l'extérieur
de son crâne, voir la pl. XXXVII, fig. 1; ainsi qu'on le voit,
il est formé d'un grand nombre de lamelles. Généralement, le
cervelet est très développé relativement au cerveau, dans toute
la famille des rongeurs. Nos observations très nombreuses
sur ce point d'anatomie comparée, se trouvent complétement

---

(1) Nous sommes entré dans beaucoup plus de détails anatomiques sur l'organisation du cervelet des vertébrés, dans notre ouvrage sur le système nerveux
cérébral. Nous ne faisons connaître ici que les points les plus essentiels pour les
phrénologistes.

en rapport avec celles qui avaient été faites avant nous par
le célèbre naturaliste français Cuvier : nous ferons seulement
observer que beaucoup de carnassiers offrent aussi un cervelet très fort, eu égard au volume de leurs cerveaux. Une
coupe verticale, pratiquée sur le cervelet des quadrupèdes,
permet d'apercevoir dans son intérieur ces espèces d'arborisations que nous avons trouvées dans le cervelet de l'homme,
pl. LXXXV, fig. 2; seulement elles y sont beaucoup moins
nombreuses. La fig. 4 de la pl. LXXIX représente la coupe
verticale du cervelet du chat. L'homme, sauf quelques grosses
espèces, se trouve à la tête des espèces animales pour le développement du cervelet. Au-devant de cet organe, se voient,
comme chez l'homme, quatre tubercules quadrijumeaux. La
fig. 3 de la pl. LXXVII représente les tubercules quadrijumeaux du lapin domestique. Ils sont toujours recouverts
par les hémisphères, et on ne peut les apercevoir sans avoir
préalablement écarté ceux-ci. Je n'ai pas trouvé une seule
exception à cet égard dans l'immense quantité de cerveaux que
j'ai disséqués. Je ne sais vraiment pourquoi M. Tiedmann
(1) avance, dans son *Traité du cerveau du fœtus humain,*
que, dans le cerveau du lièvre, de l'écureuil, du cabiais,
les tubercules quadrijumeaux se trouvent à nu, et présentent
alors quelques ressemblances avec le fœtus de l'homme de
quatre ou cinq mois. L'assertion de cet anatomiste distingué
est complétement inexacte. La fig. 8, pl. LXXV, représente
le cerveau du lièvre; la fig. 4, pl. LXXIV, celui de l'écu-

(1) *Traité du cerveau du fœtus,* traduit de l'allemand par Jourdan ; Paris;
page 194.

reuil, et la fig. 1, *id.* pl., celui du cochon cabiais. Il est facile de voir qu'il n'existe à l'extérieur aucune trace de tubercules quadrijumeaux. C'est avec aussi peu de fondement que le même auteur assure que, dans les chauve-souris, les tubercules sont complétement à nu : nous pouvons affirmer que, dans cette famille d'animaux, comme dans les espèces que nous venons de citer, et même dans toute la famille des rongeurs, les tubercules quadrijumeaux se trouvent complétement recouverts par les hémisphères.

On trouve des différences de volume entre les tubercules quadrijumeaux des quadrupèdes; quelquefois les antérieurs sont plus prononcés que les postérieurs, et *vice versa*. Dans le mouton, pl. LXXVII, fig. 3, dans le lapin, *id.* pl., fig. 4, la paire antérieure, o, o, est plus forte que la postérieure, a, a; dans le chien, c'est le contraire.

La composition des tubercules quadrijumeaux est absolument la même que chez l'homme; c'est-à-dire qu'ils sont formés de substance blanche et de substance grise; leur intérieur présente une cavité.

Le corps que nous avons désigné chez l'homme sous le nom de glande pinéale, et qui se trouve placé sur ces tubercules, existe chez tous les quadrupèdes; il y en a même chez qui il présente un volume assez considérable : la fig. 5 de la pl. LXXVII représente la glande pinéale du lapin. Chez tous les animaux aussi, ce corps se trouve fixé aux parties auxquelles il correspond par de petits filaments nerveux. Quel peut être l'usage de ce tubercule? L'observation ne nous a rien appris de bien positif à cet égard. Je ne crois pas cependant qu'il ait une grande influence, soit par lui-même ou par ces communications, avec les parties nerveuses avec lesquelles il se trouve en rapport;

Du moins, voici un fait qui semblerait venir à l'appui de notre assertion. Je trouvai un jour, en disséquant le cerveau d'un renard, deux plombs gros comme la moitié d'un petit pois, placés entre les deux hémisphères; l'un d'eux était emprisonné dans la dure-mère, et l'autre entre son repli vertical et l'un des hémisphères. Il n'existait aucune trace de glande pinéale. Je présumai qu'elle avait été détruite par le coup de feu que cet animal avait reçu long-temps avant celui qui lui donna la mort. Je pris des renseignements auprès des chasseurs qui m'avaient procuré sa tête, et j'appris que ce renard ne s'était pas montré, pendant la chasse, inférieur pour ses ruses et son intelligence aux animaux de son espèce. Il serait même parvenu à s'esquiver, si un berger, en l'effrayant, ne l'avait forcé à retourner du côté des chasseurs.

Les lobes cérébraux sont réunis chez les quadrupèdes, ainsi que chez l'homme, à l'aide d'une lame de substance blanchâtre, corps calleux, grande commissure de Gall; dans l'intérieur des hémisphères se trouvent aussi, comme chez lui, les couches optiques et les corps striés. Nous n'entrerons pas ici dans tous les détails ayant rapport aux variétés de formes de ces diverses parties; on les trouvera décrits avec soin dans notre *Traité de l'anatomie du cerveau de l'homme et des animaux vertébrés.*

§ III.

Cerveau des oiseaux, des reptiles et des poissons.

L'encéphale ou système nerveux cérébral des oiseaux se compose, comme celui des quadrupèdes, de trois parties bien distinctes, pl. LXXIII, fig. 2 : 1° deux hémisphères, *A*, *A*, un cervelet 2, 2, et un prolongement rachidien, 3, 3. Comparés *r fig 9.* avec les mêmes parties chez les quadrupèdes, nous y trouverons des différences trop remarquables pour ne pas être le sujet d'observations particulières. Nous aurons recours pour le système nerveux cérébral des oiseaux à la méthode que nous avons déjà employée pour celui des quadrupèdes comparé avec celui de l'homme, c'est-à-dire que nous ferons ressortir les caractères les plus saillants des parties qui le composent. Nous commencerons par les hémisphères. Ils sont constamment doubles ou composés de deux parties égales en forme et en volume (1), ou du moins chez lesquelles la différence est à peine perceptible : disposition que nous n'avons point trouvée chez les quadrupèdes, encore moins chez l'homme.

Dans toute la famille des oiseaux, sans exception, les hémisphères cérébraux sont lisses, c'est-à-dire n'offrent aucunes traces de circonvolutions; caractère que nous avons déjà

(1) C'est à ce volume égal des hémisphères qu'il faut attribuer cette régularité dans la forme du crâne des oiseaux, que l'on ne trouve jamais chez les quadrupèdes, et encore moins dans l'espèce humaine.

reconnu dans quelques classes des quadrupèdes, notamment
dans toute la famille des rongeurs.

La forme des hémisphères cérébraux des oiseaux varie beaucoup; il suffit de jeter les yeux sur les pl. LXX, LXXI,
LXXII et LXXIII, représentant autant de cerveaux appartenant à cette famille, pour se convaincre que toutes les parties
des hémisphères sont loin de présenter le même degré de développement; de là l'immense variété de leur forme (1).

Derrière les hémisphères cérébraux, ✗, pl. LXXIII, fig. 2, se
voit le cervelet. Cette partie du système nerveux, que nous
avons vue quelquefois couverte en totalité, chez l'homme et
quelques singes, quelquefois en partie seulement, comme chez
le chien, la marte, etc., etc., se trouve entièrement à découvert
dans toute la famille des oiseaux. Il offre quelque ressemblance
avec le corps d'une chenille qui serait dépourvu de poils; il
est divisé comme lui en sections ou anneaux, dont les plus
larges occupent toujours la partie moyenne. Le plus grand
diamètre du cervelet des oiseaux, au lieu de se trouver dans le
sens transversal, comme chez les quadrupèdes, existe au contraire de haut en bas ou dans le sens vertical. Quand le crâne
des oiseaux présente peu d'épaisseur, ainsi que cela a lieu dans
toute la famille des becs-fins, on peut distinguer à l'extérieur
les divisions des parties qui composent le cervelet. Coupé verticalement, le cervelet des oiseaux présente, comme chez les
quadrupèdes, une espèce d'arborisation, mais beaucoup moins
compliquée que chez eux. Pl. LXXI, fig. 3, coupe verticale du
cervelet de la poule.

(1) Nous verrons plus tard l'importance que l'étude de ces variétés de forme et
de volume offre pour les applications phrénologiques.

Nous avons vu que, chez l'homme et les quadrupèdes,
pl. LXXVII, fig. 4, on trouvait entre le cervelet et le cerveau
sur la face postérieure du mésocéphale, commissure du cervelet, quatre tubercules connus sous le nom de quadrijumeaux.
Chez les oiseaux, au contraire, nous n'en trouvons que deux, et
au lieu d'être placés à la partie moyenne du système cérébro-
spinal, ils sont situés de chaque côté du cervelet, et plus ou
moins recouverts par la partie postérieure des lobes cérébraux; mais jamais complétement : voy. pl. LXX, fig. 1, 2, 3,
4 et 5. Ils sont réunis à l'aide d'une commissure, *id.* pl., fig. 3,
dont la largeur varie beaucoup suivant les espèces. Celle du
cerveau représenté fig. 3, est celle du geai; on voit qu'elle
est assez large eu égard au volume du cerveau de l'animal,
sur-tout lorsqu'elle est comparée à une autre beaucoup plus
petite placée devant elle. Il est facile de voir par cette figure
du cerveau, dont nous avons écarté les hémisphères, qu'il
n'existe pas, comme chez l'homme et les quadrupèdes, la
commissure connue sous le nom de mésolobe : nous n'en
voyons que deux, et ce sont celles que nous venons d'indiquer.
On pourra voir, dans notre *Traité d'anatomie du cerveau de
l'homme et des animaux,* les conséquences que nous tirons de
ce mode particulier d'organisation.

Les tubercules bijumeaux des oiseaux sont creux. Entre eux,
et sur la commissure postérieure, se voit un petit corps variant
de forme, de volume et de consistance; on peut le considérer
comme l'analogue de la glande pinéale de l'homme et des
quadrupèdes; nous avons indiqué son siége dans le cerveau, au
trait, indiqué pl. LXXIII, fig.3.5. Vicq-d'Azir nie positivement
son existence chez les oiseaux : cet anatomiste l'aura sans doute
enlevée avec la dure-mère; mais avec un peu de précaution, il

26.

est toujours aisé de la conserver. C'est absolument sans fondement que M. Serres assure que le volume de ce petit corps se trouve en rapport constant avec le volume du cerveau de l'oiseau. Nous avons donné, dans notre ouvrage sur l'anatomie de ce viscère, plusieurs faits évidemment opposés à l'assertion de cet anatomiste.

Dans les reptiles, pl. LXXI, fig. 6, on trouve deux hémisphères cérébraux constamment lisses (1), un cervelet sans lamelle et une moelle épinière. Divisé verticalement, le cervelet des reptiles diffère de tous ceux appartenant aux classes dont nous avons étudié l'encéphale : il nous a paru dépourvu d'arborisations. Dans les poissons, pl. LXXI, fig. 5 et 7, les hémisphères cérébraux présentent une singulière disposition; tantôt ils sont composés de deux parties renflées à droite et à gauche, comme dans le cerveau du hareng, id. pl., fig. 7, le rouget, id. pl., fig. 10; d'autres fois, ce sont plusieurs tubercules placés à la suite les uns des autres. Le cervelet, dans cette classe, est lisse; sa section n'offre aucune trace d'arborisations.

La moelle épinière des poissons est ordinairement renflée à son extrémité supérieure, d'où partent les filaments nerveux qui communiquent avec le cerveau et le cervelet. Cette partie du système nerveux est quelquefois divisée en plusieurs parties ayant quelque rapport avec le cervelet des oiseaux. Le rouget, id. pl., fig. 10, nous offre un exemple frappant de ce genre d'organisation.

(1) Dans l'ouvrage du docteur Spurzheim sur le cerveau, publié à Londres en 1826, on voit, pl. III, fig. 2, un cerveau de grenouille composé de quatre hémisphères. Il faut que ce médecin ait emprunté ce dessin à quelque auteur, ou que ce soit une monstruosité, car jamais nous n'avons rencontré une pareille conformation.

Il n'est pas de classe d'animaux dont le système nerveux cérébro-spinal nous ait offert autant de variétés organiques que celui des poissons. Un travail sur ce sujet, fait avec soin dans les principales classes, ordres et genres, et accompagné de figures d'une bonne exécution, serait extrêmement précieux (1).

Nous croyons devoir terminer ici nos observations sur la structure du système nerveux cérébral, par quelques remarques sur la dissection de cette partie si délicate : elles intéressent sur-tout les anatomistes qui seraient tentés de se livrer à l'étude profonde de son organisation :

1° On ne doit jamais commencer l'étude du système nerveux cérébral par le cerveau des jeunes animaux ou celui des adultes dont le corps a déjà éprouvé un commencement de putréfaction. Le temps le plus favorable pour la dissection, est celui où le corps de l'animal est complétement refroidi.

2° Les cerveaux d'hommes qui ont passé soixante ans, et ceux des vieux chevaux, sont excellents pour suivre les fibres cérébrales; parce que, dans un âge avancé, la substance fibreuse du cerveau présente plus de consistance. Chez l'homme trop vieux, chez les animaux épuisés par l'âge et les fatigues, l'étude du cerveau devient très difficile, soit par la dimi-

(1) Nous avons disséqué un grand nombre de cerveaux appartenant à des espèces de poissons dont M. Serres a fait représenter les cerveaux dans la pl. VII de son atlas. Non-seulement les figures de cet anatomiste sont inexactes, mais on y trouve encore des parties qui n'ont jamais existé dans la nature. Comme ces cerveaux appartiennent à des poissons que l'on peut se procurer facilement, on pourra vérifier la vérité de notre assertion.

nution des circonvolutions, leur ramollissement, ou les
adhérences de la membrane qui les recouvre.

3° On ne peut étudier avec succès le cerveau du fœtus,
celui des jeunes animaux, ceux des oiseaux, des reptiles et
des poissons, qu'après une macération préalable dans l'alcool
affaibli avec moitié d'eau. Le cerveau ne se déforme pas du
tout par ce moyen. Il est bon de laisser séjourner le cerveau
quelques heures dans ce liquide; de manière que tout le sang
contenu dans les vaisseaux puisse se déposer au fond du vase :
cela fait, on remet le cerveau dans une liqueur de même nature.
On distingue alors parfaitement sa forme, et l'on peut le faire
représenter avec succès (1).

4° On peut, en ayant recours à la scie, conserver le crâne
de l'homme et des quadrupèdes dont on aura étudié les cerveaux. Le moyen conseillé par Bichat, le marteau, est très
expéditif; mais on ne peut l'appliquer avec succès aux petits
quadrupèdes : il n'est bon que chez l'homme; encore perd-on
la boîte osseuse qu'il vaudrait mieux conserver. Dans les oiseaux,
le meilleur procédé consiste, après avoir mis le crâne à nu, à
l'enlever par portions avec un scalpel assez fort et à lame courte.
A la vérité on perd le crâne par ce moyen, mais on est sûr
d'avoir un cerveau intact; ce que l'on serait moins sûr d'obtenir
en ayant recours à la scie. Il existe cependant quelques espèces

_____

(1) En été, il faut mettre deux tiers d'alcool, si l'on veut conserver les cerveaux, et prendre soin que le bocal soit bien fermé, sinon le cerveau se boursouffle
en peu de temps et change complétement de forme. On ne peut pas se faire une
idée de la quantité d'alcool absorbée par le cerveau. Il m'est arrivé en mettant dans
de l'eau pure des cerveaux qui avaient séjourné dans l'esprit de vin dix ou douze
jours, de les voir nager à la surface comme des bouchons de liège.

d'oiseaux, comme le dinde, la poule, la pintade, le paon, l'oie, dout les parois du crâne offrent trop de dureté pour être facilement enlevées à l'aide du scalpel; dans ce cas, il faut avoir recours à la lame d'une scie dont les dents soient très fines. La membrane dure-mère, qui est très mince chez les oiseaux, est susceptible de se dessécher facilement; on s'en aperçoit à de légers plis qu'elle forme sur le cerveau, quand la voûte du crâne est enlevée. Il faut, dans ce cas, humecter cette membrane avec un peu d'eau; on pourra l'enlever quelque temps après sans altérer l'encéphale.

5° Il est certaines parties du cerveau des quadrupèdes et sur-tout des oiseaux, qu'on ne peut bien voir qu'après un long séjour de ce viscère dans l'alcool. Il faut d'abord, lorsqu'on veut faire l'étude de ces parties, mettre les cerveaux à tremper dans un mélange d'eau et d'alcool, celui-ci étant dans la proportion d'un tiers. On a seulement en vue, par ce moyen, de débarrasser le cerveau du sang que ses vaisseaux peuvent contenir. Après trois ou quatre heures de séjour dans ce liquide, les cerveaux sont plongés dans un bocal bien bouché et ne contenant que de l'alcool pur. La forme extérieure des cerveaux change un peu, mais certaines parties deviennent plus faciles à étudier par le degré de consistance qu'elles acquièrent. J'ai quelquefois eu recours à la liqueur connue sous le nom de *Monro*; c'est un mélange d'alcool et d'acide nitrique, dans la proportion d'un gros d'acide sur une pinte d'alcool; mais je ne me suis pas aperçu qu'elle offrît plus d'avantage que le mélange d'eau et d'alcool. Reil, dans ses préparations très délicates du système nerveux, faisait un fréquent usage d'acide nitrique affaibli, ou de lessives alcalines. Quels que soient les moyens employés pour arriver à une connaissunce parfaite de la structure du système nerveux céré-

bral, on ne saurait trop se pénétrer, avant de s'y livrer, que,
de tous les organes du corps humain, c'est celui dont la dissection présente le plus de difficultés, et demande que les
mêmes objets soient vus plusieurs fois avant d'en avoir une
juste idée.

Nous allons terminer ces remarques en présentant, sous forme
de tableau, les principaux rapports et les principales différences présentées par les cerveaux de l'homme, des quadrupèdes, des reptiles et des poissons.

TABLEAU des principaux rapports et différences, présentés par diverses parties du système cérébro-spinal de l'homme, des quadrupèdes, des oiseaux, des reptiles et des poissons.

	HOMME.	QUADRUPÈDES.	OISEAUX.	REPTILES.	POISSONS.
Hémisphères cérébraux.	Deux hémisphères constamment inégaux en volume. Pl. 84, fig. 1 et 2.	Deux hémisphères constamment inégaux en volume, mais cette inégalité est moins prononcée que chez l'homme. Pl. 74, 75, 76, 80 et 81.	Deux hémisphères constamment égaux en volume ou du moins présentant une différence peu sensible. Pl. 70, 72 et 73.	Deux hémisphères égaux en volume. Pl. 74, fig. 6.	Composés de plusieurs tubercules réunis ou séparés. Pl. 74, fig. 5 et 7.
Circonvolutions.	Très nombreuses, présentant de grandes différences en volume d'un hémisphère à l'autre. Pl. 83 et 84.	Quelquefois pourvus de circonvolutions, d'autres fois lisse. Pl. 74, fig. 5. Id. Pl., fig. 4.	Constamment lisse. Pl. 70, f. 1,2,3,4,5.	Constamment lisse. Pl. 74, fig 6.	Toujours lisse. Pl. 74, fig. 5 et 7.
Cervelet.	Composé de plusieurs masses formées de lamelles. Pl. 84, fig. 1 et 2.	Constamment composé de plusieurs masses formées de lamelles. Pl. 75, fig. 9. Id. Pl., fig. 4.	Toujours composé d'une seule partie formée d'anneaux. Pl. 70, f. 1,2,3,4,5.	Toujours lisse. Pl. 74, fig 6.	Toujours lisse. Pl. 74, fig. 5.
Moelle épinière.	Présentant six tubercules à son extrémité supérieure. Pl. 84.	Présentant comme chez l'homme six renflements, mais beaucoup moins prononcés. Pl. 77.	Renflée à son extrémité supérieure.	Id. Renflée supérieurement.	Id. quelquefois composée à sa partie supérieure de plusieurs portions transversales analogues au cervelet des oiseaux. Pl. 71, fig. 10.
Tubercules quadrijumeaux.	Quatre, les antérieurs plus développés que les postérieurs. Pl. 85, fig. 1.	Quatre, mais présentant beaucoup de différences en volume, suivant les diverses classes.	Deux tubercules bijumeaux.	Deux tubercules bijumeaux.	Deux tubercules bijumeaux.
Glande pinéale.	Existe toujours et présente une forme conoïde.	Existe constamment, mais présente une grande variété de forme.	Existe toujours, mais varie beaucoup de forme et de volume [1].	Existe chez les reptiles.	A été niée par Vicq d'Azir, Cuvier, Tiedemann, admise par d'autres anatomistes.

1. C'est à tort que M. Tiedemann, page 218 de son *Anatomie du Cerveau du fœtus*, traduit de l'allemand par Jourdan, assure que Vicq-d'Azir avait rencontré la glande pinéale chez les oiseaux. Nous avons fait au contraire, à cet anatomiste, le reproche de ne l'avoir pas trouvée chez : voici le passage de Vicq-d'Azir.

« Il est évident que la nature a refusé aux oiseaux le corps calleux, la voûte à trois piliers, les cornes d'Ammon, les corps bordés, le *tænia semi-circulaire*, les tubercules quadrijumeaux, la glande pinéale. » (Vicq-d'Azir, édition de Moreau de la Sarthe, 6e vol. page 216.)

Le tableau que nous venons de présenter ne fait point connaître les différences que présentent certaines parties profondes
du système cérébro-spinal des quadrupèdes, des oiseaux, des
reptiles et des poissons; parties qui ne peuvent être bien vues
qu'à l'aide de coupes ou de préparations anatomiques très
multipliées et très délicates. Elles se trouvent représentées
dans notre ouvrage sur l'anatomie du système nerveux cérébral de l'homme et des animaux : nous n'avons ici présenté que les principaux points d'anatomie du cerveau de
l'homme et des vertébrés, nécessaires aux phrénologistes (1).
Maintenant que nous avons fait connaître ces parties, il nous

(1) Avant de soumettre ce volume à l'impression, je crus devoir consulter deux
de mes confrères dont les connaissances étendues et l'excellent jugement pouvaient
m'être de quelque utilité, quant au nombre et à la distribution des matières anatomiques que j'avais à traiter. Mais, comme on va le voir, il s'en fallait de beaucoup
que ces deux personnes fussent d'accord. L'une aurait voulu que j'eusse traité non-
seulement toute l'anatomie du crâne et du cerveau de tous les vertébrés, mais encore
l'anatomie des os communs au crâne et à la face. Comme on le voit, c'eût été un
vrai traité d'anatomie topographique, qui eût exigé une grande quantité de planches
pour être parfaitement compris. Je me serais vu conséquemment obligé d'augmenter
le prix d'un ouvrage que beaucoup de personnes trouvaient déjà trop cher, et sincère-
ment nous ne croyons pas qu'il eût été vraiment plus utile pour le but que nous nous
proposions. L'autre personne trouvait, au contraire, que je m'étais trop étendu sur
l'anatomie du crâne et du cerveau, que ces détails ne devaient se trouver que dans les
ouvrages spéciaux sur ce sujet. Je trouverais, disait-elle, en agissant ainsi, le moyen
de mettre mon ouvrage à la portée d'un plus grand nombre de lecteurs. Mais alors
je donnais précisément dans l'écueil que je voulais éviter, c'est-à-dire de donner un
de ces livres si faciles à faire et encore plus faciles à retenir, mais qui ne dispensent
jamais de ceux où la matière est traitée d'une manière plus étendue et plus savante.
Je suis loin de blâmer ces sortes d'ouvrages; mais demandez aux personnes un peu
instruites ce que l'on peut acquérir avec leur seul secours, et toutes vous répondront
qu'ils sont généralement insuffisants. Comment, en bonne foi, pourra-t-on persuader

reste à dire quelque chose sur les méthodes employées pour arriver à la connaissance anatomique de ces mêmes parties : nous traiterons ce sujet très brièvement, renvoyant à notre ouvrage spécial sur le cerveau, les personnes qui voudraient approfondir cette matière.

à des personnes de bon sens que, sans des représentations exactes et même assez nombreuses du système nerveux cérébro-spinal de l'homme et des animaux, de son enveloppe osseuse et des variétés remarquables qu'ils présentent, on pourrait arriver à des connaissances étendues en phrénologie humaine et comparative?

Je pris donc la résolution de composer mon ouvrage de manière que les personnes instruites en anatomie et celles qui l'ignorent, mais qui voudraient se livrer à l'étude de la phrénologie, pussent ~~avoir~~ assez de sujets représentés qui pussent les conduire sûrement à cette étude. Je me suis sur-tout attaché à présenter avec autant d'ordre et de clarté possible les points les plus remarquables d'anatomie, nécessaires à l'intelligence des facultés intellectuelles et affectives que j'aurai à traiter dans le second volume ; et si j'ai publié un grand nombre de planches, c'est qu'elles m'ont paru absolument nécessaires et indispensables pour l'application. A la vérité, leur nombre augmente le prix de l'ouvrage; mais ce prix n'est pas si élevé, que les personnes livrées aux sciences ne puissent se le procurer facilement. D'ailleurs, l'avantage qu'elles en retireront compensera bien cette dépense, et les mettra, nous l'espérons, dans le cas de ne pas avoir recours à beaucoup d'autres ouvrages publiés sur le même sujet.

CHAPITRE IX.

§ I.

Depuis Vésale, tous les anatomistes avaient suivi le même
mode de dissection du cerveau : il consistait à examiner successivement diverses parties de ce viscère, en pratiquant des
coupes horizontales de son sommet à sa base (1). Par ce procédé,
on détruit les rapports de chaque partie et l'on n'a point une
juste idée de leurs différences proportionnelles. Appliqués à
l'étude de l'anatomie du cerveau des animaux vertébrés, les
vices de cette méthode ressortent encore plus; car les parties
cérébrales des animaux, variant de forme et de situation, on
ne peut avoir aucune idée du développement progressif du système nerveux cérébro-spinal.

Varole (2) fut de tous les anatomistes celui qui jugea plus
convenable de commencer l'étude du cerveau par la base. Willis

---

(1) Cette méthode, bien que très vicieuse, et généralement connue pour telle,
est cependant encore employée dans presque toutes les écoles de médecine.

(2) *Varoli anatomicæ, sive de resolutione corporis humani.* 1591.

pensa aussi qu'il était nécessaire de changer le procédé de dissection de haut en bas.

Vicq-d'Azir employa tout à la fois la méthode de Vésale et des anatomistes qui le suivirent. L'ordre et la distribution de ses planches, que nous avons déjà dit être très mauvaises, annoncent qu'il suivait absolument le plan de Vésale pour la démonstration du cerveau. L'ouvrage de Chaussier ne mérite, selon nous, d'autre importance que celle qu'il faut attacher à de nouvelles expressions; mais rien de neuf ne se remarque dans son livre; ses planches sont d'une très mauvaise exécution : il nie même certains faits bien démontrés , tel est l'entrecroisement des pyramides; son expression de mésocéphale est très mauvaise, en ce qu'elle indique un point de réunion qui n'existe pas.

Bien que nous ne partagions pas entièrement les idées de MM. Gall et Spurzheim, nous sommes forcé de convenir que leur méthode de disséquer le cerveau est de beaucoup préférable à celle que l'on avait employée avant eux. Elle a cet avantage immense de ne pas présenter le cerveau comme une masse pulpeuse homogène, mais comme un composé de parties diverses, augmentant de composition en raison du nombre ou de l'étendue d'action des facultés intellectuelles ou affectives. On regrette cependant, en lisant les ouvrages de ces anatomistes, de n'y pas trouver un plus grand nombre de faits, bien observés, dans les diverses classes d'animaux. Nous ne doutons pas que ces auteurs n'eussent de beaucoup modifié leur manière de penser sur plusieurs points du système cérébro-spinal, si leurs recherches avaient été plus étendues et plus variées.

Gall dit qu'après avoir rencontré plusieurs personnes affectées d'hydrocéphale, jouissant de leurs facultés intellectuelles, il présuma que le cerveau devait avoir une organisation autre que

celle qu'on lui supposait (1): une circonstance heureuse le mit à
même de savoir à quoi s'en tenir à cet égard. Le cerveau d'une
femme âgée de 55 ans (2), affectée d'hydrocéphale, et dont les
facultés intellectuelles avaient été intactes, fut examiné avec soin
par Gall. Il vit, après avoir ouvert le crâne, que le cerveau, au
lieu d'être dissous, comme on le supposait généralement, offrait
au contraire l'aspect d'une membrane, c'est-à-dire un déplissement de ses circonvolutions. Cette circonstance le détermina à
diriger ses recherches dans un sens opposé à celui qu'on avait
suivi jusqu'à lui. Nous avons déjà parlé des travaux anatomiques
de M. Niclas, qui fut choisi par Gall pour se livrer à des recherches anatomiques sur la structure du cerveau. La méthode
qu'il employait, consistait à râcler la substance cérébrale, en
commençant par les parties dont le cervelet et le cerveau paraissent tirer leur origine. Ce procédé avait été mis en pratique
bien long-temps avant Gall, par Varole et Willis; mais les travaux de ces anatomistes sont loin d'avoir la même exactitude
que ceux qui furent publiés par Gall et Spurzheim. Nous joi-
gnons ici le nom de M. Spurzheim à celui de M. Gall, bien qu'il
soit constant que Gall eût fait les principales recherches avant

(1) Long-temps avant Gall, Vésale, Morgagny, Tulpius, avaient observé des cas
d'hydrocéphalie où les facultés intellectuelles avaient été conservées. Le dernier sur-
tout a non-seulement cité des cas semblables très remarquables, mais encore indiqué
le déplissement du cerveau produit par l'eau contenue dans son intérieur, de manière à donner à celui-ci l'aspect d'une vessie.

(2) Gall a fait représenter le cerveau de cette femme, pl. LXV de son atlas. On
voit par ce dessin que toutes les circonvolutions ne sont pas déplissées. A-t-il existé
un cas d'hydrocéphalie où le déplissement ait été complet? C'est ce que nous verrons
au chapitre des têtes malades.

que M. Spurzheim lui fût associé : mais comme le travail de ces anatomistes a été présenté en commun à l'Institut de France, il nous semble que M. Spurzheim a le droit de se considérer comme collaborateur de M. Gall, sur ce point.

Nous indiquerons sommairement comment ces deux médecins croient devoir étudier l'anatomie du cerveau et de quelle manière ils expliquent la formation des diverses parties de ce viscère. Nous citerons ensuite textuellement leurs propositions anatomiques sur le système nerveux cérébro-spinal, et nous les accompagnerons de remarques extraites des principales observations que nous avons consignées dans notre ouvrage sur l'anatomie du cerveau de l'homme et des vertébrés.

MM. Gall et Spurzheim admettent avec tous les anatomistes, que la masse encéphalique se trouve composée de deux substances, l'une blanche fibreuse, l'autre grise ou pulpeuse. Cette dernière est considérée, selon eux, comme la source d'où naissent ou sortent des faisceaux qui, par leur développement successif, viennent former le cervelet et le cerveau. Au nombre de ces faisceaux primitifs, se trouvent les pyramides antérieures pl. LXXXIV, n° 2, les pyramides postérieures pl. LXXXV, n° 4, et les faisceaux qui naissent des ganglions olivaires pl. LXXXIV, fig. 1, n° 3. Ces divers ganglions communiquent avec les parties auxquelles ils correspondent. Les faisceaux antérieurs sont les seuls qui s'entrecroisent à la distance de douze à quinze lignes de la commissure du cervelet, mésocéphale. Ces faisceaux, après leur entrecroisement, montent, augmentent de volume dans leur trajet et se dirigent vers la protubérance annulaire; avant de pénétrer dans celle-ci, ils fournissent souvent quelques fibres qui se contournent autour des corps olivaires. Les faisceaux pyramidaux se renforcent dans la protubérance annulaire.

qui présente deux couches de fibres, l'une, transversale, venant
du cervelet, l'autre, longitudinale, produite par les pyramides
antérieures; celles-ci, après avoir traversé le mésocéphale et s'y
être renforcées, en sortent en divergeant, pour former ce que
les anatomistes appelaient ridiculement les cuisses du cerveau,
pédoncules du cerveau de Chaussier : plus ces vaisseaux se rap-
prochent des hémisphères et plus ils contiennent de substance
grise propre à leur renforcement. Ils viennent ensuite s'épanouir
en fermant les circonvolutions inférieures, antérieures et extérieures des lobes antérieurs et moyens.

Des ganglions olivaires, pl. LXXXIV, fig. I, n° 3, partent des
filets comme ceux que nous avons vu naitre des pyramides antérieures, seulement ils ne s'entrecroisent pas comme ceux-ci.
Après avoir traversé comme eux le mésocéphale, ils y acquièrent
plus de volume et se placent en arrière des pédoncules pour se
porter vers les couches optiques, que ces anatomistes considèrent comme un nouveau ganglion. Sortis des couches optiques,
ces vaisseaux divergent et traversent les corps striés, où ils augmentent encore de volume et viennent s'épanouir en formant
les circonvolutions postérieures et celles qui sont situées sur le
bord supérieur de chaque hémisphère cérébral.

L'ensemble des circonvolutions cérébrales forme le cerveau
ou les deux hémisphères cérébraux; ils sont recouverts par une
couche de substance grise, de laquelle part, selon ces anatomistes,
d'autres fibres qu'ils appellent rentrantes ou convergentes, qui
viennent former les diverses commissures connues sous le nom
de corps calleux, de voûte à trois piliers. MM. Gall et Spurzheim
désignent aussi ces parties sous le nom d'appareils de réunion
ou de jonction.

De même que nous avons vu le cerveau prendre naissance ou

provenir de faisceaux primitifs, de même verrons-nous, selon Gall et Spurzheim, le cervelet présenter le même mode d'accroissement. Deux faisceaux placés sur les parties latérales postérieures de la moelle épinière, pl. LXXXV, fig. 1, 4, et désignés sous le nom de corps restiformes, forment le commencement ou origine du cervelet. Ils sont alors recouverts par les nerfs auditifs et leurs ganglions. Ils entrent, après un court trajet, dans l'intérieur d'un corps désigné sous le nom de rhomboïde, pl. LXXXV, fig. 1, d, ganglion du cervelet destiné à renforcer ces faisceaux primitifs, qui se divisent sous la forme de ramifications. Le plus grand de ces faisceaux se réunit à celui du côté opposé, pour former le *processus vermiformis*, id. pl., fig. 1. v. Les autres faisceaux sortent des ganglions, se dirigent en arrière, en haut, en bas et en dehors, s'épanouissant en couches très minces disposées horizontalement. L'ensemble de ces faisceaux forme le cervelet qui se trouve, comme les hémisphères cérébraux, recouvert par une légère couche de substance grise, fournissant aussi des faisceaux de fibres rentrantes ou convergentes, qui, en se réunissant, forment la protubérance annulaire, grande commissure du cervelet, mésocéphale. Les parties supérieure et inférieure du cervelet envoient quelques fibres qui réunissent la portion connue sous le nom d'éminence vermiculaire supérieure avec les tubercules quadrijumeaux, et le processus ou éminence vermiculaire inférieure avec le corps restiforme ou pyramide postérieure.

Les prétendues cavités trouvées par le procédé de Vésale, ne sont, d'après Gall, que le résultat de l'arrangement des fibres du cerveau et du cervelet. Quant aux parties connues sous le nom de corps pisiformes, glande pituitaire, glande pinéale, M. Gall pense qu'il faut les considérer comme des ganglions ayant pro-

bablement pour usage de donner quelques filets communiquant
avec les filets transversaux.

Telle est, en résumé, la méthode de disséquer le cerveau,
d'après les deux anatomistes que nous venons de citer. Ceux
qui voudront la connaître plus en détail, consulteront l'ouvrage qu'ils ont publié sur ce sujet.

Voici maintenant les principales propositions anatomiques
de ces deux médecins, accompagnées de quelques observations.

§ II.

I.

Le cervelet et le cerveau sont composés de substance grise
et de substance blanche, de même que le système nerveux du
bas-ventre, de la poitrine, de la colonne vertébrale et des sens.

Observation.

Cette idée n'est pas neuve. Long-temps avant MM. Gall et
Spurzheim, on savait que deux substances entraient dans la
composition du système nerveux cérébro-spinal. Les expressions
de substance grise et substance blanche ne nous paraissent
pas convenables, car elles n'indiquent qu'une modification ou
changement de couleur qui ne se rencontre pas chez tous les
animaux. Les expressions de substance pulpeuse et fibreuse
nous paraissent préférables.

2.

La substance blanche du cerveau ne peut être, sous aucun rapport, comparée à une substance médullaire : elle est, ainsi que les autres nerfs, entièrement fibreuse.

Observation.

Long-temps avant ces médecins, la nature de la substance blanche était connue ; mais ils sont, de tous les anatomistes, ceux qui ont le plus insisté sur sa véritable organisation. Il est vraiment singulier de voir encore, de nos jours, nier l'évidence fibreuse de la substance blanche : entêtement probablement dû à la méthode vicieuse de couper le cerveau par tranches transversales. On conçoit qu'en ayant recours à ce procédé, un corps composé de fibres très fines paraîtra formé d'une substance pulpeuse, comme seraient une pomme, un morceau de fromage. Que l'on coupe, par exemple, transversalement et dans l'état frais, les muscles pectoraux d'un poulet, la surface de la partie coupée paraîtra lisse; mais si nous râclons ces muscles, nous ne tarderons pas à nous apercevoir qu'ils se trouvent composés de portions fibreuses.

3.

La substance blanche du cerveau, comme celle de tous les autres systèmes nerveux, prend naissance dans la substance grise.

28.

4.

Ces deux substances sont, dans le cerveau, de même que dans les autres systèmes nerveux, en raison directe de leur quantité.

5.

Les systèmes particuliers du cerveau sont, de même que les autres, renforcés et perfectionnés graduellement.

6.

Dans les appareils de renforcement et de perfectionnement, les fibres cérébrales sont juxta-posées et entrelacées en forme de ganglions; de même que les autres systèmes nerveux prennent leur renforcement tantôt dans des plexus, tantôt dans des ganglions.

Observations.

Les propositions, 3, 4, 5 et 6, ont tant de rapport entre elles, que nous avons cru devoir les réunir avant qu'elles devinssent l'objet de nos remarques.

Nous croyons devoir blâmer cette expression, que la substance

grise donne naissance à la substance blanche : elle nous paraît
d'autant plus inexacte, que ces deux substances peuvent varier
beaucoup de proportion, dans le sens opposé à celui où l'entendent MM. Gall et Spurzheim, qui, comme nous l'avons vu,
soutiennent qu'elles sont toujours en proportion l'une de l'autre.
Nous allons citer quelques faits, renvoyant à notre ouvrage sur
l'anatomie du cerveau pour leur démonstration.

1° D'abord, M. Tiedemann assure n'avoir trouvé aucune trace
de ganglions dans la moelle épinière du fœtus (1), ce qui devrait
cependant avoir lieu, si la substance grise était formée avant la
substance blanche. Le même auteur dit aussi avoir observé le
corps calleux que ces anatomistes disent venir de la substance
grise des circonvolutions, à une époque où les circonvolutions
n'existent pas et où l'on n'aperçoit aucune couche de substance
grise à leur surface. Cette dernière proposition renverse aussi,
comme on le voit, les idées de ces anatomistes sur les fibres
rentrantes. Nous croyons avec M. Tiedemann : 1° que la substance grise ne donne pas naissance à la substance blanche, et
bien qu'il existe souvent un rapport de volume entre les deux
substances, ce rapport n'est pas constant; du moins c'est ce que
nos recherches sur l'homme et les animaux nous ont appris.

2° Nous ne croyons pas que le corps calleux du cerveau soit
formé par les fibres venant de la substance grise. Nos recherches
sur le cerveau des oiseaux et des quadrupèdes ne s'accordent
nullement avec cette hypothèse. Dans les oiseaux, par exemple,
toute la surface des hémisphères se trouve recouverte de substance grise. En écartant leurs hémisphères, pl. LXX, fig. 3,

_____

(1) *Anatomie du cerveau du fœtus*, traduit par Jourdan, page 134; Paris, 1823.

on aperçoit deux commissures, l'une très-petite, en devant, et l'autre beaucoup plus large, en arrière. Comment se fait-il que cette commissure ne règne pas tout le long des hémisphères, comme chez les quadrupèdes, pour former ce que chez eux nous avons appelé corps calleux (1). Nous donnerons dans notre ouvrage sur l'anatomie du système nerveux cérébro-spinal, plusieurs faits tendant à éclaircir ce point si important de l'anatomie du cerveau des quadrupèdes et des oiseaux : nous croyons même les avoir présentés plus distinctement, et même avec beaucoup plus d'avantage que ne l'ont fait, avant nous, les deux anatomistes qui nous ont précédé.

(1) Le docteur Spurzheim paraît avoir eu en vue cette objection, autant que j'en puis juger par ce passage extrait de son *Anatomie du cerveau*, publiée à Londres, page 185. « Il reste encore à voir si la protubérance annulaire et le corps calleux » sont de vraies commissures : ces parties sont seulement trouvées chez l'homme » et les mammifères. Dans les oiseaux, les reptiles et les poissons, elles manquent. » Les oiseaux et les reptiles ont cependant des hémisphères cérébraux avec deux » forts ganglions, et comme chez eux, les autres commissures désignées sous le nom » d'antérieure, de moyenne (*nous ne savons pas où se trouve la moyenne*) et une » postérieure, sont en proportion avec les masses latérales, et sont situées comme » chez l'homme et les autres animaux supérieurs ; elles ne peuvent être considérées » comme remplaçant le corps calleux ». Mais alors que deviennent les fibres rentrantes venant de la substance grise, et qui devraient former ce corps ? Voici comment M. Spurzheim se tire d'affaire : « Il résulte donc que l'union des hémisphères céré- » braux des oiseaux est établie selon une autre loi que celle des mammifères, ou que » la protubérance annulaire et le corps calleux ne sont pas de vraies commissures ; » dans ce cas, ils auraient dû être considérés comme de vraies parties constituantes » du cervelet et du cerveau ». *On voit que, pour expliquer le défaut de corps calleux » ou de fibres rentrantes, le docteur Spurzheim admet que la nature a suivi une autre marche pour les oiseaux que pour les quadrupèdes. Nous croyons que cette expli- cation sera loin de satisfaire les esprits un peu sévères.*

7.

Les systèmes nerveux particuliers du cerveau se terminent par un épanouissement fibreux, disposé en couches; de même que les autres systèmes nerveux s'épanouissent en fibres à leur extrémité périsphérique.

Observation.

Cette proposition nous paraît généralement vraie.

8.

Aucun système particulier du cerveau ne peut être dérivé d'un autre système cérébral; de même que les autres systèmes nerveux, aucun ne peut être dérivé d'un autre.

Observation.

Cette idée est celle qui jusqu'à ce jour a dominé les anatomistes les plus distingués. Quelques anatomistes et physiologistes ont prétendu cependant qu'une partie cérébrale pouvait en suppléer une autre; ce qui serait contraire à la proposition ci-dessus énoncée : mais l'assertion de ces derniers anatomistes ou physiologistes n'est rien moins que démontrée.

9.

Tous les systèmes nerveux particuliers du cerveau sont mis en communication avec les systèmes voisins, par des branches communicantes, ainsi que les autres systèmes le sont entre eux.

10.

Tous les systèmes particuliers du cerveau sont doubles comme ceux de la colonne vertébrale et des sens.

11.

Les parties doubles du cervelet et du cerveau sont, de même que celles de la colonne vertébrale et des sens, réunies entre elles par des appareils de réunion.

Observation.

Les propositions, 9, 10 et 11 ne présentent aucune idée neuve; mais, par leur manière d'étudier le cerveau, MM. Gall et Spurzheim ont fixé davantage l'attention des anatomistes sur les points principaux qui leur servent de base.

12.

Les systèmes nerveux du cerveau, qui sont un prolongement ou un renforcement des faisceaux pyramidaux, sont seuls en communication par entrecroisement avec les systèmes nerveux de la colonne vertébrale.

Observation.

Nous avons déjà dit que cet entrecroisement était évident chez l'homme et les quadrupèdes, et que c'était à tort que quelques anatomistes, comme Chaussier par exemple, en avaient nié l'existence. Nous avons en même temps fait observer qu'un anatomiste français, Pourfour-Petit, l'avait trouvé bien avant Gall, et en avait donné une excellente description.

13.

De même que les systèmes nerveux du bas-ventre, de la poitrine et de la colonne vertébrale sont plus ou moins nombreux dans les différents animaux, et de même que les animaux sont doués d'un nombre plus ou moins considérable de sens; de

même aussi les diverses parties du cerveau sont plus ou moins
nombreuses dans les différentes espèces.

Observation.

Cette proposition et les dix qui vont suivre, sont toutes
enchaînées ensemble. Elles ne sont, comme nous allons le voir,
qu'une conséquence de la première, qui admet la pluralité de
systèmes nerveux et conséquemment des facultés. Nous avons
déjà observé que, long-temps avant Gall, Herder et Bonnet,
avaient positivement reconnu la pluralité des organes du système
nerveux cérébro-spinal ; celui-ci ne s'est pas contenté d'en faire
une application à l'espèce humaine, mais encore à tous les animaux. Voici, par exemple, une des observations générales de cet
auteur à ce sujet (1) : « La construction des machines animales
» a été calculée sur le nombre et la diversité des objets qu'elles
» doivent produire, relativement à la place qui était assignée
» à chaque espèce dans le système de l'animalité : le cerveau du
» singe, beaucoup moins composé que celui de l'homme, l'est
» incomparablement davantage que celui de l'huître ». Nous ne
reproduirons pas ici tous les passages, et ils sont nombreux
cités par Bonnet en faveur de la pluralité des organes cérébraux de
l'homme et des animaux : on regrette seulement que ce philosophe
n'ait point donné de faits anatomiques plus nombreux que ceux
qu'il a présentés. L'ouvrage de Gall a donc sur le sien un avantage
marqué sous ce rapport ; mais que l'on ne s'y trompe pas, il y a

(1) Bonnet, *Palingénésie*, tome i, page 195.

aussi plus de théorie que de pratique dans l'ouvrage de Gall, du moins quant aux animaux. Et en fait de sciences naturelles, il ne s'agit pas de citer, comme il l'a fait, une longue liste d'animaux remarquables par une faculté; car il suffit pour cela d'ouvrir le premier ouvrage sur l'histoire naturelle des animaux. Gall aurait dû au moins donner une idée de cette complication du système nerveux, en traitant cette partie autrement qu'il ne l'a fait.

14.

De même que les autres systèmes nerveux sont tantôt plus gros, tantôt plus simples, tantôt plus composés, dans les différentes espèces d'animaux; de même aussi les systèmes cérébraux anologues entre eux sont plus gros ou plus petits, plus simples ou plus composés, dans les diverses especes d'animaux.

Observation.

On voit que cette proposition n'est qu'une conséquence de celle qui la précède; car là où il y a complication d'organes, on doit aussi trouver des différences de forme et de composition.

15.

De même que, dans les diverses espèces d'animaux, le système nerveux du bas-ventre, de la poitrine de la colonne vertébrale,

29.

et les systèmes des sens particuliers diffèrent entre eux en grosseur, en forme en couleur et en consistance; de même aussi
les systèmes partiels du cerveau varient entre eux, suivant les
espèces et les individus, par la grosseur, la couleur, la contexture et la consistance.

Observation.

Cette proposition n'est encore, comme on le voit, qu'une
conséquence et une extension de la quatorzième. Nous ferons
seulement remarquer que les différences de formes et de cou-
leurs du système nerveux cérébro-spinal, se distinguent facilement, mais qu'il n'en est pas de même de celles de contexture
ou de consistance, et que cette dernière qualité peut se rencontrer avec des facultés différentes ou semblables. On peut
voir dans notre ouvrage sur l'anatomie du cerveau, les faits
que nous donnons à l'appui de notre assertion.

16.

De même que chaque système particulier et les systèmes analogues diffèrent dans les individus de la même espèce, et que
nul de tous ces systèmes n'est constamment en raison directe
avec les autres systèmes nerveux; de même aussi chaque système
cérébral partiel, et les systèmes cérébraux analogues, ne sont
pas constamment, dans les divers individus de la même espèce,
en raison directe avec les autres systèmes cérébraux.

Observation.

Les facultés étant une conséquence de l'organisation, et celles-là se trouvant plus ou moins compliquées chez les hommes et les espèces animales, il fallait nécessairement qu'il y eût une variété à cet égard selon les êtres ; de là la différence entre les divers systèmes nerveux des espèces et même entre les individus de la même famille. Les applications pratiques de Gall dans l'espèce humaine sur ce dernier point, le mettent, selon moi, au-dessus de tous les philosophes et physiologistes qui l'ont précédé.

17.

De même que les systèmes partiels du même individu, par exemple les systèmes des sens, diffèrent en grosseur ; de même aussi les systèmes cérébraux varient en grosseur chez le même individu.

18.

Tantôt l'une, tantôt l'autre des parties intégrantes du même système, tant dans le cerveau que dans les autres systèmes nerveux, sont plus ou moins développés chez les individus de la même espèce.

Ce que nous avons dit précédemment est applicable à la 17ᵉ et à la 18ᵉ proposition.

19.

De même que dans les différentes espèces d'animaux et dans les individus de la même espèce, les divers systèmes nerveux du bas-ventre, de la poitrine, des sens, se développent à des époques inégales; de même aussi les systèmes partiels du cerveau se développent et diminuent à des époques différentes, dans les diverses espèces d'animaux.

Observation.

Ces différences et ces diminutions partielles de développement de facultés, connues dès la plus haute antiquité, n'auraient-elles pas dû suffire pour établir la pluralité des organes cérébraux; et c'est probablement ce qui aurait eu lieu, si l'idée dominante d'un principe agissant indépendamment du corps, n'avait généralement régné parmi les philosophes et dans les écoles. Il existe certainement une époque de maturité pour les organes, et une pour leur décroissement; elles sont évidentes pour tout homme qui veut bien s'observer un peu : mais il n'est pas toujours facile d'apprécier ces diverses époques par l'inspection des parties nerveuses, à moins toutefois que les changemens ne soient portés à l'extrême. Ainsi M. Esquirol m'a dit avoir trouvé une grande diminution ou une sorte d'atrophie de la portion antérieure des hémisphères cérébraux, chez feu le vénérable professeur Pinel.

20.

Le développement et la diminution des divers systèmes nerveux, tant dans le reste du corps que dans le cerveau, suivent, il est vrai, assez généralement un ordre déterminé : ces phénomènes sont cependant soumis, dans certains individus, à des changements inverses frappants.

Observation.

Il ne peut en être autrement. Les corps organisés se trouvent trop modifiés par los circonstances extérieurs pour présenter un mode de développement constamment régulier. Voilà ce qui explique comment certains enfants sont pubères de très bonne heure, d'autres excellents musiciens, ou possèdent un talent extraordinaire pour les langues, le calcul, etc.

21.

Chacun des systèmes cérébraux, comme chacun des autres systèmes nerveux, peut quelquefois seul être attaqué de maladie, tandis que les autres restent intacts.

Observation.

Les lésions partielles du système nerveux ont été assez communes pour établir la vérité de cette proposition ; mais de longues recherches sont encore nécessaires avant que la pathologie puisse éclairer la physiologie du cerveau. On sait très bien qu'il suffit d'une légère lésion du système cérébro-spinal pour donner lieu à des accidents très graves, au trouble de toutes les facultés ; mais on a quelquefois vu des faits entièrement opposés a ceux-ci.

22.

De même que dans les autres systèmes, une moitié du système peut être seule malade ; de même aussi des altérations et des maladies n'attaquent souvent qu'un seul côté des divers systèmes, ou une seule partie.

Observation.

C'est cette double disposition du système nerveux cérébral qui explique comment les facultés peuvent encore se manifester, bien que des lésions très graves aient eu lieu d'un côté. Voilà pourquoi les observations consignées dans les mémoires de l'Académie de chirurgie, et dans lesquels il est question de parties cérébrales enlevées dans des cas de blessures à la tête, et sans trouble des facultés intellectuelles, ne prouvent rien contre la doctrine de la physiologie du cerveau.

§ III.

Refutations de plusieurs propositions avancées par des anatomistes sur le système nerveux cérébro-spinal (1).

Première proposition de M. Serres (2).

Il est certain que plus le cou est long chez les oiseaux, et plus leurs cerveaux et leur moelle sont effilés.

Observation.

Les exemples opposés à cette prétendue loi générale sont très nombreux; nous nous contenterons de donner ici les suivants :

(1) On peut compter sur l'exactitude de nos observations, et nous les donnons avec d'autant plus de confiance, qu'elles sont le résultat de faits recueillis et représentés avec soin.

(2) *Anatomie comparée du cerveau dans les quatre classes d'animaux vertébrés;* ouvrage qui a remporté le grand prix à l'Institut. Paris, 2 vol. in-8., 1824, vol. 1, page xxvj et suivantes.

le héron, pl. LXX, fig. 1, qui a le cou bien plus long que
le perroquet, a cependant le cerveau bien plus gros et la moelle
épinière moins effilée que celui-ci, pl. LXXIII, fig. 4. L'oie
domestique, dont le cerveau est représenté pl. LXX, fig. 2,
a l'encéphale plus gros et la moelle épinière moins effilée
que la buse commune, dont le cerveau est représenté *id.* pl.,
fig. 4.

Deuxième proposition de M. Serres.

Le rapport direct de volume entre la moelle épinière et
le cerveau, ne porte pas sur tout l'encéphale; il a lieu uniquement avec les tubercules quadrijumeaux. La moelle épinière
et les tubercules quadrijumeaux sont rigoureusement développés en raison directe l'un de l'autre, de telle sorte que le
volume ou la force de la moelle épinière étant donné, on
peut déterminer rigoureusement le volume et la force des
tubercules quadrijumeaux.

Observations.

Qui s'attendrait à trouver après une proposition donnée
avec tant d'assurance, un grand nombre de faits qui lui sont
entièrement opposés; c'est cependant ce que la nature nous
offre journellement. Allons aux faits.

La moelle épinière du coucou, pl. LXXIII, fig. 2, est très-
petite, et les tubercules bijumeaux très-forts. La buse, pl. LXX,
fig. 4, a la moelle épinière plus petite que l'oie domestique, et

cependant ses tubercules bijumeaux sont plus gros que ceux de
l'oie, *id.* pl., fig. 2. La grande chouette des bois, pl. LXXIII,
fig. 5, a la moelle épinière bien plus forte que le héron,
pl. LXX, fig. 1; cependant les tubercules bijumeaux sont moins
volumineux que dans cet oiseau. Il n'est pas généralement vrai,
non plus, que chez les quadrupèdes, les tubercules quadrijumeaux soient toujours en raison directe du volume de leur
moelle épinière. Nous avons consigné dans notre ouvrage sur
l'anatomie du cerveau, plus de quinze cas entièrement opposés
à l'assertion de M. Serres.

Troisième proposition de M. Serres.

Les tubercules quadrijumeaux sont développés dans toutes les
classes, en raison du volume des yeux.

Observation.

Cette prétendue loi générale présente beaucoup d'exceptions.
Le héron, pl. LXX, fig. 1, dont les yeux sont très-volumineux,
présente des tubercules bijumeaux assez gros. Mais dans la
grande chouette des bois, pl. LXXIII, fig. 5, dont les yeux sont
plus volumineux que ceux du héron, il est facile de voir que les
tubercules bijumeaux sont cependant plus petits. Les tubercules
bijumeaux de la corneille mantelée, pl. LXXIII, fig. 1, ceux du
perroquet grand amazone *id.* pl., fig. 4, du geai, pl. LXX, fig. 3,
ne sont pas en rapport avec le volume de leurs yeux. La caille

30.

dont les yeux sont peu volumineux, présente cependant des tubercules bijumeaux très-forts, pl. LXXIII, fig. 7.

Quatrième proposition de M. Serres.

La moelle épinière est développée dans toutes les classes, en raison directe du volume du lobe médian du cervelet.

Observation.

Jamais proposition ne fut moins exacte : on sait que tous les oiseaux n'ont que ce lobe médian ; conséquemment en jetant un coup d'œil sur les planches de notre atlas, on verra combien la proposition de M. Serres est erronnée. Le coucou, pl. LXXIII, fig. 6, le héron, pl. LXX, fig. 1, l'huîtrier, pl. LXXIII, fig. 8, la buse, pl. LXX, fig. 4, le canard pilet, pl. LXXII, fig. 3, ont un cervelet très-fort et nullement en rapport avec leur moelle épinière.

Dans notre ouvrage sur l'anatomie du cerveau, nous reviendrons sur d'autres propositions avancées par M. Serres : il sera facile de se convaincre par les dessins ajoutés à nos observations, que les faits avancés par ce médecin méritent peu de confiance. Comme nous avons fait représenter les cerveaux des mêmes animaux qu'il a si horriblement défigurés dans son atlas, nous engageons les lecteurs instruits et de bonne foi, à les comparer avec ceux représentés dans notre ouvrage, et à confronter ensuite les uns et les autres avec la nature, afin qu'ils soient convaincus que l'amour de la vérité a été le seul objet de nos critiques.

Proposition de M. Desmoulins (1).

Presque toutes les espèces du genre marte ont le cerveau lisse; il n'y a pas un seul sillon à celui de la belette.

Observation.

Décidément, M. Desmoulins n'a jamais disséqué le cerveau de l'un des animaux appartenant à une seule espèce de ce genre; car toutes, sans exception, présentent un cerveau à circonvolutions très-distinctes. Voyez pl. LXXIV, fig. 5, le cerveau de la belette, et pl. LXXV, fig. 10, celui de la marte.

Deuxième proposition de M. Desmoulins (2).

Dans aucun des genres d'oiseaux de proie nocturnes ou diurnes, que j'ai pu examiner, savoir : dans les aigles, les pigargues, les vautours, les milans, les buses, les éperviers, les balbusards, l'émérillon, les ducs et les effraies ; dans aucun

---

(1) *Anatomie des systèmes nerveux des animaux vertébrés*, par Magendie et A. Desmoulins, 2 vol. in-8; Paris, 1825, page 276, t. 1.

(2) Même ouvrage, vol. 1, page 211.

gallinacé, dans les corneilles, les canards, les oies, les grèbes, je n'ai pu découvrir le moindre rudiment de glande pinéale.

Observation.

Il n'est pas surprenant que n'ayant pas trouvé les circonvolutions chez la marte, où cependant elles sont très-apparentes, M. Desmoulins n'ait pas trouvé davantage de glande pinéale chez les oiseaux. Je n'ai point disséqué de cerveau de vautour et de pigargue; mais dans les oies, les buses, les canards, les poules et tous les oiseaux dont j'ai disséqué le cerveau, j'ai constamment trouvé la glande pinéale.

CHAPITRE X.

§ I.

Une des études les plus intéressantes pour le physiologiste, est, sans contredit, celle du développement du système nerveux cérébro-spinal; elle le devient encore davantage si l'on y rattache celle des fonctions dont il est le siége. Nous possédons déjà quelques travaux sur ce sujet, mais ils sont loin, selon nous, de répondre aux intentions des auteurs qui les ont entrepris, soit par le peu d'étendue des recherches ou par le peu de soin apporté dans les observations anatomiques et physiologiques. Il est surtout une chose à laquelle ces savants n'ont pas donné assez d'attention, nous voulons parler de la connaissance exacte des actes psychologiques qui devait accompagner celle du système de l'organisation qui y préside.

Nous allons présenter ici quelques remarques que nous avons faites chez l'homme et les vertébrés, et, bien qu'elles soient loin de comprendre l'histoire complète du développement du système cérébro-spinal et toutes les modifications que l'âge lui fait éprouver, nous les croyons cependant trop importantes pour les passer sous silence.

Il ne sera point question ici de ce système dans l'état embryonique; nous le prendrons à la naissance, et suivrons les
principales phases de son développement et de sa diminution
ou décroissement jusqu'à la décrépitude.

Chez l'enfant naissant, le système cérébro-spinal présente
peu de consistance; sa couleur est généralement rosée, et la
distinction de couleur des deux substances qui le composent est
peu sensible. La moelle épinière et son renflement supérieur
sont assez développés; leur résistance m'a paru aussi plus prononcée que celle du cerveau proprement dit. Celui-ci est très
mou; aussi est-il presque impossible de déplisser l'encéphale à
cet âge. De toutes les circonvolutions cérébrales, celles qui se
trouvent logées dans les fosses moyennes latérales de la base du
crâne, sont celles qui m'ont offert le plus de résistance. Les
parties profondes, vulgairement connues sous le nom de corps
striés, couches optiques et bandelettes demi-circulaires, se voient
distinctement chez l'enfant à terme, mais sont loin de présenter
ni la couleur, ni la consistance qu'elles ont chez l'adulte.

Nous avons déjà démontré, chapitre VII, que le crâne acqué-
rait un développement très remarquable dans les premiers mois
qui suivent la naissance, augmentation de volume qui coïncide
avec celle qu'éprouve le système cérébro-spinal : c'est principalement dans les parties situées à la base du crâne, celles qui
occupent la région antérieure et inférieure de l'os frontal, que
ces changements sont le plus marqués. Voir la pl. VIII *bis*, fig. 1,
2, 3 et 4.

Le cervelet ne paraît pas suivre la progression de développement des parties nerveuses renfermées dans le crâne. La partie
de cet organe, que j'ai trouvée la plus apparente chez trois
fœtus à terme, est celle connue sous le nom de *vermis cerebelli*.

Plus l'enfant avance en âge et plus son système cérébro-spinal augmente en volume et en consistance. C'est alors que des changements très remarquables se font apercevoir dans les fonctions des sens et des facultés affectives et intellectuelles. La vie, qui, dans les premiers mois, se composait presque entièrement de l'alimentation et du sommeil, a subi de grandes modifications. Les sens commencent leurs fonctions : l'enfant reconnaît sa nourrice ; son attention paraît déjà se fixer sur les objets qui l'entourent ; la joie et la douleur se peignent dans ses traits ; et bien que la station et la progression soient encore impossibles, il agite ses petits membres avec assez de force.

C'est sur-tout à partir de la seconde époque de l'enfance, c'est-à-dire depuis l'apparition des premières dents jusqu'à l'âge de sept ans, que l'on voit le système nerveux cérébro-spinal prendre une ampleur et une consistance remarquables ; c'est aussi pendant cet intervalle que nous voyons les facultés affectives et intellectuelles avoir un caractère plus tranché : et il n'est pas impossible, pour un œil observateur, de reconnaître déjà celles qui domineront l'homme viril. C'est aussi à cette même époque où les affections nerveuses se manifestent : les rêves et les agitations qui les accompagnent, annoncent le travail étonnant qui s'opère alors dans l'encéphale de l'enfant. Ces phénomènes sont d'autant plus prononcés, que celui-ci est d'une constitution plus irritable et son système nerveux cérébral plus développé. Un besoin pressant de s'agiter se fait alors sentir chez les deux sexes, et l'on peut déjà saisir les nuances qui les caractérisent. Favoriser le développement du système musculaire des enfants de cet âge, par de fréquents exercices gymnastiques appropriés à leurs forces, est, selon nous, un des points les plus importants de l'éducation physique des

enfants. On peut, par leur secours, retarder l'action des organes
génitaux, qui, selon ce que j'ai été à même d'observer, entrent
de bien meilleure heure en action, que beaucoup de personnes,
et même des médecins, ne le pensent communément.

J'ai été déjà consulté plusieurs fois par les parents de jeunes
enfants des deux sexes, de cinq à sept ans, ayant l'habitude de
la masturbation; et je suis convaincu que le nombre de ceux
qui s'y livrent serait reconnu pour être très considérable, si les
enfants n'employaient la plus grande adresse pour cacher cette
funeste habitude.

De sept à quinze ans, le système nerveux cérébro-spinal
augmente encore plus en volume et en consistance, mais la
progression est moins rapide; c'est ordinairement à cette dernière époque où commence la puberté. Le tempérament, le
climat, la nourriture, ont une influence marquée sur ce temps
critique. Un développement remarquable se fait apercevoir dans
la région postérieure du système cérébro-spinal; il est accompagné de plus d'assurance et de plus de prétention dans les
mouvements; les yeux acquièrent une expression qu'ils n'avaient
point auparavant; un sentiment de bien-être indicible se fait
éprouver; le caractère moral se prononce davantage; les désirs
vénériens sont plus fréquents, plus vifs, plus impétueux, plus
difficiles à combattre; le besoin du rapprochement des sexes se
fait sentir avec énergie; les facultés intellectuelles, loin d'avoir
encore toute l'activité et l'étendue qu'elles présenteront dans
un âge plus avancé, s'annoncent cependant de manière à faire
pressentir jusqu'à quelle hauteur elles pourront aller plus tard.
Mais à combien de faux jugements le défaut de connaissance
en physiologie cérébrale chez les instituteurs, et la vanité des
parents, ne donnent-ils pas lieu? La ruse est souvent prise

pour de l'intelligence, la mémoire verbale pour les signes d'une grande capacité, etc., etc.; et l'on s'abuse d'autant plus facilement à cet égard, que le moins capable est souvent celui qui brille le plus dans ce fatras que l'on appelle emphatiquement éducation : chose que nous considérons comme entièrement à refaire, parce que, jusqu'à ce jour, elle n'a pas été basée sur la connaissance juste et profonde de l'homme moral et intellectuel.

Nous n'examinerons point ici le développement de toutes les facultés qui se manifestent à cet âge, obligé que nous sommes de revenir sur ce sujet lorsqu'il sera question d'appliquer la phrénologie à l'éducation.

Ce n'est que de dix-huit à quarante ans que le système cérébro-spinal atteint chez l'homme son entier développement; c'est aussi durant cet intervalle que l'homme intellectuel et moral se dessine entièrement, que les facultés affectives ont sur-tout plus de force, plus de durée. Il y a peu d'exemples d'hommes qui, passé cette dernière époque, aient fait de grands travaux ou du moins annoncé de grandes facultés. Cet état est cependant plus ou moins stationnaire, et l'on conçoit toute l'influence que le tempérament, le genre de nourriture, les habitudes et le climat peuvent avoir sur son retard ou son avancement. Les cerveaux des hommes de cet âge sont généralement assez consistants; l'enveloppe osseuse est plus dense et plus épaisse.

Passé quarante ans, le système cérébro-spinal de l'homme commence à perdre de son activité; il diminue graduellement de volume, en même temps que sa consistance augmente. Les fonctions de la locomotion, celles des facultés intellectuelles et affectives perdent de leur énergie; il en est de même de celle des sens. Mais les changements qui ont lieu varient suivant les individus. Chez l'un, c'est la vue qui commence à faiblir, chez l'autre, c'est

31.

l'ouïe qui devient moins nette. On en voit qui perdent la mémoire verbale, celle qui nous met dans le cas de nous orienter (1), etc., etc.

C'est une chose vraiment curieuse que les soins que les hommes, en général, apportent alors pour dissimuler les changements que le temps amène dans leurs facultés physiques et morales; c'est sur-tout ce que l'on remarque chez les hommes qui ont passé la cinquantaine. Il en existe bien peu de cet âge qui conviennent que leurs facultés baissent, que leur aptitude, leur activité sont moins prononcées, et c'est souvent à l'instant même où les preuves les moins équivoques de cette diminution se font apercevoir, que nous les voyons affirmer qu'ils n'ont jamais joui de leurs facultés avec plus d'énergie..... Pauvre humanité !

On ne saurait croire à combien d'abus cet excès d'amour-propre a donné lieu dans les sciences, et de combien d'années il a retardé les progrès des connaissances humaines. Nous sommes profondément convaincu que c'est pour ne pas avoir limité une époque pour les hommes qui sont chargés de l'enseignement des sciences, que celles-ci sont restées si long-temps stationnaires. Quel est l'homme instruit et de bonne foi qui ne conviendra pas avec nous que les idées et les connaissances de ceux qui ont passé soixante ans, roulent toujours dans le même cercle, que toutes leurs actions sont presque toujours machinales et routi-

---

(1) J'ai connu à Paris une personne qui éprouva un changement très remarquable, de quarante-cinq à cinquante ans. Elle m'avoua qu'il lui était arrivé, vers cette époque, de se perdre dans plusieurs quartiers de Paris où, quelques années auparavant, elle aurait pu, pour me servir de ses expressions, retrouver son chemin les yeux clos.

nières. Sans doute, cet aveu est pénible, peu d'hommes le feront;
et cependant rien n'est plus vrai : ne voyons-nous pas, de nos
jours, des savants très estimables d'ailleurs, professer des idées
entièrement étrangères à celles de notre époque; tout est changé
autour d'eux, eux seuls sont restés stationnaires. Qu'attendre de
pareils hommes, si ce n'est d'entretenir la science dans un état
d'enfance continuel. Mais, dira-t-on, n'est-il pas juste de récompenser l'homme qui a vieilli sous les drapeaux? Faudra-t-il
laisser languir dans la misère celui qui se voua pendant de
longues années à la carrière de l'enseignement? Non, dirons-
nous; récompensez par des titres, des honneurs, de la fortune
même, les services rendus à la science, mais éloignez les personnes qui ne peuvent l'enseigner convenablement. Nous
croyons donc qu'il serait sage, de la part des gouvernements,
d'empêcher que des hommes qui auraient passé soixante-cinq ans,
se livrassent à l'enseignement des sciences d'observation. Mais,
objectera-t-on, il existe cependant plusieurs exemples de personnes qui, après avoir passé cet âge, ont encore fait l'admiration des personnes qui les entouraient! Vous me parlez d'exceptions, et moi je vous parle d'une manière générale; et pour une
personne que vous me citerez, il s'en trouvera mille incapables
de professer. Et comment pourrait-il en être autrement? Est-ce
que l'encéphale du vieillard n'éprouve pas les mêmes changements que les autres parties de son corps. Son système musculaire s'affaiblit, ses digestions sont moins parfaites, ses sens ne
perçoivent plus aussi distinctement : quelle cause empêcherait
donc l'organe de la pensée de faire exception à cette loi
générale?

Depuis 70 ans, jusqu'à l'époque de la décrépitude, le système
nerveux cérébro-spinal diminue encore en volume, sa densité se

trouve encore augmentée, les adhérences entre la séreuse et
l'encéphale sont plus fréquentes; il en est de même des changements dans la couleur des substances. C'est à cette époque où
se voient le plus fréquemment les apoplexies, les ramollissements
du cerveau, les paralysies, toutes affections qui annoncent l'influence de l'âge sur le système nerveux cérébro-spinal. Il est
vraiment curieux de comparer les affections de ce système à cet
âge, avec celles de l'enfance que nous avons vu consister dans
des convulsions, des affections aiguës du cerveau, des rêves,
toutes affections qui annoncent la surexcitation et le développement du système nerveux cérébro-spinal. Ici, les impressions
sont vives, animées, éprouvées avec un plaisir inexprimable;
là, au contraire, elles sont faibles, lentes, peu vives et peu
durables : plus de ces émotions si chaleureuses, si énergiques
chez l'enfant et l'adulte; tout est languissant, tout est glacé!

§ II.

Ces changements, qui s'opèrent dans l'organisation et les
fonctions du système cérébro-spinal de l'homme, se rencontrent
aussi chez les animaux vertébrés. Nous allons faire connaître
ici ceux que nous avons été le plus à même d'observer.

Dans les oiseaux, le système cérébro-spinal se développe très
promptement. Chez beaucoup d'espèces, la moelle épinière, les
tubercules bijumeaux et les parties situées à la base du cerveau,
sont, de toutes, celles qui m'ont présenté, dans le premier
temps, le plus de consistance. J'ai trouvé chez de jeunes oies,
de jeunes canards, et dans toute la famille des granivores de

notre pays, la moelle épinière et le cervelet très développés
à l'époque de la naissance : que l'on examine, par exemple, le
crâne d'un canard d'un jour, et l'on sera surpris du développement considérable que présente alors la région du crâne où
le cervelet se trouve logé. J'ai constamment observé la même
chose chez les oiseaux qui peuvent marcher, courir et nager
immédiatement après leur naissance. C'est aussi ce que j'ai
rencontré chez de jeunes quadrupèdes, tels que le cabiai, le
lièvre, dont les mouvements s'exécutent aisément après la naissance. Ces observations anatomiques et physiologiques parai-
traient, selon nous, venir à l'appui des expériences mutilatoires
pratiquées par M. Flourens : expériences tendant à démontrer
que le cervelet a une influence marquée sur les mouvements.
La figure 8 de la planche LXXI représente le cerveau et la
moelle épinière d'un très jeune cabiai : on voit que le cervelet
est déjà très développé.

L'âge ne paraît pas apporter de grands changements dans le
volume et la consistance du cerveau des oiseaux, à partir de
l'état adulte ; ce que j'attribue à la plus grande fluidité de la
matière qui le compose. Il m'est cependant arrivé de trouver
chez de très vieilles poules et de vieux coqs-d'Inde, une diminution très apparente des hémisphères.

Les quadrupèdes dont j'ai le plus étudié le développement
du système nerveux cérébro-spinal, sont les cochons, les chevaux, les chiens et les chats. Je l'ai sur-tout suivi avec infiniment
de soin dans les deux dernières espèces depuis l'époque de la
naissance jusqu'à la vieillesse confirmée. Il faut réellement s'être
occupé soi-même d'un pareil travail pour avoir une idée de tout
son intérêt et de sa haute importance dans l'explication des
fonctions des organes cérébraux.

Les premiers jours qui suivent la naissance chez les jeunes chats et les jeunes chiens, sont presque entièrement passés à dormir et à téter. Le système cérébro-spinal, à cette époque, est très mou et d'une couleur rosée. Quinze jours suffisent pour opérer un changement très remarquable dans son volume et sa consistance. On peut consulter, à cet égard, les deux figures 1 et 4 de la planche VIII, représentant les deux crânes de deux jeunes chiens de la même portée, l'un d'un jour, et l'autre de quinze. La différence de développement entre ces deux crânes, donne exactement celle de leurs cerveaux. Si on examine la surface de l'encéphale chez le chien de quinze jours, toutes les circonvolutions se voient distinctement; mais les enfoncements qui existent, sont loin d'être aussi prononcés qu'ils le seront dans l'âge adulte. A la fin du premier mois, la vue devient distincte, l'ouïe meilleure, l'agitation des membres accompagnée de mouvements convulsifs des lèvres, pendant le sommeil, annoncent que le système cérébral commence à entrer en action. Examiné à cette époque, l'encéphale présente des circonvolutions plus en relief, notamment celles qui répondent à la région moyenne de la base du crâne sur ces parties latérales moyennes inférieures, au-dessus de la racine du nez et aux régions pariétales moyennes et postérieures. Celles qui occupent cette dernière région laissent à la surface interne du crâne de profondes empreintes. Le cervelet n'augmente pas dans la même progression ; sa partie moyenne, *vermis cerebelli*, est celle qui se développe de meilleure heure, sur-tout chez les chats. Que l'on compare, ainsi que je le fais dans mes leçons (1), deux

(1) Dans le cours de phrénologie, que je fis à Paris en 1829, je montrai à mes

cerveaux d'un jeune chien et d'un jeune chat de quinze à vingt jours, et l'on sera surpris du volume que le cervelet de ce dernier présente déjà à cette époque. Sur trois encéphales de chiens d'un jour, que j'ai disséqués, le cervelet formait à peu près la neuvième partie de cette masse nerveuse; dans trois chats de même âge, la huitième. A quinze jours, chez le chien, le cervelet ne formait que la quinzième partie de l'encéphale; le cerveau, à cette époque, paraît énorme comparativement au cervelet. Dans le chat du même âge, le cervelet est bien plus volumineux; la partie moyenne sur-tout est très saillante.

Dans les rongeurs, principalement les lapins, les lièvres et les écureuils qui sont des animaux de cette classe si nombreuse, et ceux dont j'ai eu le plus occasion de disséquer les cerveaux, les parties du système cérébro-spinal qui m'ont paru le plus développées à l'époque de la naissance ou quelques jours après, sont celles qui répondent à la base du cerveau, aux régions frontales moyennes et antérieures : le cervelet présente déjà un développement remarquable. J'ai été vraiment frappé du volume de cette partie du système cérébro-spinal chez de jeunes écureuils (1).

auditeurs, sur les pièces si nombreuses qui font partie de ma collection, le développement graduel des diverses parties de l'encéphale et du crâne, chez les oiseaux, les rongeurs et les carnassiers. Deux leçons entières furent sacrifiées à ce sujet si important de la physiologie du cerveau.

(1) Nous engageons les personnes qui veulent acquérir des connaissances anatomiques et physiologiques un peu étendues sur ce point, à faire une collection de crânes de très jeunes animaux appartenant à la famille des rongeurs et des carnassiers; par ce moyen, elles pourront non-seulement vérifier la justesse de nos observations, mais encore étudier avec plus de fruit les fonctions du système nerveux cérébro-spinal.

Rien n'est plus propre à nous inspirer du goût pour l'étude de la physiologie du cerveau, rien n'est plus capable de nous convaincre des vérités qui lui servent de base, que l'étude du développement graduel des organes qui composent ce viscère. On est vraiment surpris, en consultant l'ouvrage de Gall, de voir que ce grand homme ait en quelque sorte complètement négligé l'étude de ce développement. Parmi les faits si nombreux et si remarquables que j'ai recueillis, je citerai ceux d'entre eux qui ont plus spécialement fixé mon attention.

J'ai comparé entre eux vingt crânes et vingt cerveaux de jeunes chats depuis le moment de la naissance jusqu'à la troisième semaine (1).

Jusqu'à la fin de cette époque ou environ, la circonvolution cérébrale qui se trouve être le siége du penchant à détruire, est si peu prononcée, que la voûte du crâne paraît présenter autant d'étendue antérieurement que dans sa partie moyenne. A l'époque où les jeunes chiens commencent à mordre, et à celles où les jeunes chats reçoivent de leur mère de jeunes animaux, les parties latérales moyennes s'élargissent d'une manière frappante, et cela dans très peu de temps. Les fig. 3 et 4 de la pl. XCII représentent deux voûtes de crâne de deux jeunes chats, l'un de deux semaines et l'autre de quatre. J'ai tiré avec intention deux lignes parallèles sur leurs bords latéraux; dans la fig. 3, ou le chat de deux semaines, la voûte se trouve renfermée dans les deux lignes; dans la fig. 4, au contraire, ses bords la dépassent sur les parties latérales moyennes, a, a. Ces dernières régions, comme on peut le voir en consultant les

_____

(1) Ces crânes font partie de ma collection.

voûtes du crâne d'un chat de six mois, pl. I, fig. 3, et celle d'un chat adulte, pl. III *bis*, fig. 2, augmentent encore d'étendue avec le temps.

Ce que je viens de dire de la partie cérébrale affectée au penchant à détruire, est applicable à celles qui donnent à ces animaux la faculté de s'orienter, d'employer mille ruses pour surprendre les jeunes animaux dont ils font leur proie; mais, comme nous reviendrons sur ce sujet lorsqu'il sera question d'appliquer la phrénologie, nous allons passer aux changements que l'âge amène dans le système nerveux cérébro-spinal des quadrupèdes.

Nous avons observé bien peu de changements dans le volume et la densité du cerveau des très vieux rongeurs. On sait que nous avons démontré que, chez tous les individus de cette famille, cet organe offre, du moins quant à l'aspect, une grande ressemblance avec celui des oiseaux : il nous a toujours présenté, comme chez eux, moins de consistance; ils sont, si je puis m'exprimer ainsi, plus aqueux; et c'est, selon moi, à cette disposition organique qu'il faut attribuer le peu de changements que l'on observe dans le cerveau des vieux animaux de cette classe.

Dans les quadrupèdes à cerveau pourvu de circonvolutions, l'âge amène des changements remarquables de volume et de consistance dans le système cérébro-spinal : ils ont la plus grande anàlogie avec ceux que l'on observe chez l'homme. Il m'est arrivé très fréquemment de trouver chez de vieux chevaux, de vieux chiens et de vieux chats, plus de fermeté dans les deux substances cérébrales, notamment la substance blanche ou fibreuse. J'ai eu aussi occasion de voir de nombreux exemples d'adhérences de la séreuse, de ces ramollissements du cerveau si bien décrits chez l'homme par le professeur de Montpellier. Mais ce qui m'a

32.

surtout le plus frappé, c'est le changement de couleur des deux
substances chez les vieux chevaux: chez ces animaux, la blanche
acquiert une densité très remarquable et l'on peut, avec la plus
grande facilité, suivre l'épanouissement des gros faisceaux du
cerveau. Les circonvolutions situées à la partie antérieure et
supérieure des hémisphères, éprouvent une diminution très
apparente. Il m'arriva un jour de trouver toutes celles du lobe
antérieur du côté gauche, entièrement flétries : il était d'autant
plus facile d'apprécier cette disposition, que toutes les circonvolutions du lobe opposé se trouvaient assez saillantes, Le tubercule
bijumeau du côté gauche se trouvait complètement atrophié ;
ce qui me fit présumer que l'œil du côté droit avait cessé depuis
très long-temps de remplir ses fonctions; j'examinai donc l'organe de la vision, de ce côté, et le trouvai réduit presque à
rien.

Les adhérences de l'arachnoïde au cerveau sont extrêmement communes chez les vieux chevaux.

Ces changements dans le volume et la consistance du système
cérébro-spinal, sont toujours accompagnés de signes extérieurs
faciles à saisir. Les chevaux perdent la souplesse de leurs mouvements, les chiens deviennent plus dormeurs et presque toujours, comme on le dit vulgairement, hargneux. Quelques espèces de singes qui étaient très doux dans leur jeunesse,
deviennent indomptables et très méchants; et ce qu'il y a de
plus remarquable, c'est que ces changements coïncident très
souvent avec des altérations partielles du système nerveux
cérébro-spinal. Tels sont le ramollissement de la moelle épinière
avec la difficulté ou l'abolition des mouvements, la perte de
l'intelligence et de la douceur avec la diminution des circonvolutions occupant la région antérieure du cerveau. Nous avons

sur-tout observé cet état chez les singes, les chiens et les cochons. Il résulterait de nos observations physiologiques sur ce dernier animal, qu'au lieu d'être stupide, ainsi que le supposent certaines personnes, il aurait au contraire une certaine étendue d'intelligence. Il nous est arrivé si fréquemment de trouver la partie antérieure et inférieure de l'os frontal si développée chez quelques animaux de cette espèce, que nous ne craignons pas d'affirmer qu'il ne serait pas impossible d'apprendre à ceux qui sont ainsi conformés, certaines choses que nous voyons exécuter par les chiens. Nous pouvons affirmer aussi que cette instruction serait de peu de durée, car, après un an, les organes cérébraux, dont le développement permet à cet animal de recevoir une certaine instruction, diminue beaucoup en volume.

Nous allons résumer ici et sous forme de propositions, les faits principaux qui se rattachent aux changements amenés par l'âge, dans l'organisation et les fonctions du système nerveux cérébro-spinal.

I.

Tous les vertébrés, sans exception, sont pourvus d'un système nerveux, logé dans le crâne et la colonne vertébrale. Ce système est composé de trois parties bien distinctes: 1° Une est affectée aux facultés intellectuelles et affectives. 2° Une pour les facultés sensoriales ou organes des sens. 3° Enfin, une troisième aux mouvements de la vie animale.

2.

Les oiseaux et les rongeurs sont de tous les animaux ceux
dont le système nerveux cérébro-spinal se développe le plus vite.
Viennent ensuite les carnassiers. Ce n'est ordinairement qu'après
dix-huit ou vingt mois, que le système nerveux cérébral des
chiens et des chats arrive à son plus haut degré de développement.

Dans les herbivores, notamment le cheval, l'âne, la vache,
la chèvre, le mouton, le cerf, ce n'est ordinairement qu'après
deux, trois et quatre ans, que le système contenu dans le crâne
et la moelle épinière acquiert tout son développement. L'homme
est de tous les animaux celui dont le système cérébro-spinal met
le plus de temps à parvenir au *summum* de développement.

3.

Dans tous les animaux vertébrés, sans exception, les parties
du système nerveux situées à la base du cerveau, sont celles qui
se prononcent de meilleure heure. Chez quelques espèces,
notamment dans les oiseaux et les rongeurs, la moelle épinière
et les tubercules bijumeaux sont dans le même cas.

4.

Dans toute la série des animaux dont le cerveau se trouve pourvu de circonvolutions, celles-ci sont distinctes à l'époque de la naissance. Mais après un temps qui varie suivant les classes, les ordres, les genres et les espèces, elles se prononcent davantage et leur développement coïncide avec l'étendue d'action de leurs facultés intellectuelles et affectives.

5.

La famille des animaux à cerveaux pourvus de circonvolutions, est celle où l'on rencontre le plus de changements dans l'organisation du système nerveux cérébro-spinal, par l'effet de l'âge.

CHAPITRE XI.

TÊTES MALADES.

L'histoire des lésions du cerveau et de ses enveloppes, mérite de fixer l'attention des personnes qui se livrent à l'étude de la physiologie du cerveau : c'est par la connaissance de leurs altérations qu'elles pourront se rendre compte des divers phénomènes ou changements que présentent quelquefois les actes intellectuels ou les facultés affectives des individus qui en étaient atteints. Elles nous apprennent aussi comment les phrénologistes peuvent être induits en erreur dans les applications, s'ils ne tiennent pas compte de l'état pathologique des têtes soumises à leur examen.

Nous suivrons pour les lésions de la tête, le même plan que nous avons adopté pour la description des parties qui les composent ; c'est-à-dire que nous traiterons d'abord des lésions des enveloppes, ensuite de celles du système nerveux qu'elles contiennent.

§ I.

Lésions du crâne.

Toutes les lésions du crâne peuvent se rapporter à trois principales : 1° Un vice de forme ou de configuration. 2° Une augmentation ou une diminution de la matière calcaire entrant dans la composition des os qui le constituent. 3° Une augmentation du nombre des os qui le composent. A la première classe, appartiennent tous les vices de conformation, connus sous le nom de monstruosités. Nous ne citerons de ces sortes d'affections que les deux principales, qui paraissent se rattacher plus que les autres à l'histoire du développement du crâne et du cerveau. La première consiste dans une sorte d'atrophie des os du crâne, coïncidant avec celle des hémisphères cérébraux, voir la fig. 2 de la pl. XXI. On désigne vulgairement cette espèce de monstruosité sous le nom d'acéphalie, du mot grec κεφαλη tête et de l' privatif, c'est-à-dire, sans tête, expression vicieuse, puisque celle-ci existe : ce mot ne conviendrait réellement qu'aux êtres qui viennent au monde avec son absence totale. Nous n'examinerons pas ici les diverses théories des anciens et des nouveaux anatomistes, tendant à expliquer la formation de cette monstruosité ; nous ferons seulement remarquer cette coïncidence de l'absence, ou pour mieux dire, de la diminution de la boite osseuse avec celle du système nerveux qu'elle contient.

Il existe une autre lésion entièrement opposée à celle que nous venons de signaler, et se rattachant aux lésions de la première série. C'est l'hydrocéphale, maladie qui, comme son nom l'indique, consiste dans un épanchement de matière liquide dans la tête.

Il résulte de cette disposition, que le cerveau, dans les ventricules duquel le liquide se trouve épanché, augmente de volume, se distend, et que ses circonvolutions s'effacent. La nutrition du cerveau étant en relation avec celle du crâne, fait que celui-ci se moule sur la forme du premier et que la tête peut présenter un volume monstrueux. Il existe dans les cabinets d'anatomie de l'école de médecine de Paris, plusieurs crânes d'hydrocéphales très remarquables. Nous nous rappelons avoir vu à l'hospice de perfectionnement de Paris, un jeune homme de seize à dix-huit ans, affecté d'hydrocéphalie dont la tête n'offrait pas moins de deux pieds et demi en circonférence. Son regard était stupide et il paraissait soutenir sa tête avec peine. On nous dit qu'il avait la mémoire des mots assez heureuse; l'on nous assura même qu'il avait retenu un assez bon nombre de vers adressés à un personnage illustre dont il était le parent.

Il n'est pas sans exemple que des individus affectés d'hydrocéphalie aient conservé leurs facultés intellectuelles. Au nombre de ces cas assez rares, se trouve celui de ce jeune homme dont le docteur Spurzheim a fait représenter la tête dans le traité de phrénologie qu'il a publié à Londres (1). Ce jeune homme, âgé de trente-trois ans, présentait une tête ayant trente-trois pouces de circonférence, trois pouces moins de trois pieds. Le même médecin dit avoir vu à Musselburgen en Ecosse, près d'Edimbourg, un homme doué de facultés intellectuelles très remarquables, et dont la tête était encore plus volumineuse. Tulpius et Camper avaient déjà observé des faits semblables (2).

Sur cinq ou six cas d'hydrocéphales que nous avons rencontrés, nous n'en avons pas vu un seul où toutes les facultés intellectuelles fussent intactes : il existait chez presque tous, un trouble de ces facultés ou des sens plus ou moins complet. Presque toujours la vue des hydrocéphales est imparfaite; ils

---

(1) Le docteur Gall a fait représenter la même tête dans son Atlas.

(2) Thomas Bartholin cite un cas où la tête présentait quatre pieds de circonférence.

ont des accès de somnolence plus ou moins prolongés; quelques-uns ne peuvent supporter le moindre bruit, quelque léger qu'il soit. On trouve même fréquemment une paralysie des extrémités inférieures.

Nous avons déjà fait observer que, dans ces lésions, le cerveau n'était point délayé comme on l'avait supposé; que Tulpius avait prouvé et Gall après lui, que le cerveau était au contraire déplissé : mais, comme il présentait alors l'aspect d'une membrane, les anatomistes inattentifs avaient pris le viscère lui-même pour une de ses enveloppes.

Aux vices de formes du crâne appartient un cas beaucoup moins rare que ceux que nous venons de citer. Le cerveau et le crâne n'ont d'autre vice apparent qu'un développement au-dessous de l'état normal. Cette diminution est toujours accompagnée de cet état des facultés intellectuelles, connues sous le nom d'idiotisme. Nous avons fait représenter l'un de ces cas, pl. LXXXVI, fig. 2; cette tête appartenait à une jeune fille complétement idiote, et âgée de vingt-trois ans. Au-dessus d'elle, et sur la même planche, se voit une tête d'homme appartenant à la classe de celles que l'on rencontre assez communément. On voit cependant l'immense différence qui existe entre ces deux têtes, quant au volume. Un peu au-dessus et au-dessous du volume de la tête de cette fille, se rencontre constamment l'idiotisme absolu : cas qu'il faut bien distinguer, ainsi que nous le verrons plus loin, des idioties partielles, dont le nombre est immense.

Les docteurs Gall et Spurzheim (1) assurent que, lorsque la tête dans un adulte n'excède pas le volume d'un enfant d'un an,

_____

(1) Spurzheim, *Phrénologie*, page 26; Paris, 1818.

la manifestation des facultés est toujours impossible : nous ne
croyons pas l'observation de ces médecins généralement vraie.
La tête d'un enfant d'un an, pl. VIII, fig. 3 *bis* (1), présente quelquefois une circonférence de quinze à seize pouces, et nous
avons vu des femmes et des hommes, dont la tête n'avait pas
une circonférence plus étendue, manifester des facultés intellectuelles assez remarquables.

Comment en serait-il autrement ? Ne peut-il pas arriver que la
partie du crâne où siégent les organes des facultés intellectuelles
supérieures, soit assez développée, et que les parties affectées
aux facultés affectives, le soient très peu ; dans ce cas, l'homme
peut avoir de l'intelligence sans présenter une grande circonférence de tête, tandis qu'un homme où les facultés affectives
sont très développées, pourra présenter une grande circonférence ; et cependant être un idiot. Dans le nain Bébé, dont le
squelette se trouve déposé dans le cabinet d'anatomie du Jardin-
du-Roi, à Paris, et dont nous avons fait représenter le crâne,
pl. XCVII, fig. 2, la tête présente quatorze pouces de circonférence ; mais, comme nous le faisions observer tout-à-l'heure, on
voit que la partie antérieure du crâne, où sont logés les organes
des facultés intellectuelles, sont dans une petite proportion. Quelle
différence à cet égard entre la tête de Bébé et celle de l'enfant de
onze mois, pl. VIII *bis*, fig. 3. Voici quelques détails sur le nain
Bébé, dont le squelette se trouve déposé dans le cabinet d'a-
natomie au Jardin-du-Roi : ils coïncident parfaitement avec l'organisation cérébrale de cet individu.

---

(1) La tête représentée ici est celle d'un enfant de onze mois ; la circonférence
de son crâne est de 16 pouces 2 lignes.

Ces détails consignés dans le quatrième volume du supplément de l'encyclopédie, furent envoyés par M. le comte de Tressan, associé de l'académie des sciences, à M. Morand, membre du même corps savant. J'y joindrai quelques remarques anatomiques et phrénologiques, afin de rendre plus complète l'histoire de cet être singulier qui fut long-temps le sujet des conversations des principaux savants de l'Europe.

« Nous venons, mon cher et illustre confrère, de perdre » Bébé, ce fameux nain du roi de Pologne; et je crois que » quelques petits détails à son sujet, pourront vous intéresser. » Bébé naquit dans les Vosges, de deux gens de village, sains, » bien faits et travaillant à la terre. Sa mère l'éleva avec » beaucoup de peine, sa petite bouche ne pouvant s'appliquer » qu'en partie au mamelon. Un sabot lui servit long-temps de » berceau ; son accroissement fut proportionné à sa petitesse » première jusqu'à l'âge de douze ans. A cet âge, la nature » parut faire un effort : mais cet effort n'étant pas uniformément » soutenu, l'accroissement fut inégal dans quelques parties; » l'apophyse nasale (*les os du nez*) sur-tout, grandit en pro- » portion des autres os de la face, l'épine du dos s'arqua en cinq » endroits, et comme nous l'avons reconnu à la dissection, les » côtes grandirent plus d'un côté que de l'autre.

» Bébé n'a jamais donné que des marques très-imparfaites » d'intelligence : il n'a reçu aucune notion de l'Être Suprême et » de l'immortalité de l'âme, ce qu'il a prouvé dans la longue » maladie dont il est mort. Il paraissait aimer la musique, et » battait quelquefois la mesure assez juste : on était même par- » venu à le faire danser; mais en dansant, il avait sans cesse les » yeux attachés sur son maître qui, par des signes, dirigeait tous » ses mouvements, ainsi qu'on le remarque dans tous les animaux

» dressés. Il était susceptible de quelques passions, de l'espèce
» de celles qui sont communes aux animaux, telles que la colère
» et la jalousie, *pourquoi pas , dirons-nous , puisque les facultés*
» *affectives sont très fortes dans sa tête.* Cependant il avait tous
» les organes libres , et tout ce qui tient à la physiologie parais-
» sait exact et selon l'ordre ordinaire de la nature. À l'âge de
» dix-sept à dix-huit ans, les signes de la puberté furent très
» évidents et même très forts pour sa petite structure; il paraît
» même prouvé qu'une servante en avait long-temps abusé, et
» l'on attribue aux excès de Bébé, l'avancement de sa vieil-
» lesse (1).

« Par toutes les observations que j'avais pu faire sur l'organi-
» sation de ce petit être, j'avais prévu, avec bien d'autres obser-
» vateurs, que Bébé mourrait de vieillesse avant trente ans. En
» effet, dès vingt-deux ans, il a commencé à tomber dans une
» espèce de caducité, et ceux qui en prenaient soin ont cru
» pouvoir distinguer une enfance marquée, c'est-à-dire une
» augmentation de radotage. » *Cette vieillesse prématurée paraît*
être l'apanage de tous les nains. Je ne crois pas qu'il y ait un seul
exemple d'un individu appartenant à cette classe qui ait vécu
long-temps. Tous meurent de très bonne heure, et même avec tous
les caractères de la vieillesse confirmée; Bébé lui-même nous en
offre un exemple frappant. Ses mâchoires, comme on peut le voir
pl. XCVII, fig. 2, sont complétement dépourvues d'alvéoles ,

(1) Comme le crâne du squelette de Bébé a été scié horizontalement, on peut
facilement apercevoir à l'intérieur toute l'étendue des fosses cérébelleuses; elles sont
vraiment très fortes eu égard au volume du crâne; celui-ci a été représenté en profil
perdu, et le squelette placé sur une chaise, de manière à faire voir la plus grande
partie de la région occipitale.

l'inférieure sur-tout présente les caractères qui ne se rencontrent que chez les vieillards.

« La dernière année de sa vie, il avait peine à se soutenir; il
» paraissait accablé par le poids des années; il ne pouvait sup-
» porter l'air extérieur que par un temps chaud : on le promenait
» au soleil, où il avait peine à se soutenir après avoir fait cent
» pas. Une petite indigestion, suivie d'un rhume avec un peu
» de fièvre, l'a fait tomber dans une espèce de léthargie, d'où
» il revenait quelques moments, mais sans pouvoir parler, tout
» le larynx paraissant affecté de paralysie. Il a cependant lutté
» contre la mort pendant trois jours, et ne s'est éteint que lors-
» que la nature, entièrement épuisée, s'est arrêtée d'elle-même.
» J'ai obtenu du roi de Pologne qu'il ne serait point enterré sans
» avoir été disséqué, et ensuite qu'on enterrerait seulement les
» chairs et tous les viscères, mais nous garderons le squelette
» que M. Péret, premier chirurgien du roi de Pologne prépare
» avec soin; et ce squelette sera déposé dans la bibliothèque
» publique de Nancy, d'où j'espère, qu'avec le temps, on pourra
» l'envoyer au Cabinet du Roi. Ce squelette sera d'autant plus
» intéressant qu'au premier coup d'œil, il paraît être celui d'un
» enfant de trois ou quatre ans au plus, et qu'à l'examen, on
» verra que c'est celui d'un adulte. Dans la dissection qu'on en a
» faite, on a trouvé un des os pariétaux un peu enfoncé ».
M. de Tressan se trompe, un des pariétaux n'est pas enfoncé, il présente seulement quelques rugosités, dont nous parlerons plus loin. « Le lobe gauche du cervelet était pressé dans un endroit
» et un peu relevé en d'autres et hors de sa position natu-
» relle ». *L'inspection de la base du crâne de Bébé, prouve que M. de Tressan aura été induit en erreur, car les deux fosses cérébelleuses ne diffèrent en rien de ce qu'elles présentent chez*

les autres hommes. « La moelle alongée était comprimée de
» même; ce qui vraisemblablement doit avoir empêché la force
» végétative de s'étendre avec régularité, le cours des fluides
» n'ayant jamais été libre, la vie et l'action n'ayant point été
» portées d'une manière uniforme dans toutes les parties : c'est ce
» qui peut aussi avoir occasioné le dérangement des vertèbres ».
*L'opinion de M. de Tressan ne tire point ici à conséquence, car
c'est celle d'un homme du monde étranger à la médecine. Ce
dérangement des vertèbres précéda ou accompagna sans doute
l'affection de la moelle épinière dont l'état rachitique fut probablement provoqué et peut-être augmenté par l'habitude de la
masturbation.*

« On a trouvé de l'eau dans la poitrine et les poumons adhé-
» rents; les parties de la génération étaient d'une conformation
» parfaite; le cœur, les entrailles, le diaphragme et le foie en
» très bon état ».

Nous supprimons ici, comme inutile, l'épitaphe de Bébé, que
le roi de Pologne exigea de M. de Tressan. Voici seulement
quelques détails anatomiques sur son squelette et son crâne.
La hauteur du squelette, prise du sommet de la tête au
talon, est de deux pieds dix pouces (ancienne mesure). Il
existe évidemment trois courbures à la colonne vertébrale :
une dans la région supérieure dorsale, et c'est la plus forte;
une autre dans la région dorsale moyenne; enfin une troisième
dans la colonne lombaire. La portion droite du thorax est
plus saillante que la gauche. Mesuré à l'extérieur, et suivant
une ligne qui passerait sur la partie moyenne de l'angle supérieur de l'os occipital, les tempes et la partie moyenne du
frontal, le crâne donne une circonférence de quatorze pouces.
Le diamètre transversal du crâne, mesuré sur la base et

au-dessous de la fosse temporale, est de quatre pouces; et le diamètre longitudinal, c'est-à-dire depuis l'occipital jusqu'au frontal , mesuré de la même manière, quatre pouces sept lignes. La hauteur du crâne, prise du conduit auditif externe, est d'environ quatre pouces. Les os du nez sont extrêmement développés ; le front, la partie moyenne exceptée, présente peu de saillie ; il n'en est pas de même des régions occipitales, pariétales et temporales, qui prédominent évidemment. L'intérieur du crâne est très sain; les fosses occipitales inférieures répondant au cervelet , très développées. Les pariétaux offrent à l'extérieur, dans leur tiers supérieur, ces rugosités que l'on rencontre quelquefois sur le crâne des personnes décrépites (1).

Des observations recueillies chez les nains ont prouvé qu'avec une circonférence de quatorze pouces, un homme peut présenter des facultés intellectuelles , assez étendues. MM. Gall et Spurzheim croient expliquer le bon état des facultés cérébrales chez les individus de cette classe, en disant que, si chez eux elles sont bien développées, il faut s'en prendre à la disposition dynamique de l'organisation. Cette explication ne nous paraît pas satisfaisante, et nous croyons qu'elle ne s'accorde pas avec les observations générales qui doivent servir de base à la physiologie du cerveau.

---

(1) Il existe dans les cabinets d'anatomie de la Faculté de médecine de Paris, une imitation en cire de Bébé ; et bien que la note placée sous le verre qui la recouvre annonce que les vêtements sont ceux dont ce nain se trouvait revêtu peu de temps avant sa mort, on peut se convaincre par l'examen du squelette déposé au Jardin-des-Plantes, que les proportions du modèle en cire ont été très réduites, et qu'il a fallu nécessairement retailler les vêtements pour les y ajuster.

Faut-il considérer l'aplatissement qui se rencontre dans la région frontale de certaines peuplades sauvages, les Caraïbes, par exemple voir la pl. CXV, fig. 1., comme un mode de conformation du crâne propre à ces peuples? Doit-on, avec quelques naturalistes et plusieurs médecins, le considérer au contraire comme le résultat d'une pression artificielle? Les docteurs Gall et Spurzheim paraissent disposés à le considérer comme une organisation propre à ces insulaires. L'aplatissement leur parait même une chose impraticable, du moins par le procédé employé pour le produire. « J'ai questionné, dit le docteur Spurzheim (1), plu-
» sieurs personnes qui sont allées à l'île Saint-Vincent, habitée
» par les Caraïbes, mais les rapports qu'elles m'ont donné sur la
» compression, étaient contradictoires et peu satisfaisants : l'un
» m'a dit qu'on appliquait les machines pendant six semaines,
» un autre m'a parlé de six mois, et selon un troisième, la
» machine reste durant deux années. En admettant même ce
» dernier période, je ne conçois pas son effet sur l'aplatissement
» du front tel qu'il est; car, à deux ans, les parties cérébrales du
» front ne sont pas encore tout-à-fait développées, et il y a toute
» probabilité que les têtes des Caraïbes adultes sont plus grandes
» que celles de leurs enfants : les changements ultérieurs du front
» ne seraient donc pas empêchés. » *Il nous semble que cette dernière proposition de M. Spurzheim n'est que spécieuse; car si à deux ans, les parties cérébrales de la région du front ont été atrophiées, nous ne voyons pas pourquoi les changements ultérieurs du front ne seraient pas empêchés. Sans doute que les têtes des Caraïbes adultes sont plus fortes que celles de leurs enfants ;*

(1) *Observations sur la Phrénologie;* Paris, 1812, page 111.

mais il ne doit pas en être autrement même dans l'hypothèse de la compression, car celle-ci ne s'opère que sur un point, et n'empêche nullement le développement des autres régions. Gall, avec qui je parlai de ce sujet, quelques mois avant sa mort, me paraissait revenu de l'idée que la forme des têtes des Caraïbes était naturelle, mais qu'elle était au contraire le résultat d'une pratique employée par ce peuple. M. John Sedgvvick, a présenté à la société phrénologique de Londres, dont il est secrétaire, une notice fort curieuse sur ce sujet. Nous la croyons trop digne de fixer l'attention des phrénologistes, pour ne pas lui donner place dans cet ouvrage, et nous le faisons avec d'autant plus de plaisir qu'elle est rédigée dans un bon esprit, et prouve le discernement de son auteur.

Que la forme naturelle du crâne ait été provoquée par quelques nations, et sa forme particulière effectuée à l'aide de moyens mécaniques ? telle a été l'opinion de divers écrivains des premiers temps. Comment se fait-il que dans ce siècle plus éclairé, la vérité de cette pratique ait été mise en question, et la possibilité de comprimer le crâne, ou autrement dit, d'altérer la forme de la tête, nonobstant l'assurance de plusieurs voyageurs qui en avaient été témoins, entièrement niée ? Le premier auteur remarquable qui paraît avoir fixé l'attention sur ce sujet, est Hippocrate, dans son ouvrage célèbre *de aere, aquis et locis ;* il dit, en parlant des Macrones, nation proche du Pont-Euxin, qu'il appela macrocéphales, à cause de la longueur de leurs têtes, que c'était une nation dont les têtes étaient entièrement différentes de celles des autres. D'abord, la longueur de leurs têtes fut le résultat de la coutume, mais maintenant elle est devenue héréditaire. L'opinion générale chez ce peuple était que ceux qui avaient les têtes les plus longues, étaient aussi les plus distingués. Telle était la coutume : aussitôt qu'un enfant

34.

était né, ils façonnaient sa tête encore flexible, avec leurs mains,
et à l'aide de bandages et d'appareils, la forçaient à prendre plus
de longueur, de manière que sa forme perdait en sphéricité
ce qu'elle gagnait en longueur. On eut d'abord recours à un
procédé pour forcer la nature à agir dans ce sens, et dans la suite
elle devint si naturelle, que le procédé employé devint inutile.
Hippocrate cherche alors à expliquer ce résultat par l'hypothèse
de la génération. Voici ce qu'il dit à cet égard : Si l'enfant est
formé *de toutes les parties du corps, c'est-à-dire, la partie saine
de la partie saine, la partie faible de la faible*; si, généralement
parlant, ceux qui sont chauves engendrent des enfants chauves,
ceux qui louchent des enfants louches, les contrefaits des enfants
contrefaits, et pareille chose peut être dite de toutes les formes
possibles; pourquoi les Macrocéphales n'engendreraient-ils pas
des Macrocéphales? Quant à la vérité de cette hypothèse, qui
ressemble tout-à-fait à celle de Buffon, nous n'essaierons pas de
donner une opinion; il est cependant bien connu que les mutilations après la naissance, telles que l'amputation d'un membre,
la circoncision, n'ont aucune influence sur les enfants des personnes mutilées, etc. Tandis que d'un autre côté, plusieurs maladies
et vices de conformation sont héréditaires et se communiquent
du père au fils. On a aussi observé qu'avec les progrès de la civi-
lisation, on trouve que les facultés morales et intellectuelles
deviennent graduellement plus developpées par la succession
des générations. Strabon (1) parle aussi d'une nation vers le
Caucase, qui était remarquable par la forme alongée de la tête;
et Scaliger, dans ses Commentaires sur Théophraste, dit que les

(1) *Strabonis Geographia*; lib. xii, 2 vol. page 757.

tribus qui bordent la Crimée, pratiquaient autrefois une compression sur les tempes de leurs enfants, coutume qu'ils avaient
reçue des Maures leurs ancêtres.

Les Turcs étaient autrefois remarquables et le sont encore,
nous pensons, pour la forme ronde de leurs têtes; circonstance
qui a excité l'attention de divers écrivains. Vésale (1) remarque
que presque toutes les nations ont quelque chose de particulier
dans la forme de leurs têtes. Les crânes des Génois, et plus
particulièrement encore ceux des Grecs et des Turcs, sont complétement sphériques, dit-il, et cette forme, qu'ils considèrent
comme très élégante adaptée aux turbans qu'ils portent sur la
tête, est produite par les sages-femmes à la sollicitation des
mères. Ces faits peuvent être reçus avec d'autant plus de crédit,
que leur confirmation se trouve établie par une lettre du baron
Asch à Blumenbach (2), que celui-ci a publiée dans son premier
fascicule des crânes des diverses nations. Il dit que les sages-
femmes de Constantinople demandent communément à la mère,
après son accouchement, quelle forme elle souhaite donner à
la tête de son enfant, et qu'elle préfère ordinairement celle qui
résulte de la pression opérée sur l'occiput et le front, parce
qu'elle pense que le turban sied mieux aux têtes ainsi confor-
mées. L'aplatissement de la région occipitale, qui est encore
remarquable parmi les habitants de l'Allemagne, est attribué
par Vésale à la coutume de laisser toujours reposer les enfants
sur le dos; cause qui cependant nous paraît insuffisante pour
produire un aussi grand aplatissement de cette partie de la tête.

(1) *De corporis humani fabricâ.*

(2) *Decades craniorum diversarum gentium illustratæ.*

Soemmering remarque qu'il n'y avait pas une différence bien marquée entre l'Allemand, le Français, le Suédois et le Russe sous le rapport de la forme du crâne (1), du moins sur ceux des individus de cette nation qu'il possédait. Excepté cependant, dit-il, que les orbites se trouvaient plus resserrés dans les crânes russes, et leurs bords plus quadrangulaires.

Cette coutume contre nature, qui paraît avoir été en vogue parmi plusieurs nations de l'Europe, est maintenant bornée aux tribus sauvages du Nouveau-Monde, particulièrement aux habitants des îles Caraïbes. Les tribus de la Caroline, les Péruviens, les Nègres des Antilles, les *Chocktaws* de Géorgie et les habitants de *Nootka-Sound*, plusieurs tribus du nord de l'Amérique septentrionale, ont même tiré leur nom de cette coutume. Le mot *Omaguas*, dit La Condamine, appliqué à la nation péruvienne aussi bien qu'à celle de Cambevas, signifie dans la langue brésilienne, tête plate; car ces peuples ont la singulière habitude de comprimer le front de leurs enfants nouvellement nés entre deux planches, dans l'intention de les faire ressembler, comme ils le disent, à la pleine lune (2).

Pour prouver que la pratique de la compression a été et est encore usitée par différentes nations pour donner lieu à des vices de conformation que l'on remarque parmi eux, nous citerons quelques passages des derniers auteurs qui ont été témoins de cette cruelle pratique, et dans l'autorité de qui nous pouvons avoir pleine confiance.

---

(1) Cette opinion de Soemmering résulte, comme nous le prouverons à l'article des têtes nationales, de ce qu'il n'avait pas observé un assez grand nombre de têtes appartenant aux individus de ces diverses nations.

(2) *Mémoire de l'Académie des sciences*; Paris, 1745.

Adair, dans son Histoire des Indiens d'Amérique, nous apprend qu'ils aplatissent leurs têtes dans divers sens, mais principalement le sommet, dans l'intention de s'embellir, comme l'indique l'expression employée par leur imagination sauvage, car ils nous appellent longues têtes, par mépris. Les Choktah indiens aplatissent leur front, du sommet de la tête aux sourcils, avec un sac plein de sable, ce qui leur donne une apparence hideuse, parce que le front recule naturellement en proportion de son aplatissement; de manière que le commencement du nez, au lieu d'être à une égale distance du menton à celui des cheveux, se trouve, par leur sauvage procédé, placé beaucoup plus près de l'un que de l'autre. Les nations indiennes autour de la Caroline du Sud et jusqu'au nouveau Mexique, pour donner lieu à ce résultat, placent l'enfant dans une espèce de berceau où ses pieds sont mis à un demi-pied au-dessus de la ligne horizontale, sa tête fixée dans un trou fait tout exprès pour la recevoir, et sur le sommet de laquelle repose un sac de sable, et de telle manière que l'enfant ne puisse remuer. Le crâne ayant une consistance presque cartilagineuse à cet âge, est alors susceptible d'être comprimé. Par cette compression, et en aplatissant ainsi le sommet de la tête, ils rendent celle-ci plus large et leur face aussi, car lorsque le travail de la nature est arrêté d'un côté, s'il ne s'ensuit pas une destruction complète, il reflue avec abondance vers un autre point. Cet auteur qui écrivait en 1775, hasarde presque une conjecture phrénologique, quand il dit : ne pouvons-nous pas attribuer à cette pratique, leurs inconstantes, sauvages et cruelles dispositions? sur-tout lorsque nous voyons réunis une fausse éducation et un grand exercice des facultés animales. Quand le cerveau, chez le peuple le plus froid, est troublé, il ne raisonne ni ne se détermine convenablement. Aussi les Indiens voient tout ce qui les entoure sous un faux aspect, et méprisent nos têtes, parce qu'ils ont donné une mauvaise forme aux leurs (1).

Labat, voyageur français, dit que les Caraïbes sont bien faits et bien proportionnés, leurs traits sont assez agréables, leur front excepté, qui paraît plutôt extraordinaire, à cause de son aplatissement, et comme s'il avait été déprimé. Ces peuples ne sont pas nés ainsi, mais ils forcent la tête à prendre cette forme, en plaçant sur le front de l'enfant nouveau-né, une petite planche qu'ils attachent fortement derrière. Elle reste ainsi, jusqu'à ce que les os aient acquis leur consistance : leur tête est aplatie à un tel degré, qu'ils peuvent voir perpendiculairement au-dessus d'eux sans élever la tête.

M. Edwards, dans son Histoire des Indes occidentales, dit en parlant des Caraïbes : à la naissance d'un enfant, son crâne flexible est fixé entre deux petites pièces de bois, l'une placée devant et l'autre derrière, attachées fortement ensemble. Et plus loin il ajoute dans une note : j'ai entendu dire par des anatomistes, que la suture coronale des enfants nouveaux-nés, dans les Indes occidentales, est plus ouverte que celle des enfants nés dans les climats plus froids, et que leur cerveau est plus exposé aux injures extérieures. C'est peut-être pour cela que la coutume de déprimer le front et l'occiput, fut employée dans l'origine, pour aider l'opération employée par la nature pour former le crâne.

Cuvier suppose que les crânes des Indiens américains sont naturellement comprimés et reculés; de là leur désir d'augmenter

(1) *Histoire des Indiens américains.*

par des moyens artificiels, ce qu'ils considèrent comme le beau idéal de l'organisation. Les Mexicains qui paraissent avoir eu des idées semblables , permettaient sagement à leur tête de se développer naturellement, et ils aplatissaient seulement celles de leurs idoles.

L'histoire la plus récente et la plus détaillée de la coutume de comprimer les crânes par les Indiens, est celle du docteur Scouler, publiée dans le dernier numéro du Journal zoologique de Londres du mois de janvier 1829. La voici :

Toutes les tribus de la côte nord-ouest, ou insulaire, ou continentale, depuis les bords de la rivière Colombie jusqu'à l'extrémité nord de Quadra et de l'isle de Vancouvers, aplatissent les têtes de leurs enfants. Ces tribus ont une grande ressemblance d'habitudes, de langage et d'apparence. Leur méthode pour aplatir la tête est très simple et ne paraît pas être accompagnée de circonstances désagréables pour la santé de l'enfant. Aussitôt que celui-ci est né , la tête est fréquemment et doucement comprimée avec la main, et cela est continué pendant trois ou quatre jours. L'enfant est placé ensuite dans une boite ou berceau qui est rendu agréable à l'aide de la mousse ou une sorte d'étoupe dont il est garni, fait avec l'écorce du cyprès. L'occiput de l'enfant reste sur une planche à la partie supérieure de la boîte, supporté par de la mousse ou de l'étoupe ; une autre planche est alors placée sur le front et fixée fortement sur la tête de l'enfant. L'enfant est rarement tiré du berceau, et la compression est continuée jusqu'à ce qu'il soit en état de marcher. Un enfant de trois ans présente la plus hideuse apparence; la compression s'exerçant principalement sur le front et l'occiput change complétement la proportion naturelle de la tête, et lui donne la forme d'un coin. Les yeux sont très saillants et l'individu a pour toujours les yeux dirigés en haut. La tête d'un enfant d'environ quatre ans, que j'ai en ma possession, présente quatre pouces de l'os du front au milieu de l'occiput, tandis qu'elle en a six depuis le centre des deux pariétaux à la partie la plus grande du diamètre transversal. La nature cherche à réparer cette infirmité; de là cet aplatissement moins prononcé des adultes, bien que cependant passablement déformé. Dans le crâne d'un adulte, la mesure, depuis l'os frontal au-dessus du nez jusqu'à l'occiput, à l'arcade occipitale supérieure, est de six pouces et huit lignes, tandis que la distance entre les os pariétaux est de six pouces et trois lignes. La même mesure prise sur un crâne d'Européen était de cinq pouces et demi à sept et demi. Il résulte de la pression opérée sur l'occiput et le front, que les deux pariétaux bombent beaucoup en dehors, et par l'inégalité de la pression, la symétrie de la tête disparaît. Dans une tête, le côté droit de l'os du front saille beaucoup plus que le gauche, et pour compenser cela, l'os pariétal gauche est plus proéminent que le droit. De ces circonstances, je pense que la capacité du crâne est à peu près la même, comme chez les têtes *undefaced* des Indiens. Quoi qu'il en soit, il n'empêche pas l'action de leurs facultés intellectuelles. Les crânes des jeunes personnes ont le front un peu déprimé, élégamment arrondi, les os de la pommette élevés, les orbites tournés un peu en dehors, l'appareil olfactif très développé; d'un autre côté toutes les têtes comprimées sont déjetées et souvent sans symétrie, les orbites dirigés en haut; dans tous les cas, les os pariétaux sont très saillants sur les côtés, l'occiput très aplati, tandis que la place des insertions musculaires se trouve singulièrement forte.

La compression de la tête de l'enfant est opérée de la manière suivante : On choisit un morceau de bois ayant deux pieds et

demi à trois pieds de long, et environ douze ou quatorze pouces
de large, et rembouré avec le sphagnum et le sapin, ayant un
bord d'égale largeur attaché par des bandes de cuir, et présentant des bandes à l'extrémité opposée. La tête de l'enfant, après
avoir été d'abord emmaillotée, est placée sur la planche qui sert
de berceau, le cou demeure sur l'oreiller, élevé de manière que
la tête penche en arrière; la planche du sommet est alors dirigée
en bas sur le front, et fixée. On serre graduellement, en raison
des progrès de l'opération.

Ces détails du docteur Scouler sont accompagnés d'une gra-
vure de l'instrument mis en usage; il y a joint le crâne d'un
jeune adulte qui avait été soumis à la pression. Dans le journal
de physique, pour le mois d'août 1791, se trouve aussi un dessin
de l'instrument, avec la manière de l'appliquer, par M. Anice
de la Guadeloupe. Comme plus grande preuve de cette vieille
pratique, nous croyons devoir mentionner que dans le troisième
synode du diocèse de Lima, les ecclésiastiques espagnols firent
un décret qui empêchait cette manœuvre, et par lequel on in-
fligeait des peines à ceux qui commettaient de telles offenses.

D'autres auteurs pourraient être cités à l'appui de l'évidence
de ce fait; mais nous croyons qu'il a été assez démontré pour le
considérer comme une chose positive, bien que le docteur Spurzheim en ait entièrement nié la possibilité.

Il serait bon maintenant de faire connaître les effets que produit ce procédé sur les facultés intellectuelles et affectives; mais
il est impossible d'en parler avec certitude, parce que nous ne
possédons pas assez de faits pour établir une opinion. La question
est de savoir si la pression artificielle empêche complétement le
développement des circonvolutions de la portion du cerveau qui
l'éprouve, et conséquemment la manifestation de leurs facultés;

35.

ou si, en les déplaçant de leur position naturelle, leur examen phrénologique ne peut pas être rendu difficile et incertain. C'est un fait dont le temps et l'expérience peuvent donner la solution. Voici cependant ce que M. de Chauvalon dit du caractère des Caraïbes.

Ce n'est pas seulement leur couleur cuivrée, la singularité de leurs traits qui constitue la principale différence entre eux et nous ; c'est leur extrême simplicité, c'est le peu d'étendue de leurs facultés intellectuelles. Leur raison n'est pas plus éclairée que celle des brutes. La raison des plus grossiers paysans, celle des Nègres amenés de divers points les plus éloignés de l'Afrique par le commerce des Européens, est telle que nous découvrons quelque apparence d'intelligence, laquelle, bien qu'imparfaite, peut cependant augmenter ; mais l'entendement des Caraïbes en paraît à peine susceptible. Si une profonde philosophie et la religion ne nous apportaient pas quelques lumières sur ce point ; si nous devions nous décider d'après la première impression que l'aspect de ce peuple produit sur l'esprit, nous serions disposés à croire qu'ils n'appartiennent pas à une espèce semblable à la nôtre. Leurs yeux stupides sont les vrais miroirs de leur ame ; celle-ci paraît être sans fonction. Leur indolence est extrême ; ils n'ont jamais la moindre inquiétude ou attention sur le temps qui doit suivre le moment présent.

Au nombre des causes qui produisent les vices de conformation du crâne, et probablement parmi les plus fréquentes, se trouvent le vice rachitique, affection qui consiste dans un ramollissement général ou partiel des os qui composent cette boîte osseuse. J'ai trouvé, dans l'espèce humaine, trois sortes d'altérations, qui ne sont, je crois, que divers degrés de cette maladie. La première existe chez les enfants qui viennent au monde ; et elle est assez fréquente, car je l'ai déjà rencontrée quatre fois : elle consiste dans une déformation plus ou moins prononcée du crâne, accompagnée d'une sorte d'érosion des os qui le composent : ceux-ci sont tellement usés dans plusieurs points, qu'ils sont percés à jour. Nous avons fait représenter, pl. XX, fig. 2 et 4, les têtes de deux de ces fœtus (1).

La seconde altération consiste dans une grande irrégularité d'un ou plusieurs points du crâne, qu'il ne faut pas confondre avec la différence de volume qui existe naturellement entre les deux côtés de la tête. Nous avons souvent trouvé la région occipitale supérieure dans un développement tel, qu'il ne peu tenir qu'à un état maladif : tel était le crâne d'une femme que nous avons fait représenter pl. XX, fig. 1. Nous avons toujours trouvé, dans ces cas, une série considérable d'os vormiens dans toute l'étendue de l'articulation des pariétaux avec l'occipital, et la surface extérieure de ce point du crâne nous a constamment présenté un aspect plus rugueux que celui qui appartient aux os sains.

La troisième espèce d'altération consiste dans le vice rachitique porté à un degré tel qu'il donne lieu à une déformation générale de la tête. Voici à cet égard un fait assez remarquable; il m'a été communiqué par un de mes confrères M. Vatel, qui a bien voulu me donner la tête de l'animal que j'ai fait représenter planche XIX, fig. 1. Cet animal, de la famille des singes, avait été apporté du Brésil; il mourut après avoir langui

(1) Ce cas nous paraît devoir fixer l'attention du médecin légiste; car on conçoit facilement comment un amincissement si prononcé de la boîte osseuse peut occasioner la mort de l'enfant, sans que la mère soit pour quelque chose dans ce malheureux accident.

assez long-temps. A l'ouverture du corps, qui fut pratiquée par
M. Vatel, les os furent trouvés dans un état de ramollissement
si prononcé, qu'ils pliaient comme des peaux d'anguilles dessé-
chées et à moitié ramollies ; toutes les glandes mésentériques
étaient autant de foyers purulents. Les os de la tête avaient
éprouvé une déformation due à l'absorption de leur partie calcaire, de sorte qu'après la dessiccation, le crâne ressemblait, dans
quelques points, à une pomme de reinette entièrement flétrie.

Les os du crâne peuvent présenter divers degrés de densité ou
d'épaisseur, sans que pour cela leur forme extérieure soit changée ou altérée. Cette disposition peut être naturelle, le résultat
de certaines affections générales ayant une influence sur la nutrition de tout le système osseux, ou la suite d'affections du
cerveau, et particulièrement de celles qui donnent lieu au trouble des facultés intellectuelles. Enfin elle peut être la suite de
l'âge très avancé.

Les déformations du crâne ne sont pas très communes chez les
animaux ; la famille des chats, chez les quadrupèdes, celles des
pigeons et des poules, chez les oiseaux, sont celles où je les ai
le plus ordinairement rencontrées. Voici un état anormal du
crâne que j'ai trouvé chez les poules ; il est extrémement commun
en Normandie, et se transmet par voie de génération ; voir la
pl. XVIII. fig. 1, 2, 3, 4, 5 : il consiste dans un élargissement
du crâne accompagné d'un retard partiel de l'ossification de cette
boîte osseuse. La partie moyenne et supérieure de cette enveloppe reste pendant assez long-temps à l'état membraneux.
On peut voir le premier état de ce vice de conformation
bien exprimé sur la fig. 4, pl. idem. Ici la membrane
ne présente encore aucuns points d'ossification. La fig. 2,
au contraire, présente la même membrane presque entièrement

ossifiée. Je tiens des personnes qui élèvent ces poules, qu'elles sont généralement mauvaises mères. Il serait curieux de savoir jusqu'à quel point ce fait est fondé (1). J'ai fait élever pendant trois mois celle dont la tête est représentée fig. 4. Il serait difficile de se faire une idée de sa stupidité.

Il est constant qu'il existe chez certains individus, et sans lésion pathologique apparente, un développement remarquable du système osseux. Nous avons rencontré ce cas chez plusieurs hommes d'un tempérament athlétique. Les membres de ces individus sont ordinairement très prononcés, les mains fortes, les os très saillants ; la tête offre souvent un volume considérable, mais il est dû en en grande partie à l'épaisseur du crâne, et à celui de ces enveloppes molles, généralement très développées dans cette classe de personnes. Je m'entretins un jour avec Gall sur ce sujet, et lui fis part de mes remarques, que j'étais loin de considérer comme générales, mais qui s'étaient rencontrées assez fréquemment pour mériter de fixer l'attention des phrénologistes : et chose remarquable, c'est que dans le moment où je lui parlais, lui-même m'était intérieurement, l'objet de mon attention, car je pensais qu'il était au nombre de ceux dont le crâne, par son extrême épaisseur, donne lieu à une tête excessivement volumineuse. Selon vos observations, me dit Gall, je devrais avoir les os du crâne très épais ; je suis cependant sûr qu'à ma mort on trouvera des parois très minces. Malheureusement, peu de mois suffirent pour me prouver que mon pronostic était juste ; car, lorsque je préparai la tête de cet homme célèbre, je trouvai, et

_____

(1) Toutes ces poules sont pourvues d'une touffe de plumes au sommet de la tête ; ce qui les distingue très aisément de toutes les autres.

toutes les personnes qui ont assisté à l'autopsie ont vu comme
moi, que le crâne de Gall avait une extrême épaisseur ; celle-ci
va même au-delà d'un demi-pouce dans les régions répondant aux points d'ossification du frontal et du pariétal. Indépendamment de cette épaisseur des os du crâne de la tête, on
peut se convaincre que tous les os qui composent la tête de
Gall, ont acquis une densité remarquable. Mais je considère ce
dernier état comme la suite d'une affection cérébrale assez
longue. Quelques personnes objecteront peut-être que l'épaisseur
pourrait bien être aussi l'effet de l'état maladif. Je suis loin de
ne pas croire qu'il n'y soit pas pour quelque chose, mais je suis
convaincu qu'il n'aura fait qu'ajouter à une épaisseur qui existait
naturellement. J'ai voulu me convaincre par l'expérience jusqu'à
quel point la différence entre la circonférence de la table externe et celle de l'interne pouvait en imposer, dans certains cas,
sur le volume réel du cerveau, et je me suis aperçu que cette
différence était immense. C'est au point que tel crâne qui paraissait contenir un cerveau volumineux, en possédait quelquefois un au-dessous du volume ordinaire, tandis qu'un autre qui
paraissait n'en renfermer qu'un de moyen volume en présentait
un d'un beau développement. De ces faits, on tirera peut-être
la conséquence que chez Gall le cerveau devait être très-petit,
puisque ses os étaient très épais ; mais nous ferons remarquer que
la capacité cérébrale du crâne de Gall est grande, mais qu'elle le
paraîtrait encore plus qu'elle ne l'est réellement, si on la jugeait
seulement par l'extérieur de sa tête qui paraissait énorme (1).

(1) Je suis sûr que le cerveau chez Napoléon était très volumineux, parce que sa
tête, indépendamment de son volume, appartenait à un corps chez qui le système
osseux était peu développé, comme on peut en juger par la petitesse de ses mains. ⌐

L'âge amène naturellement des changements dans les os du crâne, comme dans tous ceux qui composent le squelette. C'est ordinairement à partir de cinquante ans, jusqu'à la vieillesse confirmée et la décrépitude, que l'enveloppe osseuse du cerveau subit des modificatious sensibles. Depuis cinquante à soixante, les parois du crâne augmentent d'épaisseur et de densité : il est alors assez rare de trouver des têtes qui puissent servir pour faire de très bonnes applications phrénologiques : un changement remarquable a déjà eu lieu dans la nutrition du cerveau, et les facultés n'ont pas été sans en sentir l'influence. Plusieurs même ont déjà perdu de leur activité et de leur énergie. Mais comme ces changements ne s'opèrent qu'avec lenteur et à la suite des années, ce n'est ordinairement qu'après un laps de temps assez long, que cette différence se fait bien sentir. Le climat, la constitution, la manière de se nourrir, certaines habitudes doivent avoir, comme on le pense bien, la plus grande influence sur les modifications éprouvées par le cerveau ; de là, la difficulté de préciser rigoureusement l'époque de la vie où elles arrivent. Les os du crâne des personnes très âgées deviennent-ils plus épais et plus durs ? ou deviennent-ils tout à la fois plus épais et plus légers ? Bichat (1) s'est prononcé pour la première opinion ; Gall (2), au contraire, pour la seconde. Nous avons cherché, par de nombreuses observations, à découvrir lequel de ces deux hommes célèbres avait raison. Il nous a été facile de voir que leurs jugements si opposés tenaient à ce qu'ils avaient l'un et l'autre vu un trop petit nombre de faits, et à ce qu'ils n'avaient pas assez spécifié l'âge des per-

(1) Bichat, *Anatomie générale*, vol. 3, page 80.

(2) *Anatomie et Physiologie du cerveau*, édition in-8.

sonnes, dont les crânes avaient été le sujet de leurs observations.
Il est, comme on le sait, extrêmement rare de trouver des
crânes de personnes excessivement vieilles, car la mort naturelle
n'a lieu que dans un très-petit nombre de cas. Je possède une
douzaine de crânes de personnes de quatre-vingt à quatre-vingt-
sept ans. Trois sont très épais et très denses, quatre présentent à peu près l'épaisseur que l'on trouve chez les personnes de cinquante-cinq à soixante ans, quatre autres tiennent
le milieu entre ces deux classes : enfin, l'un d'eux est évidemment
moins épais et plus léger que tous les autres ; il présente, dans
quelques points, de ces dépressions dont nous avons déjà parlé
et qui résultent de l'absorption de la substance spongieuse. Je
n'ai vu que deux crânes de personnes qui avaient dépassé l'âge
de cent ans : Dans l'un, les os avaient à peu près l'épaisseur et la densité de ceux des personnes de quatre-vingt à
quatre-vingt-sept : l'autre qui se trouve dans la collection de
Gall, appartenait à une femme de cent vingt ans ; il est très
épais, mais excessivement léger et spongieux. Je crois bien que
c'est ce crâne qui aura suggéré à Gall l'idée que cette boîte devient
plus épaisse et moins pesante dans l'âge très-avancé ; mais nous
croyons qu'il aurait dû se garder de présenter comme observation
générale celle qui ne reposait que sur un seul fait. De nouvelles
recherches restent donc à faire sur ce point d'anatomie.

Les états maladifs ou les affections qui ont le plus d'influence
sur le crâne, sont les lésions chroniques du cerveau et de ses
membranes ; de là cette épaisseur et cette dureté que l'on trouve
si fréquemment dans les crânes des personnes affectées de lésions
mentales depuis un très long temps.

Viennent ensuite les maladies connues sous le nom de rachi-
tisme, le scorbut et l'affection syphilitique. Je possède dans ma

collection le crâne d'un jeune homme mort à la suite d'une phthisie qui dura trois ans, et fut accompagnée vers la fin de symptômes scorbutiques. Tout le crâne ne pèse que dix onces : je n'ai jamais rencontré un cas aussi remarquable que celui-là. La table externe n'a pas plus d'un quart de ligne d'épaisseur; il existe même plusieurs points où elle a complétement disparu, et l'on aperçoit le diploé comme si la tête avait été ruginée. Les os présentent cette teinte grisâtre qui se trouve être le cachet de l'affection scorbutique portée au plus haut degré.

Tous les médecins praticiens savent que l'affection vénérienne sévit d'une manière particulière sur le système osseux. J'ai vu plusieurs crânes de personnes mortes à la suite de cette maladie au plus haut degré : ils présentaient à l'extérieur un aspect rugueux et une multitude de dépressions, comme celles qui résultent de la chute des croûtes de la petite vérole ; ils offraient aussi plus de dureté et plus d'épaisseur, quelques points avaient même la densité de l'ivoire.

Je n'ai jamais eu occasion de trouver cette espèce d'altération du crâne que l'on n'a, jusqu'à présent, rencontrée que chez les animaux : je veux parler de ces prétendus cerveaux ossifiés dont quelques adversaires de la physiologie du cerveau ont cru pouvoir tirer un grand parti. Il existe peu de médecins qui n'aient lu ou du moins entendu parler des observations présentées sur ce sujet à l'Académie, en 1703. Celles que Valisnieri publia plus tard sur ce genre d'altération, firent connaître l'erreur de Duverney, en montrant que ce qu'il avait pris pour un cerveau ossifié, n'était autre chose qu'une exostose ou développement anormal des saillies qui se remarquent naturellement à l'intérieur du crâne. De nouvelles observations sont venues confirmer

36.

ce qui avait été avancé par Valisnieri ; celui-ci eut même l'occasion de voir ce prétendu cerveau ossifié trouvé par un frère bénédictin dans le crâne d'un bœuf tué en 1783. Valisnieri a fait dessiner un cerveau de bœuf, d'après nature, et l'a placé à côté de la masse ossifiée. Il démontre d'une manière évidente, par leur comparaison, que l'erreur commise à cet égard, tenait au peu de connaissances anatomiques de celui qui l'avait découverte. Effectivement, dans un cas, ainsi qu'on peut le voir, on distingue toutes les parties qui constituent le cerveau de l'animal ; dans l'autre, au contraire, on ne voit aucune trace de circonvolutions, en un mot, rien de ce qui caractérise l'organe cérébral. Tous les savants distingués qui ont fixé leur attention sur ce sujet, tels que Haller et Soemmering, partagent complétement l'opinion de Valisnieri, et s'accordent pour considérer cette masse osseuse comme une exubérance du crâne qui s'est développée lentement. Malgré tout ce qu'on a pu dire sur le bon état des facultés intellectuelles des animaux présentant ce genre d'altération, on sait maintenant que le contraire a lieu ; et que tous ont constamment présenté des symptômes plus ou moins prononcés de compression cérébrale.

J'ai rencontré chez de très vieux chiens trois sortes d'altérations du crâne, que je crois important de faire connaître. La première consiste dans un dépôt de matière calcaire ou sorte de reliefs répondant aux enfoncements que les circonvolutions cérébrales laissent entre elles : cette affection est assez commune chez les vieux chiens, dont les facultés intellectuelles et affectives ont perdu de leur énergie (1). La seconde consiste aussi dans un

(1) Tous les chiens qui m'ont présenté ce genre d'altération, avaient éprouvé un

épanchement de matière calcaire, mais avec épaississement et
dureté du crâne. Je ne l'ai rencontrée qu'une fois, chez un chien
mort à la suite d'une lésion offrant tous les caractères d'une
affection mentale. Voici son histoire :

Deux jeunes polissons s'emparent un jour d'un chien appartenant à une dame, et l'attachent par le cou avec une corde, de
manière à le forcer à les suivre. Des personnes qui les surpren-
nent en flagrant délit, reprennent le chien et le font reconduire
chez sa maîtresse. Il y avait à peu près trois mois que cet événe-
ment avait eu lieu, lorsque cet animal qui était naturellement gai,
devint triste, morose, et se dirigea un jour vers l'appartement
qui se trouvait du côté de la porte, avec tous les signes d'un animal qui a peur. Et, bien qu'aucun bruit ne se fit entendre, ses
yeux restaient fixes, et toute sa contenance paraissait annon-
cer qu'il voyait un corps qui l'effrayait. Ce manége dura plusieurs
jours, avec quelques nuances d'intensité. Pendant deux ans, de
semblables phénomènes eurent lieu au printemps. Le reste de
l'année, le chien était triste et quelquefois souffrant. A dix ans,
les accidents augmentèrent et furent accompagnés de quelques
accès simulant l'épilepsie (1). Comme on craignait qu'il ne devint
enragé, on le fit noyer. Je me procurai son crâne, que j'ai fait
représenter pl. XIX, fig. 3 Il est très dur, plus épais qu'il ne

grand changement dans le caractère, et leurs habitudes étaient bien différentes de
ce qu'elles sont chez les adultes. Tous sont hargneux, ont peu de disposition au
mouvement; ils recherchent la solitude et se livrent à un sommeil prolongé; ils sont
très irascibles, et mordent ou aboient contre les personnes qu'ils ont même l'habitude
de voir journellement.

(1) L'épilepsie est très rare chez les chiens, je ne l'ai vue qu'une seule fois chez eux;
elle est plus commune chez les chats. Feu le docteur Georget l'a observée chez un chat
de la Salpêtrière. J'avais chez moi une petite chatte qui avait un ou deux accès par

l'est ordinairement chez les chiens de la même espèce et du même âge; on voit que la surface interne de la voûte est extrêmement rugueuse et inégale. La fig. 2, *id.* pl., représente la voûte du crâne d'un vieux chien, vue par sa face interne. On y distingue cette sorte de dépôt de matière calcaire, dont nous avons parlé précédemment. Ce dernier mourut d'apoplexie pendant le coït. Il avait au moins quinze ou seize ans.

La troisième espèce d'altération du crâne se rencontre chez ces petits chiens de dames, dormant la grasse matinée et surchargés d'embonpoint; elle consiste dans un épanchement de matière graisseuse entre les cellules du diploé. Je possède un cas extrêmement remarquable sous ce rapport. C'est celui d'une petite chienne tout à la fois extrêmement gourmande et très friande. Jamais le plus grand gourmet ne fit preuve d'un goût plus varié que cet animal : confiture, bonbons, crême, macarons, biscuits, marmelade, tout se trouvait avalé, savouré avec une avidité et une sensualité peu commune; jamais enfant gâté ne fut traité, choyé, dorloté avec plus de soin. Les mets dont un chien de bonne maison aurait fait ses délices, étaient, comme on doit bien le penser, dédaignés par un palais aussi délicat; ce n'était même qu'à grand' peine si l'on pouvait, dans les derniers temps, lui trouver, parmi les entrées, quelque chose d'assez ~~fin~~ pour le satisfaire : il n'y avait plus que les entremets et le dessert qui pussent passer. Tous les repas étaient constamment suivis d'un sommeil très prolongé, et goûté sur un coussin des plus moëlleux. Comme on le présume, une vie aussi luxurieuse, aussi criminelle, devait

semaine; ils disparurent à la première portée. Mon collègue et mon ami, **M.** Eudes des Lonchamps, professeur d'histoire naturelle à Caen, avait un gros chat noir qui était épileptique : j'ai même été témoin de l'un de ses accès.

nécessairement avoir de fâcheuses conséquences; aussi, trouva-t-on un jour la friande morte à la suite d'une apoplexie. Les regrets, les lamentations auxquels sa mort donna lieu, sortent du champ de nos observations; mais nous parlerons de son crâne (1), dont la voûte est représentée pl. XX, fig. 3. On y distingue quatre dépôts de matière jaunâtre occupant toute la longueur de la partie moyenne de la voûte, et présentant plus d'un pouce de largeur. La base du crâne m'offrit aussi quelques traces de la même matière, mais en bien moindre quantité; elles existent derrière les cellules ethmoïdales, à l'os placé devant le sphénoïde, sur le corps de celui-ci et sur la partie antérieure de la gouttière basilaire. J'ai fait colorier sur la voûte les points où cette matière a été déposée, afin de lui donner l'aspect qu'elle présente naturellement.

J'ai déjà parlé, à l'occasion de la coupe verticale du crâne, de l'épaisseur et de la dureté que présentent certains oiseaux de la famille des gallinacés, notamment le coq et le dinde. On rencontre toujours, chez eux, lorsqu'ils sont avancés en âge et nourris avec abondance, cette espèce d'épaississement.

(1) Cette chienne était, à sa mort, d'un embonpoint excessif; tout le tissu cellulaire sous-cutané se trouvait surchargé d'une matière grasse à demi-fluide répandant une odeur acide extrêmement désagréable.

§ II.

Altérations du système nerveux cérébro-spinal et de ses membranes.

Les maladies du système nerveux cérébral et de ses enveloppes membraneuses peuvent être congéniales ou accidentelles.

La première classe renferme l'histoire de toutes les monstruosités de forme, de nombre et d'absence, d'une ou de plusieurs des parties qui entrent dans sa composition. Nous avons déjà parlé, en faisant l'histoire des altérations du crâne, de l'augmentation en volume du cerveau, et nous avons cité à ce sujet plusieurs cas assez remarquables; nous avons parlé aussi et donné un exemple de l'état connu sous le nom d'acéphalie ou atrophie des hémisphères cérébraux. Bien que cette sorte de monstruosité ne soit pas la véritable acéphalie, c'est-à-dire la privation absolue de la tête, celle-ci a cependant été rencontrée. Gall cite un exemple remarquable d'absence complète du cerveau chez un nouveau-né : à l'ouverture du crâne, cette cavité se trouva pleine d'une matière aqueuse.

Le cerveau des idiots, dont la tête présente un volume égal à celle que nous avons fait représenter pl. LXXXVI, fig. 2, offre un développement moins considérable des circonvolutions que les cerveaux des personnes mieux organisées. On peut aussi se convaincre, par un examen attentif, que plusieurs circonvolutions manquent complétement.

On a rencontré la réunion des hémisphères cérébraux, sans

que cet état parût avoir quelque influence sur les fonctions intellectuelles.

L'atrophie ou la perte d'un hémisphère du cerveau n'est pas sans exemple, et on conçoit que, malgré un tel désordre, les fonctions intellectuelles auront pu se conserver intactes ; car le cerveau, comme les organes des sens, est composé de deux parties, et la lésion d'un côté peut avoir lieu sans faire sentir son influence sur celui qui lui est opposé. Gall cite dans son ouvrage l'histoire d'un ecclésiastique qui mourut presque subitement d'apoplexie ; trois jours auparavant, il s'était livré aux exercices de sa profession, avec son soin et son zèle accoutumés. A l'ouverture de son crâne, Gall trouva que toute la partie moyenne de l'hémisphère droit se trouvait changée en une matière jaunâtre et grumeleuse. Le même auteur a fait représenter dans son atlas, le cerveau d'une femme morte à la suite d'une aliénation mentale chronique : presque toutes les circonvolutions de l'un des hémisphères paraissent avoir perdu plus de la moitié de leur volume. Les cas que nous venons de citer sont accidentels : je ne sais pas si l'atrophie de l'un des hémisphères cérébraux a été rencontrée à la naissance. Il n'en est pas de même de l'absence du corps calleux, grande commissure, de celle des couches optiques mentionnée par plusieurs auteurs. Quelques anatomistes disent aussi n'avoir point rencontré la glande pinéale. Meckel (1) nie au contraire le fait, et croit qu'il faut l'attribuer au défaut de précaution des personnes qui assurent avoir rencontré ce cas. Soemmering dit avoir trouvé une fois ce corps

(1) Meckel, *Manuel d'Anatomie descriptive et pathologique* ; traduit par Jourdan et Breschet, tome II, page 725.

double. Meckel croit que cette disposition n'était autre chose qu'une division de la glande elle-même. J'ai cité, à l'occasion de l'anatomie du cerveau, l'histoire de l'absence complète de la glande pinéale chez un renard, qui avait reçu dans le crâne un coup de feu chargé à plomb. J'ai même fait observer qu'aucun trouble ne s'était fait apercevoir dans ses fonctions intellectuelles.

Les seuls vices de conformation congéniale du cervelet, observés jusqu'à ce jour, ont toujours consisté dans une diminution de volume et de nombre des lamelles qui entrent dans sa composition. Nous avons exposé plus haut l'idée peu fondée de Malacarne, qui croyait avoir trouvé un rapport entre l'étendue de l'intelligence et le nombre des lamelles de cette partie du système nerveux cérébral. Quelques auteurs disent n'avoir point trouvé la partie située entre le cervelet et le cerveau, mésocéphale, commissure du cervelet.

Les affections accidentelles du système nerveux cérébral sont excessivement nombreuses. Vouloir les traiter toutes, serait rentrer dans le champ de l'anatomie pathologique, et conséquemment nous éloigner du but de notre travail. Il existe cependant certaines lésions de ce système, si propres à éclairer les fonctions du cerveau, que nous ne pouvons les passer sous silence; elles font trop ressortir l'influence du cerveau sur les fonctions de l'âme, pour ne pas y attacher une grande importance.

Nous avons déjà vu que la privation d'une partie des circonvolutions du cerveau, ou la diminution de leur volume, entraînait l'idiotisme. Voici déjà un rapport bien évident, incontestable, entre l'organisation du cerveau et ses fonctions. Le nombre des affections accidentelles propres à établir la relation

entre les facultés et l'organe sont bien plus nombreuses encore.
On sait qu'à la suite d'une apoplexie, les facultés intellectuelles
peuvent être troublées complétement ou incomplétement. Le
dernier cas aurait dû suffire pour prouver à des gens observateurs, que le cerveau n'agissait pas en masse dans ses fonctions,
mais que diverses fonctions ou actes avaient lieu dans telle ou
telle partie du système nerveux. N'avait-on pas vu des personnes perdre la mémoire des noms propres, celle du langage,
à la suite d'attaques apoplectiques. Plusieurs anatomistes distingués ont cité un assez grand nombre de ces faits. En voici quelques-uns que nous empruntons à d'excellents observateurs; l'un a
été recueilli par M. Hood de Killmarnock; il est d'autant plus
remarquable, que le malade ne pouvait employer aucune expression, bien qu'il conservât la faculté d'articuler, de percevoir
et de juger. Voici son histoire : un homme âgé de soixante-cinq
ans, doué de la faculté de parler et d'écrire dans un degré
ordinaire, commença le soir du 2 septembre 1822, à parler
avec difficulté, au point de devenir inintelligible pour ceux qui
l'entouraient. On observa qu'il avait oublié le nom de chaque
objet dans la nature; le souvenir des faits ne paraissait pas
diminué, mais les noms à l'aide desquels les hommes et les
choses sont connus avaient entièrement disparu de son esprit,
ou plutôt il avait perdu la faculté de se les rappeler à volonté.
Il n'était cependant en aucune manière inattentif à ce qui se
passait, et il reconnaissait ses amis et ses connaissances, peut-être
aussi promptement qu'auparavant; mais leurs noms, même le
sien propre, celui de sa femme ou des domestiques paraissaient chassés de son esprit. Le matin du 4 septembre, dit
M. Hood, nonobstant les désirs de sa famille, il s'habilla et sortit
pour travailler; et quand je le visitai, il me donna à entendre

par toutes sortes de signes qu'il était parfaitement bien sous tous
les rapports, abstraction faite de quelques malaises qu'il éprouvait
dans les yeux et la région des sourcils. Je parvins, non sans
quelque peine, à le déterminer à une réapplication de sangsues
et à permettre qu'un vésicatoire fût appliqué sur la tempe
gauche. Il était alors si bien, quant au reste du corps, qu'il ne
voulait pas être confiné dans sa maison, et son jugement, autant
qu'il me fut possible de l'apprécier, n'était nullement altéré;
mais la mémoire des mots était tellement effacée, que les mo-
nosyllabes d'affirmation et de négation paraissaient les seules
espèces de mots dont il n'avait pas entièrement oublié ni l'usage
ni la signification. Il comprenait distinctement chaque expression qui lui était adressée, et bien qu'il eût les idées propres
pour former une réponse complète, les mots à l'aide desquels
ces idées sont exprimées, paraissaient avoir été entièrement
enlevés de son esprit. Comme, par expérience, je lui citais quelquefois le nom d'une personne ou d'une chose, son nom propre,
par exemple, ou le nom de quelques-uns de ses domestiques; il
le répétait après moi distinctement une ou deux fois; mais
généralement avant qu'il pût agir ainsi une troisième fois, le
mot lui échappait aussi complétement que s'il ne l'avait jamais
prononcé. Quand une personne lui lisait un passage d'un livre,
il n'avait pas de difficulté à saisir, à concevoir la signification
du passage : mais il ne pouvait pas lire lui-même, et la raison
paraissait être qu'il avait oublié les éléments du langage écrit,
c'est-à-dire le nom des lettres de l'alphabet. Dans un laps de
temps peu étendu, il devint très habile dans l'usage des signes,
et sa convalescence fut caractérisée par l'acquisition de quelques
termes généraux, qui devinrent d'abord pour lui d'une application extrêmement variée. Durant les progrès de son rétablis-

sement, le temps et l'espace vinrent ensemble sous le nom général de temps. Tous les événements futurs et les objets devant lui étaient appelés temps présent; mais les événements et les objets derrière lui étaient appelés le dernier temps. Un jour, lui ayant demandé son âge, il me fit entendre qu'il ne pouvait me le dire; mais, montrant sa femme, il fit entendre ces mots : combien de fois? comme si elle savait son âge; quand elle dit qu'il avait soixante ans, il répondit affirmativement, et demanda quel temps il était : mais je ne compris pas distinctement ce qu'il voulait dire. Je lui dis l'heure du jour, il me convainquit que je ne lui avais pas donné la réponse convenable; je lui nommai le jour de la semaine, ce qui fut aussi peu satisfaisant; mais ayant mentionné le mois et le quantième, il dit aussitôt que c'était ce qu'il désirait connaître pour répondre à ma question relativement à son âge. Ayant réussi à trouver le jour du mois où il était né, il me donna à entendre qu'il était âgé de soixante ans et cinq jours ou fois, comme il s'exprimait.

Dans le mois de décembre 1822, sa convalescence était si complète, qu'il pouvait supporter la conversation sans peine. Les maux de tête, dont il avait été affecté pendant si long-temps, revinrent parfois; mais, sur tous les autres rapports, il jouissait d'une parfaite santé. Le 10 janvier, il devint subitement paralytique du côté gauche; le 17, il eut une attaque d'apoplexie, et mourut le 21 du même mois.

M. Hood a consigné, dans le troisième volume du *Journal phrénologique d'Edimbourg*, l'histoire de l'autopsie. Dans l'hémisphère gauche, altération de la substance cérébrale; elle se terminait à la moitié de la surface du cerveau; là où il repose sur la partie moyenne du plancher orbitaire, se trouvèrent deux petits kystes logés dans une dépression qui paraissait s'étendre de ce point du cerveau jusqu'au ventricule, où il paraissait s'ouvrir sous forme de trompette. L'hémisphère droit ne présentait rien de remarquable.

Observations de M. Bouillaud.

Existence d'un centre nerveux cérébral affecté aux organes de la parole, prouvée par des observations de paralysie isolée de ces organes (1).

Première observation.

Catherine Thirion, âgée de quarante-quatre ans, d'une constitution nervoso-sanguine, perdit tout-à-coup la parole, le 10 décembre 1822, et se rendit quelque temps après à l'hôpital Cochin. Elle entendait et comprenait parfaitement tout ce qu'on lui disait, mais ne pouvait proférer le moindre mot. Elle exprimait nettement ses idées par le moyen de l'écriture, et nous apprit de cette manière qu'elle souffrait dans le front, etc. Irritée d'être muette, elle s'impatientait, gesticulait avec une extrême vivacité et versait des larmes. Cette femme, après avoir été saignée copieusement, recouvra, au bout de quelques jours, le libre exercice de la parole.

(1) *Archives de médecine*, tome VIII, page 29.

Deuxième observation.

Une femme, âgée de cinquante-quatre ans, perdit tout-à-coup l'usage de la parole, le 1ᵉʳ novembre 1817, et vint à l'Hôtel-Dieu quatre jours après. Elle entendait très bien ce qu'on lui disait; mais quand elle voulait répondre, elle ne rendait que des sons inarticulés, un bruit confus semblable à celui que produisent les sourds-muets; en même temps elle gesticulait avec beaucoup de vivacité, s'impatientait bientôt, quand on ne la comprenait pas, montrait du doigt sa langue, levait les épaules et s'enfonçait sous sa couverture. Sa gaîté n'était cependant pas altérée, car elle riait de tout. Les mouvements de la langue étaient faciles, c'est-à-dire les mouvements de la langue nécessaires à des actes autres que la parole; les mouvements des membres avaient conservé toute leur force et leur liberté. La peau n'avait rien perdu de sa sensibilité. (*Observ. de M. Lallemand.*)

Troisième observation.

M. D., d'un tempérament lymphatico-nerveux, reçut, en 1808, une forte contusion à la tête. Il en résulta long-temps après des douleurs de tête périodiques, et qui augmentèrent en 1817. Pendant les accès, qui duraient de dix à vingt-cinq minutes, le malade ne pouvait parler, bien qu'il conservât sa connaissance; mais exprimait ses désirs par des gestes de la

main droite. Les douleurs avaient leur siége profondément sous
les arcades sourcillères. (*Observation empruntée par M. Bouillaud à M. Desgouttières.*)

Il résulte, ainsi que l'observe judicieusement M. Bouillaud,
des trois observations précitées, que la paralysie des organes
de la parole peut exister seule, indépendamment de toute autre
paralysie. Et puisque les mouvements des organes qui président
à la parole peuvent être anéantis, tandis que tous les autres
persistent, il s'ensuit évidemment et nécessairement que les
uns et les autres ne sont pas sous l'influence d'un seul et même
centre nerveux, et que les premiers en ont un qui leur est
spécialement affecté.

La perte de la parole sans autre sorte de paralysie, et même
sans altération sensible des autres facultés intellectuelles, est
évidemment prouvée par ces trois observations, toutes remarquables par l'impossibilité d'exprimer les idées par l'articulation
de la voix. Mais quelle est la partie nerveuse cérébrale qui
préside à la faculté du langage? Nous avons déjà vu, par
l'observation du docteur Hood de Kilmarnock (1), qu'une altération avait été trouvée dans des lobes antérieurs du cerveau et
à la partie de ces lobes qui répond au plancher orbitaire.
D'autres observations de M. Bouillaud vont prouver que c'est
aussi à la lésion du lobe antérieur du cerveau qu'il faut attribuer de pareils accidents.

---

(1) J'ai cité l'observation du docteur Hood avant celles de M. Bouillaud, bien que
celles de ce dernier lui soient antérieures; mais il ne s'agit pas ici de question de
priorité, mais seulement de faits observés.

Première observation.

Adélaïde Renouf, âgée de quarante-neuf ans, d'une forte constitution, fut apportée à l'hôpital Cochin le 28 octobre 1822. Depuis long-temps elle éprouvait de la douleur dans la région du front et d'autres symptômes d'une affection cérébrale. A son entrée, elle présentait une sorte d'étonnement stupide : à peine pouvait-elle articuler quelques mots. Elle ne tarda pas à perdre entièrement l'usage de la parole, et mourut le lendemain. A l'ouverture de son corps, nous trouvâmes le lobule antérieur de l'hémisphère droit ramolli dans toute son étendue, et tellement altéré, que la substance grise et la substance blanche étaient confondues en une bouillie purulente.

Deuxième observation.

François Ratard, âgé de cinquante-neuf ans, reçu à l'hôpital Cochin le 17 Janvier 1822, conservait, à la suite d'une affection cérébrale, une telle difficulté de parler, que, malgré tous ses efforts, il parvenait à peine à rassembler quelques mots; seulement il répétait comme automatiquement les dernières paroles des phrases qu'on lui adressait, et s'impatientait de ne pouvoir répondre. Au bout de quelques mois de séjour, il mourut. L'autopsie cadavérique nous fit voir, vers le tiers antérieur de l'hémisphère gauche du cerveau, une tumeur de la grosseur d'un œuf, de consistance albumineuse cuite, parsemée de quelques caillots, et contenant quelques gouttes d'un pus encore liquide.

Nous ne croyons pas nécessaire de faire connaître les autres observations du médecin que nous venons de citer, ainsi que celles qu'il a empruntées à deux de ses collègues, MM. Lallemand et Rostan. L'essentiel pour nous, c'est que, dans toutes ces observations, il y a eu constamment impossibilité pour les malades de rendre leurs idées à l'aide de la parole, et que, chez tous ces individus, on a constamment trouvé une altération de la partie antérieure de l'un ou des deux lobes cérébraux.

Les épanchements sanguins observés dans le cervelet, ont été accompagnés de symptômes si remarquables et coïncidant, comme nous le dirons plus tard, avec les fonctions que les phrénologistes attribuent à cet organe, que nous ne pouvons les passer sous silence. Plusieurs médecins avaient déjà remarqué que les cadavres des personnes pendues, se trouvaient dans un état d'érection. La mort produite de cette manière, est causée, comme on le sait, d'un côté par la privation de l'air, de l'autre par la congestion du sang dans la masse nerveuse cérébrale; et bien que tout le système artériel et veineux, du système nerveux cérébro-spinal, se trouve gorgé de sang à l'ouverture du crâne, il paraîtrait cependant que le seul engorgement du cervelet suffit pour produire l'érection; du moins c'est ce qui est démontré par plusieurs cas d'apoplexie cérébelleuse, recueillis par M. Serres (1), médecin de la Pitié. Voici ses observations :

(1) Serres, *Anatomie comparée du cerveau dans les quatre classes des vertébrés*, tome II, page 602.

Première observation.

Un homme de trente-deux ans fut frappé d'apoplexie dans l'acte du coït et après avoir bu plus que de coutume. Aux symptômes ordinaires des apoplexies violentes se joignit l'érection du pénis, qui persista jusqu'aux approches de la mort. Le cerveau était sain, mais le lobe médian du cervelet était le siége d'une vive irritation ; la substance cérébelleuse était brisée en plusieurs endroits ; de petits foyers sanguins étaient creusés le long du processus vermiculaire supérieur.

Deuxième observation.

Un journalier de cinquante ans, d'un tempérament sanguin, très adonné aux plaisirs vénériens, après une journée passée au cabaret, fut pris dans la nuit d'une attaque d'apoplexie, dont l'érection du pénis formait, comme dans l'observation précédente, le symptôme insolite. Il mourut deux jours après, ayant offert à chaque paroxisme la tension de la verge, et dans le dernier, une abondante éjaculation. Comme dans le cas précédent, irritation vive du lobe médian du cervelet, avec érosion de la substance : foyer sanguin dans le centre de son hémisphère droit, qui s'était fait jour dans le quatrième ventricule.

38.

Troisième observation.

Un homme de quarante-six ans mourut à la suite d'une apoplexie violente, pendant laquelle le satyriasis et l'éjaculation se manifestèrent, suivies d'un gonflement de toutes les parties externes de la génération. Le lobe médian du cervelet renfermait plusieurs foyers sanguins; l'irritation vive qui les environnait se propageait à droite et à gauche vers les hémisphères.

Quatrième observation.

Un cadavre apporté de l'hospice de Bicêtre à l'amphithéâtre central des hôpitaux, présentait une tuméfaction considérable de la verge et des bourses; le cervelet était phlogosé dans toute son étendue.

Cinquième observation.

Un écrivain public, de trente-deux ans, avait offert pendant le cours d'une apoplexie, la turgescence du pénis, et dans certains moments, une érection complète. De petits foyers sanguins étaient situés le long du lobe médian du cervelet; un autre plus considérable occupait la partie postérieure de l'hémisphère droit.

Sixième observation.

Une fille, livrée de bonne heure aux plaisirs vénériens, se prostitua pour assouvir ses désirs, et se livra à toutes les manœuvres de la masturbation pour suppléer à l'insuffisance des cohabitations journalières des hommes. Elle tombe dans la nymphomanie. Honteuse elle-même de son état, elle supporte que l'on brûle le clitoris ; ce qui n'a aucun résultat avantageux. Elle meurt ; on trouve une irritation chronique avec induration du lobe médian du cervelet : de petits foyers à bords calleux, comme le reste de l'induration, indiquent une phlegmasie ancienne de cette partie.

Nous ne croyons pas nécessaire de citer les autres observations consignées dans l'ouvrage de ce médecin, car elles ne sont qu'une répétition, sauf quelques nuances dans les symptômes, de celles que l'on vient de lire. Nous avons cru devoir en citer plusieurs, afin de faire voir cette coïncidence constante et si remarquable de l'engorgement ou de l'inflammation du cervelet, et sur-tout de son lobe médian, avec l'action énergique des organes génitaux.

Je n'ai eu qu'une fois occasion de voir une apoplexie cérébelleuse : c'était sur un homme âgé de quarante et quelques années, et d'une constitution extrêmement chétive ; il était sujet à des vertiges et sur-tout à des migraines affreuses, qui l'avaient tourmenté horriblement pendant dix ou douze ans avant l'attaque d'apoplexie cérébelleuse qui termina sa vie. Appelé peu d'instants après celui où il fut frappé, je le trouvai

pâle et sans connaissance, une sueur froide mouillait toute la face
et sur-tout le front; le pouls était dur et fréquent. J'usai de tous
les moyens que la médecine prescrit en pareil cas, mais sans succès; et quatre ou cinq heures après l'évènement la mort eut lieu.
A l'ouverture du corps, que je fis avec mon confrère M. Eudes
Deslonchamps, je trouvai que toute la face inférieure du
cervelet était gorgée de sang; un caillot gros comme la moitié
d'une prune, était logé sur la partie moyenne du corps du
sphénoïde et la gouttière basilaire; l'épanchement s'était opéré
par la rupture d'une des artères cérébelleuses; celles-ci et l'artère
basilaire présentaient, de distance en distance, des points
semi-cartilagineux : c'était entre deux de ces points, que l'une
des artères s'était rompue. Je n'observai immédiatement après
l'accident, aucune trace d'érection; j'ai seulement appris que
cet homme, bien que d'une constitution rabougrie, se livrait
avec ardeur aux plaisirs vénériens : le cervelet était assez
volumineux.

J'ai lu dans les archives de médecine, qu'un médecin français,
M. Ségalas, était parvenu à provoquer l'éjaculation, chez les
cochons d'Inde, par la cautérisation du cervelet.

Voici un autre fait que j'ai rencontré dans cette espèce d'animal, il s'accorde avec ceux que l'on observe chez l'homme
pendant la pendaison.

J'avais acheté deux petits cochons d'Inde mâles, dont je me
proposais d'étudier le cerveau; je les donnai à une personne
pour me les tuer, elle eut recours à la strangulation, en les
suspendant à une corde; probablement que celle-ci n'avait
pas été serrée fortement, car les animaux mirent un temps
assez long à mourir. L'un d'eux avait éjaculé pendant l'exécution; un effet semblable n'eut pas lieu chez l'autre; mais ayant

exercé une pression sur la verge, je fis sortir un liquide évidemment spermatique. Les ayant ouverts tous deux, je trouvai les vésicules séminales gorgées de sperme jaunâtre (1), celui qui avait été éjaculé était beaucoup plus blanc : les vaisseaux du cerveau, mais sur-tout ceux du cervelet, étaient fortement injectés.

L'atrophie de certaines parties cérébrales dont nous avons donné la description, ayant été constamment suivies de la perte de quelques fonctions, ne doit-on pas les considérer comme les instruments de celle-ci ? Sœmmering dit avoir rencontré l'atrophie des tubercules quadrijumeaux antérieurs chez les chevaux aveugles. Gall a, par quelques observations sur les mêmes animaux, constaté la véracité des faits avancés par Sœmmering. J'ajouterai à ces observations, celles qui me sont propres. J'ai trouvé, chez quatorze vieux chevaux qui étaient borgnes, que le tubercule quadrijumeau antérieur, opposé à l'œil perdu , avait subi une diminution; et même deux fois l'atrophie du tubercule était complète. J'ai fait un jour l'expérience suivante : je vidai les yeux de quatre lapins, du côté gauche; pareille opération fut pratiquée du côté droit, sur quatre autres; chez un autre lapin, les deux yeux furent vidés complétement. Après avoir nourri ces animaux pendant dix mois, je les tuai, et trouvai que, chez les quatre lapins borgnes du côté gauche, les tubercules quadrijumeaux antérieurs du côté droit étaient beaucoup plus petits que ceux du côté gauche; le contraire avait évidemment lieu dans les borgnes du côté droit. Chez l'aveugle , les tubercules bijumeaux étaient beaucoup plus petits que tous les quatre;

____

(1) Les vésicules séminales sont énormes dans le cochon d'Inde.

tubercules quadrijumeaux sains des huit lapins. Comparés avec
les tubercules quadrijumeaux antérieurs d'un lapin du même
âge, de la même portée, et dont les yeux étaient sains, ils
offraient une différence très sensible en volume. Chez tous les
lapins borgnes, le nerf optique atrophié était réduit au tiers
de son volume, et présentait l'aspect d'une corne à lanterne.

M. Magendie m'a dit avoir obtenu une diminution d'un tubercule bijumeau chez les oiseaux peu de temps après leur avoir
vidé un œil. J'ai répété l'expérience, elle est exacte; la diminution s'opère même chez eux beaucoup plus vite que dans les
quadrupèdes.

Wentzel (1) dit avoir observé l'atrophie des couches optiques
dans la cécité; il assure même que lorsque cet état a duré long-
temps, celles-ci deviennent plus étroites et un peu aplaties.
Dans ces derniers temps, de nouvelles recherches ont été faites
sur les lésions des renflements profonds du cerveau (2) et les
rapports qui existaient entre elles et certaines fonctions. Selon
les observateurs de ces faits, il existerait une relation entre ces
parties profondes et la locomotion, auxquelles, selon eux, elles
doivent présider. D'après l'opinion des mêmes personnes, la
substance grise superficielle du cerveau serait en relation, ou,
pour mieux dire, présiderait aux fonctions intellectuelles. Nous
avons cru, après la lecture des travaux des médecins que nous
venons de citer, et sur-tout après avoir comparé d'autres faits
annoncés par d'autres anatomistes distingués, qu'il était sage de
suspendre son jugement, avant de considérer les premières

(1) *De penit. struct. cereb.*, page 125.
(2) Voir les Mémoires de MM. Foville et Pinel-Granchamp; *Archives de médecine.*

observations comme devant servir de base rigoureusement exacte à l'histoire des fonctions des corps striés et des couches optiques.

Les altérations déjà assez nombreuses que nous avons fait connaître, ne sont pas les seules qui puissent se rencontrer dans le cerveau. Il en est beaucoup d'autres que nous nous contenterons d'énumérer, afin de faire voir à combien de lésions la masse nerveuse renfermée dans le crâne est exposée. Quant à l'histoire spéciale de chacune d'elles, nous renvoyons aux meilleurs auteurs qui ont écrit sur l'anatomie pathologique.

Le cerveau, comme tous les organes du corps, est susceptible de s'enflammer et de présenter les divers modes de lésions qui accompagnent l'inflammation des parties molles. Le professeur Lallemand de Montpellier a décrit ce genre d'altération avec une sagacité et un esprit d'observation qui lui font infiniment d'honneur.

Des tumeurs énormes se développent quelquefois dans l'intérieur du cerveau. M. Cruveilhier, dans son Traité d'anatomie pathologique, a rapporté l'histoire d'une jeune fille morte à l'hôpital de la Charité, dont le cerveau offrait une tumeur formée d'une matière blanchâtre, ayant l'aspect de la nacre, et se présentant sous la forme de globules agglomérés de diverses grosseurs. L'intérieur offrait un aspect jaunâtre moins brillant.

Les auteurs qui ont le plus écrit sur l'anatomie pathologique, Morgagni, Portal, Reil, etc., citent aussi plusieurs exemples de tumeurs développées dans le cerveau.

Quelques auteurs, Bayle sur-tout, ont publié divers cas dans lesquels le cerveau était frappé de cancer.

Bien que plusieurs médecins aient parlé de la conversion de la substance nerveuse cérébrale en matière osseuse, on ne peut admettre ces faits comme rigoureusement exacts. Il est présumable que ces auteurs auront pris, pour appartenant au cerveau, une altération de ses membranes ou de la surface interne du crâne, comme nous l'avons déjà fait observer à l'occasion des prétendus cerveaux ossifiés.

L'induration, ou une dureté au-delà de celle qui se rencontre ordinairement dans l'état physiologique, est assez commune, et a été particulièrement rencontrée dans certains cas de lésions mentales. Le ramollissement du système nerveux cérébral est toujours le résultat de son inflammation. Nous l'avons trouvé plusieurs fois chez de très vieux chevaux et de vieux chiens, morts à la suite d'affections ayant tout les caractères de l'apoplexie. Il existait constamment, dans ces cas, des adhérences plus ou moins étendues entre la dure-mère et l'arachnoïde, et entre ci-elle et les vaisseaux de la pie-mère.

Il n'est pas rare de rencontrer un changement de couleur des deux substances qui entrent dans la composition du système nerveux cérébral. Cet état peut exister simultanément ou partiellement, être local, ou s'étendre à toute la substance du système nerveux. On ne saurait donner trop d'attention à ce genre d'altération, probablement méconnu de beaucoup de médecins, qui affirmaient n'avoir rien trouvé à l'ouverture de certaines lésions cérébrales; car, nous ne saurions trop le répéter, on ne pourra affirmer qu'il n'existe pas d'altération du cerveau, que lorsque cet organe aura été comparé dans tous ses points avec un cerveau sain, et disséqué de manière à ce que l'état de toutes les parties qui le constituent, ait été bien apprécié. Quelques médecins ont cru devoir considérer les altérations de couleur de la substance nerveuse cérébrale comme étant la cause de l'épilepsie. Ventzel prétend que cette affection est le résultat de l'inflammation de la glande pituitaire. Meckel, au contraire, dit avoir trouvé ce corps très sain chez des individus qui avaient ressenti plusieurs attaques d'épilepsie. Je fis un jour la dissection du cerveau d'un chat qui avait éprouvé régulièrement, et depuis trois ans, deux ou trois attaques d'épilepsie par semaines : le corps pituitaire, comparé le jour même avec celui d'un autre chat, ne m'offrit aucune différence sensible. Je trouvai seulement que tous les vaisseaux du cerveau étaient plus gorgés de sang dans le cerveau du chat qui avait été épileptique, que dans l'autre qui jouissait d'une parfaite santé, et que j'avais fait tuer le même jour, pour me servir de terme de comparaison.

Un des médecins qui ont le mieux observé l'épilepsie, feu le docteur Georget, dit n'avoir pas assez souvent rencontré les mêmes altérations, pour les considérer comme causes certaines d'épilepsie. M. Esquirol, ajoute le même auteur, ayant trouvé neuf fois de suite une immense quantité de petites plaques lenticulaires cartilagineuses ou osseuses, adhérentes à l'arachnoïde rachidienne d'épileptiques, crut d'abord que cette altération pouvait avoir quelques rapports avec l'épilepsie; mais, d'un côté, ces mêmes altérations ne se sont pas rencontrées dans de pareilles circonstances, et de l'autre, on les a observées très souvent dans des cerveaux de personnes qui n'avaient point été épileptiques. Nous ne citons ce dernier fait que pour faire voir combien il faut apporter de circonspection dans le jugement que l'on porte sur les altérations du système nerveux cérébro-spinal et les phénomènes qui les accompagnent. Certes, les affections pathologiques de ce système pourront, nous n'en doutons pas, jeter un grand jour sur l'histoire des organes des facultés intellectuelles ou affectives, et sur ceux qui président aux mouvements.

39.

Nous les croyons même beaucoup plus sûres que les expériences
mutilatoires, parce qu'en agissant avec plus de lenteur, elles ne
donnent pas lieu à ces troubles si violents occasionés par la muti-
lation, mais, comme nous le disions tout à l'heure, elles demandent
à être faites avec une grande réserve. Nous verrons plus tard que
les expériences qui consistent à élever pendant assez long-temps
les animaux, et observer après leur mort les rapports qui
existent entre leurs diverses parties encéphaliques et leur facultés
dominantes durant leur vie, sont celles qui doivent mériter le
plus de confiance. Ces recherches sont longues, pénibles, elles
demandent même un certain esprit d'observation de la part de
ceux qui s'y livrent, et bien qu'elles fassent moins de bruit que
celles des mutilations; nous les croyons plus sûres, moins exposées à de nombreuses erreurs et à ces contradictions si cho-
quantes que celles-là nous ont présentées jusqu'à ce jour.

Les inflammations des membranes qui enveloppent le système cérébro-spinal, sont trop fréquentes pour que nous
entrions à cet égard dans des détails particuliers : nous n'en
parlons ici, que pour fixer sur ce point l'attention des phrénologistes, qui voudraient examiner l'état du système nerveux
cérébral chez une personne dont elles auraient observé, durant
la vie, les phénomènes auxquels ce système préside. On sait que
dans beaucoup de cas d'affections des membranes du cerveau,
des accidents ont eu lieu dans les organes cérébraux; ce qui
s'explique très bien par le contact de ces deux parties. La présence de kystes, de tubercules, de vers sont des lésions que
nous nous contenterons d'énumérer.

(1) *Physiologie du système nerveux*, tome II.

L'atrophie des hémisphères, celles du cervelet, des tubercules quadrijumeaux, de la glande pinéale, etc., sont presque toujours le résultat de l'inflammation des parties nerveuses qui les composent. On sait, depuis fort long-temps, que le système nerveux cérébral est exposé, ainsi que les autres parties du corps, à l'irritation et à l'inflammation, et c'est probablement à celle-ci qu'il faut rattacher toutes ces modifications de couleur, de densité, de poids, etc., trouvées dans le cerveau de certains individus. Je ne sache pas que des cerveaux sains et en assez grand nombre aient été examinés avec assez de soin pour servir de terme de comparaison dans les cas d'anatomie pathologique, de manière à préciser avec exactitude la différence présentée entre le cerveau sain et le cerveau malade. La méthode communément employée dans la dissection du cerveau, est on ne peut plus vicieuse pour apprécier ces altérations; car en le coupant par tranches, on peut très bien ne pas voir certains points, qui avaient cependant éprouvé un changement de couleur ou de consistance. Voilà sans doute pourquoi certains auteurs disent avoir rencontré beaucoup de cas d'aliénations mentales, sans altération sensible du cerveau ou de ses dépendances. Telle est du moins l'opinion de l'un des médecins les plus en réputation pour le traitement des aliénations mentales, M. Esquirol (1). D'autres médecins, au contraire, assurent avoir presque toujours trouvé des traces visibles d'affections du système nerveux cérébro-spinal ou de ses enveloppes. Nous nous rangeons entièrement du côté de ces derniers, et nous croyons qu'il est impossible que le cerveau d'une personne affectée d'aliénation

(1) Article FOLIE du *Dictionnaire des Sciences médicales.*

mentale ayant duré un certain temps, puisse présenter l'aspect
de celui qui aurait appartenu à un individu mort dans l'état de
santé. Telle est aussi l'opinion de l'un des médecins les plus distingués de Londres, qui a été à même d'examiner les cerveaux
d'un assez grand nombre d'aliénés.

  « J'ai examiné (1), après la mort, la tête de plusieurs aliénés,
» et trouvé difficilement un seul cerveau qui ne montrât des
» traces visibles de lésions. Dans les cas récents : vaisseaux
» gorgés de sang, augmentation de la sérosité ; et dans les cas
» de longue durée, des signes non équivoques d'augmentation
» d'une action récente ou passée, les vaisseaux plus gorgés de
» sang, et paraissant en plus grand nombre, les membranes
» épaissies et opaques, dépôt de matière coagulable formant des
» adhérences, de fausses membranes, des épanchements aqueux,
» même des abcès; ajoutez à cela, que fréquemment les fous
» deviennent paralytiques, ou périssent subitement d'apo-
» plexie. » On voit que cette opinion de M. Laurence, basée
sur de nombreuses observations, diffère complétement de celle
de M. Esquirol. Greding dit avoir trouvé chez beaucoup d'aliénés, une augmentation de dureté ou de ramollissement des deux
substances du système nerveux cérébral. Un jour il trouva les
hémisphères cérébraux changés en une matière ayant l'aspect
terreux; il est vrai qu'il dit aussi avoir trouvé des cas d'aliénation sans traces apparentes de lésions organiques; mais est-il
certain que ses recherches aient été faites avec assez de soin ?
C'est ce que l'on peut révoquer en doute, si on tient compte
des connaissances anatomiques de notre époque.

-----

(1) Laurence, *Leçons sur la Physiologie*, 1819 ; Londres.

L'histoire des lésions mentales se rattache tellement aux inflammations du cerveau et de ses membranes, que nous croyons devoir parler ici de ces affections, que nous ne traiterons, comme on doit bien le penser, que d'une manière générale, sauf cependant quelques points particuliers, sur lesquels nous insisterons un peu plus, à cause de leur extrême importance.

CHAPITRE XII.

§ I.

Folie.

De tous les écrits propres à inspirer de l'aversion aux personnes de bon sens, à celles qui demandent des faits et non des hypothèses, les traités sur les aliénations mentales sont certainement en droit de réclamer la préférence. Tous en général reposent sur des principes erronés; et si quelques faits, fruits d'une longue habitude avec les fous, ont mis les savants qui les ont publiés, dans le cas de recueillir quelques observations, en apparence remarquables, celles-ci finissent par perdre toute leur importance, lorsqu'on cherche à les rattacher à quelques principes, à ceux mêmes des personnes qui les ont observés. Imbus des principes de Locke ou de Condillac, ces auteurs durent nécessairement chercher des lésions du jugement, de l'imagination de la mémoire, etc., etc. Il était cependant difficile d'accorder ces principes avec les lésions mentales, puisque le jugement était perverti dans un cas, et ne l'était pas dans l'autre. Aussi voyons-nous, pour expliquer ces contradictions, les cas appelés folie raisonnante, ce qui veut dire à peu près que le malade était et n'était pas fou. Ne peut-on pas croire que les auteurs qui ont écrit sur les aliénations mentales, n'étaient pas dans la bonne voie, puisque tous virent les causes de la folie, là où certainement les phrénologistes n'iront pas les chercher. Ainsi ils notaient avec soin la couleur des cheveux, celle des yeux, de la peau, et puis le tempérament, car c'était toujours là le grand principe. Depuis plus de trente ans, que ces soi-disant observateurs examinaient, étudiaient ou croyaient étudier les lésions de l'esprit, comment ne s'étaient-ils pas aperçus que la folie existait avec toutes les nuances possibles de couleur de peau, de cheveux, de tempérament, etc., et que c'était au cerveau seul qu'il fallait s'en prendre? que le tempérament n'était qu'une condition propre à modifier les facultés, sans être la cause directe de leur trouble. Je ne crains pas de dire publiquement, après avoir lu les traités publiés jusqu'à ce jour sur les lésions des fonctions intellectuelles ou la folie, que tous me paraissent avoir été recueillis par des commères, des bonnes femmes, ou des garde-malades, car j'y retrouve toutes ces contradictions, tout ce ramas d'expressions populaires et de préjugés, qui caractérisent la crédulité ou l'ignorance. C'est probablement pour la même raison, je veux dire le peu de solidité de leurs principes, que tous les gardiens de fous s'entourent d'une certaine atmosphère mystérieuse. Je n'ai pas visité un seul établissement d'aliénés, en France ou à l'étranger, sans y rencontrer un certain air d'apprêt, de caché, que l'on ne devrait trouver, selon moi, que chez les diseurs de bonne aventure. Si vos principes sont bons, pourquoi ne pas les faire connaître au grand jour; et s'ils sont mauvais, pourquoi ne pas faire l'aveu de votre ignorance?

Les écoles phrénologiques qui s'élèvent sur tous les points

du monde savant, ne tarderont pas à faire justice de théories et
de traitements souvent si opposés, si contradictoires. En nous
prononçant ainsi, nous ne prétendons pas attaquer les personnes, car nous sommes convaincu, que plusieurs d'entre elles
sont dirigées par des principes d'honneur; nous n'attaquons
seulement que les théories qui nous paraissent fausses et vicieuses.

Que doit-on entendre par folie ? Il n'est personne qui ne
croie pouvoir répondre facilement à cette question ; et cependant si nous prenons ce mot dans sa plus grande extension,
la réponse devient un peu difficile, et l'on prévoit facilement
que le nombre d'établissements pour le traitement des aliénés
n'est point en proportion avec celui que la société contient.
Certains troubles des sens, certaines passions portées à un haut
degré, doivent-ils être assimilés à l'état ordinairement connu
sous le nom de folie ? Il est d'autant plus important de s'entendre sur l'idée que nous devons attacher à ce mot, que l'homme
qui en est affecté perd tous ses droits civils : il peut être séques-
tré de la société de ses semblables, privé du bien le plus précieux dont l'homme puisse jouir, de la liberté ! Quel est
l'homme juste, le magistrat intègre qui ne demandera pas à
être bien éclairé, avant d'en venir à mettre son égal dans une
position aussi fâcheuse, aussi digne de pitié ? Combien d'individus affectés de passions morales très vives, ont été considérés comme fous, à une époque où les lésions mentales étaient
bien moins connues que de nos jours ? Combien, d'un autre
côté, est grand le nombre de malheureux morts sur l'échafaud, qui ont subi la peine infligée aux plus vils, aux plus
scélérats des hommes, et dont tout le tort était d'avoir le
cerveau malade ! Et que l'on ne nous taxe pas d'avancer des faits
gratuits : l'époque où de pareils actes ont eu lieu n'est pas si

éloignée. Le procès de la fille Cornier, ceux de Léger et de Papavoine, prouvent jusqu'à quel point peut aller l'erreur des hommes chargés de juger les actes de leurs semblables. Mais, diront les âmes froides et égoïstes, la société n'a fait que se débarrasser d'êtres qui lui étaient préjudiciables; mais n'avez-vous pas une voie meilleure pour arriver à ce résultat? Réta-blirez-vous l'honneur de la famille, qui se trouve flétri par une mort, dont le plus sot des préjugés fait rejaillir la honte sur les parents de l'individu qui l'éprouve. Et si votre père, votre frère, vous-même enfin étiez dans la position de ce malheu-reux? Nous citerons à l'occasion des monomanies homicides, quelques actes qui prouveront qu'il n'est pas toujours nécessaire d'être médecin, pour apprécier qu'ils ne peuvent être que la suite d'une lésion des facultés mentales (1)!

Haslam (2), un des hommes de l'Angleterre qui ont le plus observé les lésions de l'esprit, croit qu'il est difficile d'en donner une juste définition. Cette réserve n'annoncerait-elle pas la fausseté des principes qui ont servi jusqu'à ce jour de base aux fonctions de l'intelligence, dont la folie n'est qu'une lésion. Effec-tivement, si vous prétendez, avec Aristote et les philosophes qui ont développé ou modifié ces principes, que les facultés de l'en-tendement se réduisent à sept ou huit, que vous désignez sous le nom de mémoire, d'attention, etc., vous devez nécessairement

---

(1) Nous ne saurions trop recommander la lecture d'un ouvrage récemment publié sur les aliénations mentales; c'est celui d'un chirurgien et d'un phrénologiste dis-tingué, M. André Combe d'Édimbourg. Ce serait, à notre avis, s'il avait été accom-pagné de plus d'ouvertures de cadavres et de plus de faits pratiques, le meilleur ouvrage publié sur ce sujet.

(2) Haslam, *Sur la Folie*, deuxième édition, page 6.

chercher les troubles de ces prétendues facultés. Eh bien, vous
entrez dans un établissement d'aliénés, vous y trouvez une personne qui vous accompagne partout, entre avec vous dans les
plus petits détails, répond à vos questions avec précision et justesse ; elle vous fait des remarques très sensées sur les principales
affections des aliénés, et après vous avoir fait voir un individu
qui se croit Jésus-Christ, elle vous dit avec sang froid : la folie
de cet homme est d'autant plus ridicule que je suis le Père
Éternel, ainsi il n'est, lui, qu'un imposteur. Comment accorderez-
vous cette lésion avec les principes reçus de vos métaphysiciens ?
Oserez-vous dire que cet homme n'a pas le jugement, la mémoire, l'attention, lorsqu'il n'y a qu'un instant, il vous étonnait
par le développement remarquable de ces facultés que vous
appelez fondamentales ? Voilà pour les facultés intellectuelles
proprement dites. Quant aux lésions des facultés affectives ou
les passions, les médecins de l'antiquité et ceux des temps modernes sont beaucoup plus d'accord. Les monomanies ambi-
tieuse, orgueilleuse, celle de l'attachement, etc., ont été
reconnues et bien appréciées dès la plus haute antiquité.

Voyons ce que l'un de nos médecins les plus estimables et les
plus en réputation dit sur la folie. Nous empruntons les propres
expressions que l'auteur, M. Esquirol, a consignées dans l'article
Folie du *grand Dictionnaire des Sciences médicales.* Nous nous
permettrons d'y ajouter quelques remarques, afin de montrer
que les principes de cet auteur, qui ne sont que ceux de son
maître, ne nous paraissent pas établis sur des bases bien
solides.

« Je ne fais, dit ce médecin, que développer les principes de
» M. Pinel : les lésions de l'entendement peuvent être ramenées
» à celles de l'attention. Jean-Jacques a dit que l'état de réflexion

» est un état contre nature; que l'homme qui médite est un
» animal dépravé. Au lieu de cette boutade misanthropique (1),
» Rousseau aurait dû dire que tout raisonnement suppose un
» effort; que nous ne sommes raisonnables, c'est-à-dire que nos
» idées ne sont conformes aux objets, nos comparaisons exactes,
» nos raisonnements justes, que par une suite d'efforts ou par
» l'attention qui suppose à son tour un état actif de l'organe
» de la pensée; de même qu'il faut un effort musculaire pour
» produire le mouvement, quoique les mouvements ne soient
» pas plus dans le muscle, que la pensée dans le cerveau. Si
» nous réfléchissons à ce qui se passe chez l'homme le plus
» raisonnable, seulement pendant un jour, quelle incohérence
» dans ses idées, dans ses déterminations, depuis qu'il s'éveille jus-
» qu'à ce qu'il se livre au sommeil du soir! Ses sensations, ses
» idées, ses déterminations n'ont quelque liaison entre elles
» que lorsqu'il arrête son attention? alors seulement il raisonne.
» L'aliéné ne jouit plus de la faculté de fixer, de diriger son
» attention; cette privation est la cause première de toutes ses
» erreurs ». Comment concilier ce défaut d'attention chez les
aliénés, avec un grand nombre de faits cités par M. Pinel, dont
M. Esquirol ne fait que développer les idées, et par d'autres
si nombreux que ce médecin note lui-même? Ces auteurs ne
citent-ils pas des cas où des aliénés s'étaient livrés à des travaux
mécaniques qui demandaient non-seulement l'attention la plus
soutenue, mais encore une grande imagination et un excellent

(1) Nous croyons que ce n'est pas une boutade, mais bien un de ces so-
phismes qui se rencontrent si fréquemment dans les écrits éloquents du philosophe
génevois.

jugement, pour apprécier l'influence réciproque de force, de volume et d'activité des pièces qui devaient les composer.

« Un aliéné, dit M. Esquirol, refuse toute sorte de nourri-
» tures : l'honneur lui défend de manger. Après plusieurs jours
» vainement employés à le persuader qu'il est dans l'erreur, on
» lui apporte une patente simulée de son souverain, qui lui or-
» donne de manger et qui le met à l'abri de toute atteinte contre
» l'honneur. Il obéit, il prend l'ordonnance, la lit plusieurs fois ;
» il s'établit une lutte morale entre sa conviction et l'ordre qu'il
» reçoit. »

*Nous demanderons comment cette lutte morale a pu avoir lieu
sans la faculté de l'attention, que l'auteur nous a dit tout à l'heure
ne pas exister chez les aliénés.* « Après un combat de plusieurs
» heures » (*on voit que l'attention a été passablement soutenue*),
» il cède en frémissant, mange, et est rendu à la vie. Ce défaut
» d'attention, que l'on voit chez les aliénés, est précisément ce
» qui a lieu chez les enfants qui ont des impressions, et n'ont
» pas de sensations et d'idées faute d'attention ». Ainsi, d'après
Pinel et M. Esquirol, les enfants doivent être assimilés aux fous.
Nous croyons que ces médecins avaient trop peu exercé leur
attention lorsqu'ils écrivirent ces pensées que nous croyons
tout-à-fait gratuites ; et quelque estime que nous ayons pour
feu le vénérable Pinel et son estimable disciple, M. Esquirol,
nous ne croyons pas qu'il soit possible d'établir jamais une comparaison entre les fous et les enfants. Loin de refuser à ceux-ci,
avec ces médecins, la faculté connue sous le nom d'attention,
nous la croyons au contraire très prononcée chez eux ; seulement la vivacité, propre à leur âge, les fait passer promptement
d'une idée à une autre. Mais si nous leur présentons des choses

à leur portée et qui les intéressent, nous serons frappés de leur extrême attention, fût-ce même une chose de science ou de morale.

Nous pensons que le mot folie ne peut être appliqué qu'au trouble des parties cérébrales qui président aux facultés intellectuelles ou affectives. Nous ne croyons pas, avec quelques auteurs, que cette affection puisse avoir son siége dans d'autres organes que le système cérébral, qui peut être troublé ou surexcité par une infinité d'autres lésions.

Voici, selon nous, comment il conviendrait peut-être de classer toutes les lésions du système nerveux cérébro-spinal.

1° Ce serait en rattachant toutes ces affections à chacune des parties anatomiques qui le constituent : ainsi, lésions des hémisphères et de leurs membranes ; lésions du cervelet ; lésions de la moelle épinière et des sens.

Toutes ces affections peuvent présenter des caractères propres ou généraux. A la première classe, se rattachent tous les vices de conformation, résultant du défaut de développement d'une ou plusieurs parties, ou bien de leur volume excessif. Dans le premier cas, nous avons l'idiotisme occasioné par le peu de volume du cerveau, et toutes les idioties partielles. Dans le second, nous trouverons ces développements excessifs de certains organes, donnant lieu à une foule de monomanies.

Dans la seconde classe, se trouveraient les affections ayant un caractère général. Ainsi on conçoit très bien que toutes les parties du système nerveux cérébral, telles que les hémisphères, le cervelet, la moelle épinière et les cinq sens, peuvent manquer d'énergie, ou être sur-excitées généralement ou partiellement. Dans cette classe, se trouveraient 1° les idiots ou les personnes d'une faible intelligence, bien que présentant quelquefois une assez belle conformation de tête (1); 2° le défaut d'action ou la sur-excitation générale ou partielle des parties constituant le système nerveux cérébro-spinal. Le défaut d'action doit être assimilé à la démence qui arrive à la suite d'aliénations mentales aiguës. Une extrême sur-excitation pourra produire les monomanies sans développement considérable des organes qui président aux facultés. Disons quelques mots sur les différentes sortes d'affections qui se rattachent à ces diverses classes.

(1) Cette faiblesse d'esprit, qui accompagne assez fréquemment de très belles conformations de têtes, ne doit pas être ignorée du phrénologiste, car, on ne saurait trop le répéter, le volume d'un organe n'est qu'une condition de son action, et celle-ci ne peut avoir lieu sans un certain degré d'activité organique. Le foie et les testicules les plus volumineux ne sont pas toujours ceux qui sécrètent davantage de bile ou de liqueur spermatique. La vie si active de certains oiseaux et quadrupèdes, nous prouve jusqu'à quel point une prompte nutrition influe sur les fonctions organiques.

Nous avons entendu dire à certaines personnes, que ce défaut d'excitation du cerveau n'était qu'un faux-fuyant mis en avant par les phrénologistes. La plus simple attention suffit cependant pour démontrer la justesse de notre observation. Qui ne connaît des personnes dont le cerveau n'agit convenablement qu'après avoir été excitées par l'ingestion de substances stimulantes. Je connais un jeune homme remarquable pour l'étendue de ses connaissances et son esprit de saillie : prenez-le à jeun, et vous ne trouverez qu'un homme ordinaire; a-t-il pris quelques substances stimulantes, mais sur-tout du café, ses saillies, son imagination, ses à propos vous étonnent. L'histoire ne nous apprend-elle pas que ce n'était que dans un état d'ivresse que le contemporain de Sapho, le poète Alcée, composait ses vers qui ont fait l'admiration de la postérité.

§ II.

Idiotisme.

___

Monomanies.

L'idiotisme peut être congénial ou accidentel, général ou partiel: les deux premières classes renferment tous les individus dont la tête est au-dessous du volume normal; ceux dont la tête, bien que parfaitement conformée, renferme un système nerveux cérébral sans action; enfin ceux qui, jouissant de bonnes facultés, les ont perdues à la suite de fortes impressions, de chutes, ou de coups reçus sur la tête. Cette affection peut être complète, c'est-à-dire sans aucune trace d'actes intellectuels; ou incomplète, c'est-à-dire que, remarquables sous le rapport de certaines facultés, beaucoup de personnes seront dépourvues de plusieurs autres, ou du moins les auront dans un degré de développement si peu considérable, qu'elles seront vraiment idiotes quant à ces facultés. Étudié dans ce sens, qui nous paraît le meilleur, on prévoit que l'idiotisme peut présenter bien des nuances, bien des variétés, et qu'il est beaucoup plus commun qu'on ne le pense généralement: tel homme gérant bien ses affaires, ayant ce que l'on appelle le sens droit, ne sera cependant pour le phrénologiste, qu'un véritable idiot à l'égard de beaucoup de facultés. Les idiots complets, et les individus dont les facultés intellectuelles sont dans un tres faible degré de développement, méritent la surveillance des per-

sonnes qui les entourent et sur-tout de celles qui sont chargées
de mesures administratives et de sûreté publique. La privation
des facultés intellectuelles, chez certains individus de cette
classe, l'énergie des facultés affectives chez d'autres, en font des
hommes extrêmement dangereux, et qui demandent la plus
grande surveillance. Bon nombre d'entre eux ont été souvent
la victime de scélérats, qui en avaient fait des instruments pour
accomplir leurs desseins (1). Herder cite le cas d'un idiot, qui
après avoir vu tuer un cochon, égorgea un homme. Gall
rapporte celui d'un jeune imbécille, qui avait mis le feu à neuf
maisons. Le même auteur parle d'un idiot, qui dans un
accès de lascivité effrénée, maltraita sa sœur de manière à
mettre ses jours en danger. On ne tarirait pas si on voulait
énumérer tous les malheurs occasionés par cette classe d'individus qu'il faudrait absolument séquestrer de la société.

Les monomanies, c'est-à-dire les lésions de l'esprit dans
lesquelles les individus raisonnent bien sur plusieurs points et
présentent cependant plusieurs troubles des facultés sous beaucoup de rapports, sont extrêmement nombreuses : elles présentent autant de formes qu'il peut exister de facultés intellectuelles
ou affectives fondamentales. Quelques-unes de ces lésions ne portent préjudice qu'aux personnes qui en sont affectées ; d'autres,
au contraire, peuvent donner lieu aux accidents les plus graves,
quelquefois même les plus horribles ; telle est, par exemple, la
monomanie homicide. C'est à cette malheureuse maladie qu'il
faut rattacher ces scènes dégoûtantes qui ont conduit à l'échafaud les Papavoine, les Léger, etc. C'est elle aussi qui porta la fille

(1) Un idiot, Missonnier, fut employé par les assassins de M. Fualdès.

Cornier à couper la tête d'une jeune fille. Un fait semblable
à celui-ci s'est passé dernièrement, et à peu près à la même
époque; et ce fut même la mère de l'enfant qui fut l'auteur du
meurtre. Nous allons citer ce fait, moins pour faire connaître
le cas lui-même, que pour faire ressortir la ressemblance existant entre eux deux.

   « Le dimanche matin, vers dix heures et demie, 10 mai 1822,
» un meurtre horrible, d'une inhumanité sans exemple, a eu
» lieu sur la personne d'un enfant du sexe féminin, âgé de
» huit mois, nommée Sara Montford, par sa propre mère. Le
» mari, qui est méthodiste, était aller à l'église, laissant sa
» femme à la maison pour habiller et conduire sa jeune famille
» à l'école du dimanche. Elle se livra aux soins du ménage, et
» ce fut après les avoir terminés qu'elle fut prise tout-à-coup d'une
» aberration de l'intelligence telle, qu'elle coupa la tête de son
» enfant avec un rasoir, et, souillée de son sang, dit aux per-
» sonnes de la maison où le fait sanglant avait eu lieu, qu'elle
» se remettait à leur garde, parce qu'elle souhaitait être pendue.
» D'après la conduite de cette malheureuse femme, après que
» l'acte fut commis, il est impossible d'avoir le moindre doute
» sur son état d'aliénation. Elle fut soumise à un interrogatoire
» le lundi, et fut mise en accusation. L'enquête du procureur
» du roi a eu lieu, et il en est résulté une déclaration de culpa-
» bilité de meurtre contre la malheureuse femme. La position
» de la famille est déplorable. Le pauvre mari et les deux filles
» aînées courent les rues dans un état d'abattement moral extrême.
» L'une d'elles n'a pu parler depuis que le fait a eu lieu. (1) »

_____

(1) Extrait d'un journal Anglais du mois de mai 1822.

On voit facilement, par cette observation, que nous avons rapprochée de celle de la fille Cornier, que tous ces actes affreux, qui soulèvent d'abord l'indignation publique, devraient au contraire exciter la pitié pour leurs auteurs; car ils ne les ont évidemment commis que dans un état où ils n'avaient pas leur volonté libre. Malheureusement, ce qui peut induire en erreur, dans certains cas, les personnes étrangères aux lésions de l'esprit, c'est la conduite suivie, raisonnée même, de plusieurs monomaniaques. Mais si l'on y prend garde, on verra que presque tous, sans exception, ont donné des preuves de singularité dans leur conduite, leurs affections ou leur manière d'envisager les événements ordinaires de la société. Nous ne pouvons donner un meilleur exemple à l'appui de ce que nous avançons ici, que celui du malheureux Papavoine, qui fut exécuté pour avoir tué deux jeunes enfants dans le bois de Vincennes.

Il fut bien démontré que le père de ce malheureux avait été sujet à des allucinations mentales. Nous citons d'aord ce fait, parce qu'il est déjà, sinon une preuve, du moins un fort indice tendant à démontrer l'état d'aliénation de Papavoine, puisqu'il est généralement connu que la folie est fréquemment héréditaire. Toutes les dépositions des témoins s'accordèrent pour démontrer que les facultés mentales de l'accusé avaient un caractère entièrement opposé à celui des hommes qui les ont en bon état. Une personne assura qu'après dix jours d'une véritable aliénation, Papavoine croyait toujours voir un homme à côté de lui, et que c'était pour cela qu'il voulait avoir un pistolet pour se défendre. Toutes les personnes qui le connaissaient avouèrent qu'il était d'un caractère sombre, évitant la société des autres hommes, fréquentant toujours les lieux solitaires. Il croyait, dit un autre témoin, que tout le monde s'occupait de lui; cette personne ajouta même qu'il prétendait avoir vu un ennemi secret qui lui apparaissait comme un esprit et cherchait à le tuer. Quelque temps après avoir perdu son père, Papavoine alla trouver sa mère avec un regard effaré, tenant un papier à la main, l'assurant que son père n'était pas mort. J'en ai la preuve, dit-il, en lui montrant le papier, et donnant pour raison que quelquefois on enterrait des gens qui n'étaient pas morts. Un des amis de Papavoine raconte qu'il a entendu celui-ci dire plusieurs fois, tandis qu'ils se promenaient ensemble : Quoi, pas un instant de bonheur! je crois que je suis fou! Ayant examiné, sur un papier qu'il tenait à la main, les lettres O N; qu'est-ce que cela signifie, dit-il, avec un air très inquiet? Je ne sais pas, lui dit son ami, cela ne signifie rien. Cela veut dire, reprit Papavoine, on noie le monde ici. Un jour on lui propose un barbier; l'idée d'un rasoir le fit trembler : que me veulent-ils, s'écria-t-il; mais je ne crains ni le rasoir ni le pistolet. Quel est l'homme un peu sensé qui, après avoir lu ces détails, fût-il même étranger à la médecine, ne verra pas, dans tous ces actes et ces expressions, le langage d'un pauvre fou? Le jury en jugea cependant autrement, et le malheureux Papavoine fut condamné à périr par la main du bourreau.

Représentons-nous, pour un instant, un de ces malheureux conduit à l'échafaud pour un acte commis dans un état d'aliénation mentale, ignorant même le sort qui lui est réservé, et convenons qu'il ne peut exister de spectacle plus révoltant et plus affreux.

Ce qui prouve encore plus, que les actes des individus que nous venons de citer résultent d'une vraie lésion de l'esprit, c'est que les personnes qui les ont commis n'en ont retiré

aucun bénéfice. Celui-là seul est coupable à qui le crime profite,
a dit un grand publiciste. De quelle utilité ont donc été, pour
ces malheureux, les actes horribles auxquels ils se sont livrés. A
quoi pouvait servir à Léger le meurtre d'une jeune fille? que
pouvait gagner Papavoine par la mort de deux enfants? la fille
Cornier et cette malheureuse Anglaise par celle de deux petites
filles? Ne voyons-nous pas même que plusieurs de ces accusés
font l'aveu de leurs actes? Est-ce là, nous le demandons, la conduite de l'homme vraiment coupable, de celui seul que la loi
doit atteindre? Ne serait-il pas sage, maintenant que la société
a été éclairée par un assez grand nombre de faits comme ceux
que nous venons de citer, de nommer une commission de médecins instruits et familiarisés avec les lésions mentales, afin de
prévenir le retour de condamnations aussi odieuses. On a vu,
dans plusieurs cas de monomanie homicide, les malades conserver encore assez de raison pour conseiller aux personnes qui
les entouraient, de les fuir. Pinel raconte l'histoire d'un homme
qui éprouvé, par intervalles irréguliers, des accès de fureur,
marqués par un penchant sanguinaire irrésistible, et s'il peut
saisir un instrument tranchant, il est porté à sacrifier, avec une
sorte de rage, la première personne qui s'offre à sa vue. Il jouit,
à d'autres égards, du libre exercice de la raison. Durant ses
accès, il répond directement aux questions qu'on lui fait, et
ne laisse échapper aucune incohérence dans les idées, aucun
signe de délire; il sent même profondément toute l'horreur de
sa situation; il est pénétré de remords, comme s'il se reprochait
ce penchant forcené. Avant sa réclusion à Bicêtre, cet accès de
fureur le saisit un jour dans sa maison; il en avertit à l'instant
sa femme, qu'il chérissait d'ailleurs, et il n'eut que le temps de
lui crier de prendre vite la fuite pour se soustraire à une mort

violente. A Bicêtre, même accès de fureur périodique, même penchant automatique à des actes d'atrocité, dirigés quelquefois contre le surveillant, dont il ne cesse de louer les soins compatissants et la douceur. Ce combat intérieur, que lui fait éprouver une raison saine, en opposition avec une cruauté sanguinaire, le réduit quelquefois au désespoir, et il a cherché souvent à terminer, par la mort, cette lutte insupportable. Un jour, il parvint à saisir le tranchet du cordonnier de l'hospice, et il se fit une profonde blessure au côté droit de la poitrine et au bras, ce qui fut suivi d'une violente hémorrhagie. L'ouvrage de Gall contient aussi plusieurs exemples de monomanie homicide. Nous ne les citerons pas, car ils ne serviraient qu'à grossir inutilement ce volume. Nous éviterons, par le même motif, de parler des monomanies des autres facultés : toutes sont le résultat de l'extrême développement ou de la surexcitation des organes dont ces facultés dépendent. Mais pour avoir une idée juste et complète des variétés qu'elles présentent, il est nécessaire d'examiner avec soin le développement et l'action des autres parties cérébrales, car, nous ne saurions trop le répéter, les organes des facultés intellectuelles et affectives ont une action absolue et une relative. La première est celle de l'organe lui-même, abstraction faite de l'influence que l'action des autres peut avoir sur lui ; l'autre est celle qui résulte du développement plus ou moins considérable des autres parties. Voilà pourquoi il existe tant de variétés dans la conduite des personnes en santé ou dans l'état maladif, avant, pendant ou après les actes auxquels elles se sont livrées. Nous reviendrons plus tard sur ces phénomènes, quand nous traiterons de la combinaison des facultés.

Il ne sera point ici question des lésions purement mécaniques ; elles doivent trouver leur place dans un traité de maladies chi-

rurgicales. Il n'en sera pas de même des résultats auxquels elles
ont quelquefois donné lieu, soit en activant, ou en paralysant
les facultés intellectuelles ou affectives.

Plusieurs chirurgiens citent des cas où des hommes doués de
facultés ordinaires ont, après des chutes ou des coups sur la
tête, manifesté des actes intellectuels remarquables : Tel était
le père Mabillon qui fit preuve d'une haute intelligence après
avoir reçu un coup sur la tête. Acrel cite l'histoire d'un jeune
homme de mœurs irréprochables, qui éprouva le plus vif désir
de dérober après avoir supporté l'opération du trépan. Le baron
Larrey a fait connaître le cas extrêmement remarquable
d'un homme qui perdit la mémoire des noms propres,
après avoir reçu un coup de fleuret qui pénétra à travers
le plancher orbitaire. Nous ferons connaître dans notre second volume l'histoire d'un homme qui, après avoir reçu
un coup sur la nuque, se porta aux actes les plus désor-
donnés de lubricité, bien qu'avant cet accident, il passât
pour un homme continent et d'une conduite très régulière.
Il est facile d'expliquer ces phénomènes, si on tient compte
de l'influence de l'activité des organes dans l'exercice des actes
du système nerveux. On sait que l'ingestion de certaines substances, en activant la circulation, facilite l'exercice de l'organe
des facultés intellectuelles, tandis que d'autres, au contraire,
rallentissent son action ou la paralysent. Les causes extérieures,
dans les cas que nous avons cités, ont donc agi en déterminant
une surexcitation dans le système nerveux, et ont rendu ainsi
ces actes plus faciles, plus prompts et plus énergiques. On a vu
d'autres fois des résultats entièrement opposés à ceux que nous
venons de rapporter : c'est-à-dire que le système nerveux a
perdu une partie de son action. Les individus qui ont éprouvé

ces accidents, présentent des symptômes qui varient suivant les parties nerveuses affectées. Ainsi les uns sont en démence, les autres offrent diverses sortes de paralysie. Le nombre de cas où ces affections sont survenues à la suite de coups ou de chutes sur la tête, sont en trop grand nombre pour que nous les rapportions. Les mêmes effets peuvent se rencontrer à la suite de certaines monomanies aiguës passées à l'état chronique. L'affaiblissement des facultés intellectuelles chez les personnes arrivées à l'âge de la décrépitude doit être considéré comme une véritable démence. Nous avons vu dans les grands hôpitaux un nombre considérable de ces individus. On est sur-tout frappé de la différence qui existe entre leur vie de relation et celle des voies digestives. Plusieurs ont un teint fleuri, des joues rebondies et lisses, tous une figure sans expression. L'organe qui mettait tous les traits de la face en action étant paralysé ; si quelquefois on voit leurs yeux briller, c'est seulement lorsqu'on leur apporte les aliments dont ils se gorgent.

Quelques-uns présentent un mouvement musculaire plus ou moins soutenu, ou un bavardage continuel composé de mots sans suite ou de phrases incomplètes; d'autres versent des larmes au moindre récit qui leur est fait, fût-il même de nature à exciter la plus grande gaîté. Je me rappelle avoir vu dans la détention de Caen, maison de (Bicêtre), un ancien abbé dans un état de démence; il répétait du matin au soir un jargon inintelligible : sa manière de marcher et son baragouinage étaient d'une monotonie fatigante.

§ III.

Hypocondrie.

Doit-on, ainsi que son nom l'indique, considérer l'hypocondrie comme la suite d'une affection des viscères siégeant dans les hypocondres; ou bien cette maladie doit-elle être rangée parmi celles du système nerveux cérébral ?

Si nous parcourons les livres des hommes les plus recommandables qui ont écrit sur cette singulière affection, nous voyons que tous se sont plus attachés à décrire quelques symptômes qui l'accompagnent, à noter les circonstances qui peuvent la produire, l'époque de la vie de l'homme où elle se rencontre ordinairement, qu'à remonter à son véritable siége.

On croirait, en lisant les descriptions qui nous ont été données par les médecins sur cette maladie, que tous aient voulu payer un tribut au préjugé populaire qui place les passions dans les viscères de la vie organique. Sans doute que l'on rencontre dans cette affection un embarras vers les hypocondres; il n'est pas rare non plus de voir ces malades affectés de mauvaises digestions; c'est aussi dans cette classe où se voient ces goûts singuliers, ces appétits de prédilection pour certaines substances, telles que des acides, des épices, etc., etc. Mais les symptômes qui se manifestent du côté du bas-ventre, sont-ils les seuls qui accompagnent l'hypocondrie? N'existe-t-il pas du côté du cerveau des traces d'affection tout aussi remarquables, et qui sembleraient prouver que c'est aux dérangements de ce

viscère qu'il faut au contraire attribuer les principaux phénomènes qui la caractérisent? Deux médecins distingués, MM. Georget
et Falleret, sont de ce dernier avis auquel nous nous rangeons
entièrement. Les observations que nous avons faites sur cette
maladie et sur les personnes qui en sont affectées, nous ont
démontré que c'est dans une lésion du système nerveux cérébral
qu'il faut chercher la cause de l'hypocondrie, et que les troubles
des viscères abdominaux ne sont ici que très secondaires. La
meilleure preuve que nous puissions donner en faveur de notre
opinion, c'est que l'hypocondrie peut se rencontrer sans qu'il
existe aucune trace d'embarras ou d'inflammation du côté des
hypocondres. J'ajouterai de plus qu'il ne m'est pas encore arrivé de
rencontrer un seul hypocondriaque qui ne m'ait présenté quelque chose de singulier, de bizarre dans le caractère; tous passent
avec une extrême facilité d'une joie excessive à l'abattement le
plus profond; il n'en existe pas un seul qui ne soit influencé par
l'état de l'atmosphère : ce sont, que l'on me passe l'expression,
de vraies machines barométriques, qu'un vent de nord ou
de sud élève ou abaisse subitement. Tous exagèrent leurs maux :
l'un prétend avoir le sang corrompu, calciné; celui-ci vous
assure que depuis vingt ans il n'a pas fermé l'œil; celui-là prétend qu'une humeur acrimonieuse, répandue par tout son corps,
le mine sourdement, et autres niaiseries semblables. Je ne connais pas pour le médecin de malades plus désagréables. Toujours
inquiets, toujours s'écoutant, ils vous fatiguent de questions :
tous sont très pusillanimes et très irritables.

Ou je me trompe fort, ou ces symptômes sont bien ceux qui
annoncent une lésion du système nerveux cérébral, lésion dont
les caractères se dessinent d'autant mieux que la maladie a duré
plus long-temps.

42.

D'un autre côté, si nous examinons à quelle classe de la société appartiennent les hypocondriaques, nous verrons que c'est précisément à celle qui se trouve composée de gens à système nerveux irritable. Consultez tous les médecins qui ont observé l'hypocondrie, et tous vous répondront qu'elle est on ne peut plus commune chez les musiciens, les poètes, les philosophes, les peintres, les sculpteurs, en un mot, chez toutes les personnes chez qui l'organe cérébral est souvent mis en jeu. Mes recherches phrénologiques m'ont aussi démontré qu'elle sévissait avec force chez les personnes douées de facultés affectives trop énergiques, telles que l'orgueil, la vanité, l'attachement, etc.

Je me rappellerai toujours l'histoire d'une dame affectée d'une hypocondrie dont la cause était toute morale; et que le hasard seul me fit découvrir. Sûr d'avoir rencontré juste, je profitai d'une conversation que nous eûmes ensemble, pour lui dire que, dans certaines affections, la médecine morale était à préférer aux médicaments; et comme je lui citais avec intention un cas qui avait la plus grande analogie avec celui où je la supposais, une vive rougeur colora subitement son visage, et après un moment de silence : eh bien, vous avez deviné, me dit-elle, et ce que j'éprouve n'est autre chose que la suite d'une affreuse jalousie qui me dévore! Depuis trois mois, un médecin à pilules et à potions l'accablait de narcotiques et de stimulants, tandis qu'en éloignant la cause de l'affection, une semaine suffit pour rétablir la santé, et faire succéder la gaîté à l'hypocondrie la plus profonde.

Bien qu'il existe, sous plusieurs rapports, de l'analogie entre l'hypocondrie et la folie, on ne peut cependant les confondre. Deux hommes célèbres, Pascal et Jean-Jacques Rousseau, nous fournissent chacun un exemple de ces deux affections. Ainsi, lorsque le premier, après l'accident qui lui survint à Neuilly (1), croyait avoir sans cesse un précipice à ses côtés, il était fou. Le second, au contraire, en supposant que les enfants et les invalides, qui certes ne pensèrent jamais à lui, formaient des complots contre sa personne, n'était qu'hypocondriaque.

Plus on étudie l'organisation et la vie du philosophe génevois, et plus on demeure convaincu que toutes les circonstances s'étaient en quelque sorte réunies, pour en faire la proie de l'hypocondrie la plus horrible. Nul doute que ce soit à cette affreuse maladie qu'il faille attribuer cette teinte de mélancolie qui règne dans plusieurs des ouvrages de cet homme extraordinaire, et qui leur donne un charme inexprimable. J'ai lu plusieurs livres où les principales passions sont mises en jeu; mais je confesse que je n'ai trouvé dans aucuns le même abandon, le même naturel que dans ceux de Jean-Jacques. Quelle sensibilité! quel feu! comme cet homme vous remue! comme il vous entraîne!

Doué d'un orgueil excessif, ayant le sentiment de sa puissance intellectuelle, et voyant tout à travers le prisme exagérateur de l'imagination, Rousseau dut plus que tout autre se considérer comme un être différent des autres hommes : mais écoutons-le parler lui-même.

(1) Pascal étant allé se promener au pont de Neuilly, dans un carrosse à quatre chevaux, les deux premiers prirent le mors aux dents et se précipitèrent dans la Seine. Heureusement, les traits se trouvèrent rompus par la secousse, et le carrosse resta sur le bord de l'eau.

« L'impossibilité de trouver des êtres dignes de moi, me
» jeta dans les régions imaginaires, et ne trouvant pas dans
» les objets existants un seul qui fût digne de mon délire,
» je m'en créai dans un monde idéal, que mon imagination
» créatrice peupla bientôt selon le désir de mon cœur. Dans
» mes extases continuelles je bus à torrents les sentiments
» les plus délicieux qui aient jamais entré dans le cœur de
» l'homme. Oubliant le genre humain, je me créai une société
» de créatures célestes par leurs vertus et leurs beautés, et
» d'amis sûrs et fidèles, tels qu'il n'en exista jamais ici
» bas ».

Et dans un autre passage.

« Libre et maître de moi-même, je croyais pouvoir tout
» faire, atteindre à tout ; je n'avais qu'à m'élancer pour m'élever
» et planer dans les airs. J'entrais avec sécurité dans le vaste
» espace du monde : mon mérite allait le remplir ; à chaque
» pas, j'allais trouver des festins, des trésors, des aventures,
» des amis prêts à me servir, des maîtresses empressées à me
» plaire. En me montrant, j'allais occuper de moi l'univers ;
» non pas pourtant l'univers tout entier, je l'en dispensais
» en quelque sorte ; mais il ne m'en fallait pas tant, une
» société charmante me suffisait sans m'embarrasser du reste.
» Ma modération m'inscrivait dans une sphère étroite, mais
» délicieusement choisie, où j'étais assuré de régner ; un seul
» château bornait mon ambition. Favori du seigneur et de
» la dame, amant de la demoiselle, ami du frère et protecteur
» des voisins, j'étais content ; il ne m'en fallait pas davantage ».

C'était parbleu bien assez. Pauvre Jean-Jacques, ainsi que
plusieurs hommes célèbres et plus qu'eux, peut-être, tu reçus

en partage le fatal présent de l'imagination. Ton ame avide d'émotions but avec délices à sa coupe séduisante ; mais de combien tes illusions et tes espérances ne furent-elles pas déçues lorsque les hommes et leurs misères t'apparurent sous leur vrai jour !

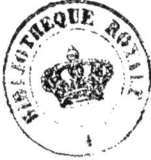

FIN DU PREMIER VOLUME.

TABLE ET DIVISION

DES MATIÈRES

CONTENUES DANS LE PREMIER VOLUME.

TOME I.   43

TABLE.

CHAPITRE III.

CHAPITRE IV.

CHAPITRE VI.

CHAPITRE VII.

CHAPITRE VIII.

TABLE.   v

CHAPITRE XII.

FIN DE LA TABLE DU PREMIER VOLUME.

ERRATA DU PREMIER VOLUME.

Page	Ligne			Lisez	
34	22	Heirder		Herder	
37	27	ces		ses	
44	26	Robertson		Robertonn	
45	7	les		le	
94	15	ce paragraphe		ces paragraphes	
98	2 de la note	désignées		désigné	
110	9 parag. IX	l'intéro postérieur		l'antéro postérieur	
156	21	les parois		les os	
176	22	mésolobe		mésocéphale	
242	13	qui existent		qui existent entre elles	

www.ingramcontent.com/pod-product-compliance
Lightning Source LLC
Chambersburg PA
CBHW060137200326
41518CB00008B/1063